Die Entdeckung der
ULTIMATIVEN SUPERNAHRUNG

Gary Young ND,
Dr. med Ronald Lawrence, PhD,
Marc Schreuder

Die **Ningxia Wolfsbeere** und vier weitere vollwertige Lebensmittel im Kampf gegen Herzkrankheiten, Krebs, chronische Erschöpfung, Depression, Diabetes und so weiter

INHALTSVERZEICHNIS

Vorwort

Die Suche nach der Quelle der Jugend

Wir erreichten am 16. Juni 2000 Islamabad, Pakistan. Die äquatoriale Hitze war erstickend. Bei brennofenähnlichen Temperaturen schien es, es würde den Schweiß aus jeder Pore herausziehen. Ich war über Tokio angekommen - mit nur einem Zwischenstopp - und war komplett erledigt. Doch als ich meinen Forschungsassistenten Marc Schreuder in seiner traditionellen islamischen Bekleidung und seinen JCPenny-Schuhen erspähte, wusste ich, dass ein weit größeres Problem im Anmarsch war. Mein Darm war von einem unfreundlichen Anhalter, denn ich irgendwo früher auf der Reise aufgeschnappt hatte, aufgewühlt und es hatte den Anschein, dass unerwartete Ereignisse unmittelbar in der Luft schwebten – so ähnlich wie menschenfressende Moskitos.

Vor drei Wochen sind wir für eine Weltreise mit einem Kameramann an Bord gegangen, um die legendären Superalten dieser Welt zu studieren: die Tarahumara von Chiahuahua in Mexiko, die Vilcabamba in Südecuador, die Leute der Talish-Berge nahe den Vorbergen der iranisch/armenischen Grenze und die Hunzakuts in Nordpakistan. Seit Jahrzehnten haben Wissenschaftler, Forscher, Ernährungsexperten und Mediziner die Mysterien der menschlichen Ernährung und Langlebigkeit untersucht und gelangten immer wieder zu unterschiedlichen und widersprüchlichen Schlussfolgerungen, warum Menschen bestimmter Kulturen gut über hundert Jahre bei robuster Gesundheit mit wenigen Anzeichen von Behinderungen alt werden. So wollte ich mich selbst über irgendwelche möglichen Zusammenhänge von Ernährung oder anderer allgemeiner Faktoren versichern, die die Hundertjährigen dieser Welt vereinten.

Was ich entdeckte war, dass der Einfluss der modernen Zivilisation dramatische Veränderungen auf diese traditionellen Kulturen verursachte. Heute essen die jungen Leute im Vilcabamba-Tal keine vollwertigen traditionellen Grundnahrungsmittel mehr in dem Ausmaß wie ihre Vorfahren. Wir befragten einen älteren Gentleman- der noch immer kräftig genug war, sein Zuckerrohr auf seinem Acker zu schneiden- über die Art der Nahrung, die er jetzt konsumierte, und er erzählte uns von den großen Veränderungen der letzten paar Jahrzehnte.

Noch weit wichtiger war, dass die behauptete „Langlebigkeit" in einigen dieser ländlichen Urkulturen nicht so beeindruckend war als ihre Mythologie, die uns das glauben ließ. Wir reisten viele Meilen auf abgelegenen Straßen nahe und um Vilcabamba (nahe von Loja in Südecuador) und konnten nur schwer jemanden über 90, geschweige denn über 100 Jahre finden.

Würden wir die Situation im Hunzaland in Nordpakistan anders vorfinden? Das war meine zweite Reise in die „Wildnis" des Himalajas und ich hoffte, dass eine genauere Untersuchungen bessere Hinweise liefern würden, wie die Ernährung die Langlebigkeit beeinflussen kann.

Als Marc und ich aus dem mit Staub bedeckten Flughafengebäude von Islamabad gingen und die Taxifahrer wie Heuschrecken auf uns herfielen, erklärte Marc, dass der Grund für seine Adaptierung mit einheimischer Bekleidung der war, dass sein Gepäck nach Brüssel, Belgien, nicht mitgekommen war. Seine Koffer waren endgültig verloren gegangen und trieben sich jetzt wahrscheinlich als Waisenkinder irgendwo auf einer Umlaufbahn wie Asteroiden auf einem Koffertransportband in und um Zürich, Schweiz, herum mit freundlicher Genehmigung gnädiger Himmel.

Um in das Hunzaland zu kommen, mussten wir zuerst von Islamabad nach Gilgit fliegen, ein kleines Dorf nahe der afghanischen Grenze, dann einen Jeep nehmen, um in die

Hochtäler des Karakorums zu kommen, wo die Hunzas lebten. Es gab nur 3 Flüge jede Woche nach Gilgit und wir mussten auf denjenigen sein, der am nächsten Morgen ging.

Das Problem war, dass alle Flüge nach Gilgit bis auf weiteres wegen Schlechtwetters gestrichen worden sind. Aufgrund der Größe des Himalajas und des orografischen (verursacht durch die Berge) Aufstiegs der Luft können eine instabile Wind- und Temperaturlage das Fliegen sehr gefährlich machen.

Nach einer kurzen Debatte und einem Einkauf einiger wunderschöner und erschwinglicher Imitationen von Seiko-Uhren auf dem Flohmarkt mieteten wir einen Bus, um uns nach Gilgit zu bringen. Es folgte ein grauenhafter 12-Stundenritt entlang des Karakorum Highways, dem gewaltigen Indus Fluss, der Hauptschlagader und Wasserstraße des Landes, folgend. Die Straße war übersät mit Zeichen und Gräbern, worin viele der toten Arbeiter begraben wurden, die beim Bau der Straße umgekommen waren.

In Gilgit angekommen wurden uns zwei Möglichkeiten eröffnet: entweder der Indusflussstraße nach Hunzaland folgen; oder eine separate Abzweigung entlang einer sehr heruntergekommenen Straße nehmen, um entweder Chitral oder Sakardu, zwei abgelegene Dörfer im Hinterland, zu erforschen. Wegen der hohen Berge (Nanga Parbat erreicht eine Höhe von 8120 m und Rakaposhi 7789 m) war der direkte Fußweg von Chitral oder Sakardu zu den Hunzas unmöglich. Darum mussten wir zuerst wieder nach Gilgit zurückkehren, um Zutritt zu diesen anderen Örtlichkeiten bekommen zu können.

Die Hunzas hatten für die moderne Welt immer eine gewisse Mystik an sich: es mischen sich dort fünf verschiedene Kulturen: das islamische Pakistan, Nordchina, Tibet, Südrußland und Afghanistan. Für mich war die Rückkehr nach Hunzaland eine Enttäuschung.

Ich musste feststellen, dass alle Hundertjährigen und Neunzigjährigen, die ich bei meinem ersten Besuch interviewt hatte, gestorben waren. Im Speziellen vermisste ich den 106 Jahre alten Amin, der mich bei meinem ersten Besuch 1999 in sein Haus eingeladen hatte.

Dr. Essa und die Aga Khan Klinik

Nach unserem Besuch in Ganesh, Hunzaland, machten wir uns zu unserer zweite Jeepsafari entlang des Indusflusses in die Berge des Karakorum auf, wo wir uns mit Dr. Essa in dem Dorf von She Qilla gemeinsam mit dem medizinischen Vorstand der Aga Khan Klinik nahe Sakardu trafen. Die beiden erzählten uns, dass in den letzten Jahren die Tuberkulose die Hauptursache für die Sterblichkeit war, aber auch Infektionskrankheiten, verursacht durch schlechte Hygiene und verunreinigtes Trinkwasser. Dr. Essa erklärte, dass hier fast alle Todesfälle auf Infektionen zurückzuführen sind. Dagegen galten in den größeren Städten wie Rawalpindi, Peshāwar und Karachi die Arteriosklerose und der Bluthochdruck als hauptsächliche Todesursache.

Während wir zwei der sehr alten Einwohner, beide waren in den späten 90er, dieser Gegend interviewten, waren wir nur allzu enttäuscht, wie wenig Hundertjährige in dieser Region noch bekannt waren.

Die Superalten der Talish-Berge

Im Gegensatz zum Hunzaland oder anderswo waren die Geschichten über Langlebigkeit in Aserbaidschan, Russland und Ningxia China viel beeindruckender als irgendwo anders auf der Welt.

Dem Weg in Pakistan folgend reisten Marc und ich mit dem Flugzeug nach Dubai, von wo wir nach Istanbul flogen. Unser Ziel: Aserbaidschan, eine frühere Provinz Russlands, denen vor einigen Jahren die Selbstständigkeit gegeben wurde.

Nachdem wir auf Pferden durch die Vorgebirge der georgischen Berge nach Norden ritten und einige Interviews führen konnten, erkannten wir, dass die Geschichte, die wir suchten, im Süden nahe der iranischen Grenze liegen musste. Unsere Fremdenführer meinten, es gäbe dort Dörfer in den Talish-Bergen, wo die Menschen gut über 120 Jahre alt würden und verständlich genug seien, auch darüber sprechen zu können.

Von Baku, der Hauptstadt, zu den Talish-Bergen benötigt man eine Zweitageautofahrt. Im ersten Abschnitt dieser Reise fuhren wir hauptsächlich auf unglaublich sanierungsbedürftigen Straßen und gelangten so zum südlichen Ufer des kaspischen Meers. Irgendwo in Georgia, Russland, hatte sich nun auch Marc offensichtlich einen blinden Passagier zugezogen. Die Farbe seines Gesichts glich eher einem Zombieweiß als einem leichten Rosa. Mir war klar, dass er so schnell wie möglich eine orale Dosis essentieller Öle bräuchte, am besten eine Kombination aus Zimtrinde und Nelke, die gegen solche unerbetene Gäste meist die beste Medizin ist.

Nach einer Nacht im zweistöckigen Betonhaus unseres Guides brachen wir zum zweiten Abschnitt unserer Reise auf. Über starke Kurven, hügeligen Pfaden und zerklüftete Wälder erreichten wir die Dörfer der Talish-Berge. Die Bevölkerung hier zählte knapp 100.000 Leute. Viele der Dörfer waren nur knapp 5 bis 10 Meilen von der iranischen Grenze entfernt.

Nun bekamen wir die Berichte, die schon seit einigen Jahren bei uns in der westlichen Welt zirkulierten, bestätigt: Hier gab es tatsächlich bemerkenswert viele gesunde Hundertjährigen, die noch immer agil waren und bis auf den Verlust von ein paar ihrer Zähne praktisch keine Beeinträchtigungen beklagen konnten. Hin und weg von diesem Anblick öffneten wir Pässe und Dokumente und blickten auf Zahlen, die als Geburtsjahre 1887 und 1892 datierten. Marc filmte nach unserem Interview einen 103 Jahre alten Gentleman, der voller Kraft und Elan einen schweren Holzsessel durch sein Fenster hob.

In dieser Region ernährten sich die Menschen hauptsächlich von Jogurt, Getreidekörnern, Lamm und Maulbeeren. Wir kosteten das hiesige Jogurt und es schmeckte köstlich.

Ningxias Hundertjährige

Aber auch einige Menschen in der autonomen Region Ningxia Hui in Nordchina konnten sich mit der Langlebigkeit der Bewohner der Talish-Berge messen. Ningxia liegt über 500 Meilen südlich der Inneren Mongolei, ist muslimisch geprägt und sehr trocken und karg.

Aus Statistiken der Regional Health Bureau in Ningxia konnten wir schließen, dass in dieser Gegend über 16-mal so viele Hundertjährige lebten wie im übrigen China. Das war für mich die Bestätigung, dass die Ernährung in punkto Langlebigkeit einen unbestreitbar positiven Einfluss ausübt.[1]

Als ich zwischen 1998 und 2001 die Ningxia-Region bereiste, war ich zutiefst von der unglaublichen Vitalität der alten Dorfbewohner von Dorf Najiahu beeindruckt. Na Shengcai war einer der älteren Leute dieses Dorf. Er stand nach wie vor täglich pünktlich bei Sonnenaufgang (um 4 Uhr) auf und stattete der Moschee einen Besuch ab, genauso wie in den letzten 50 Jahren auch. Die Arbeit auf seinem 1/10 Hektar großem Acker und die 5 täglichen Fußmärsche zur Moschee waren Aktivitäten, die ihm so spielend von der Hand gingen, als wäre er erst 40 Jahre alt. Mit seiner 87-jähriger Frau hatte er eine fünf Generationen starke Familie gegründet.

„Mein Glaube gibt mir die Ruhe und den Frieden, den ich brauche“, sagte er. „Bei den religiösen Zeremonien gibt es auch eine Reihe an Übungen, die einer körperlichen Betätigung gleichkommen.“

Stolz erzählte uns der Dorfälteste, dass Najiahu mit seinen rund 4000 Einwohnern sechs über Hundertjährige hatten. Sie waren alle zwischen 104 und 108 Jahre alt. Außerdem gab es mehr als 400 Leute über 70.

Die Ernährung dieser Leute besteht vor allem aus Wolfsbeeren, Sesamsamen, Walnüssen, Rosinen, Longan-Früchten und Schaffleisch. Das Teetrinken spielt eine zentrale, gesellschaftliche Rolle, hat aber auch eine positive Auswirkung auf die Gesundheit.

Da die meisten Menschen hier Muslims sind, fasten sie jährlich ein Monat lang (im Ramadan). In dieser Zeit dürfen sie während des Tages weder essen noch trinken. Außerdem dürfen sie nicht rauchen, Alkohol trinken und Schweinefleisch essen. Es war mir völlig klar, dass diese Ernährungsweise einen wichtigen Einfluss auf deren Gesundheit und Langlebigkeit haben musste.

Einführung in die Ningxia Wolfsbeere

Im Jahr 1993 hörte ich durch Dr. Cyrus McKell, Professor der Botanik an der Weber State Universität in Ogden, Utah, zum ersten Mal von der Ningxia Wolfsbeere. Der ehemalige Dekan der Akademie der Wissenschaft hatte einige Beziehungen zu Kollegen in China. Er machte mich mit dem chinesischen Gastprofessor Songqiao Chao bekannt, der in den USA mit einem Lehrauftrag betraut war. In seinem Fachgebiet Geografie hatte Professor Chao auch ein Buch geschrieben.

Zu jener Zeit waren die politische Beziehungen zwischen den Vereinigten Staaten und China kühl, man könnte sagen völlig eingefroren. Für die Wissenschaft war Professor Chao ein wertvolles Kommunikationsmedium zwischen Ost und West, da er sowohl an chinesischen als auch an amerikanischen Universitäten habilitiert war.

Als Professor Chao mein großes Interesse an Naturmedizin und auf Ernährung begründete Medizin erkannte, erzählte mir von drei Heilpflanzen, die in China hoch geschätzt werden: Grüner Tee, Ginseng und die Wolfsbeere. Davon wurde die Ningxia Wolfsbeere in Asien am meisten verwendet; unter Chinas Heilpflanzenwelt wird dieser Pflanze die allerbeste Wirkung zugeschrieben.

Ich bombardierte Professor Chao und seine Tochter Sue förmlich mit jeder Menge Fragen über die therapeutischen Wirkungen der Wolfsbeere. Sie versorgten mich mit Daten von einer Serie klinischer Studien, die in den späten 1980ern publiziert wurden und die auf die vielfältige Wirkung der Wolfsbeere auf die Gesundheit eingehen. Laut eines Berichts der State Scientific und Technological Commission in China bewirken die Wolfsbeerenfrüchte einen effektiven Anstieg der weißen Blutzellen und schützten somit die Leber, wirken gegen Bluthochdruck, spielen eine Insulin- ähnliche Rolle, was wirksam beim Fettabbau und Blutzuckerreduzierung ist. Es konnte auch festgestellt werden, dass der Wolfsbeerenextrakt das Krebswachstum um 58 % senkte und „das Blutbild alter Menschen deutlich verjüngen kann.“[2]

Ich war so begeistert, sodass ich mich sofort entschied, eine große Menge dieser Beeren in die USA zu importieren.

Professor Chaos Tochter Sue studierte zu dieser Zeit an der Universität von Utah Biochemie. Ich war sofort tief beeindruckt von Sues Aufrichtigkeit, Hingabe und Wissen und fragte sie, ob sie mir dabei helfen wolle, dass die Ningxia Wolfsbeere in den Staaten zugelassen wird. Sie willigte sofort ein und war ebenso erpicht darauf wie ich, auch der westlichen Welt diesen Nutzen, den die Wolfsbeere für die Gesundheit darstellt, zukommen zu lassen.

„Seltsamer Stoff“

Als ich 1995 die erste Ladung Ningxia Wolfsbeeren in die Vereinigten Staaten importierte, wurden sie vom Zoll als unbekannte Ware unter Quarantäne gestellt. Zollbeamte meinten, dass ihnen dieses Produkt als „seltsamer Stoff“ nicht ganz geheuer sei, da die Beeren zuvor nie in handelsüblichen Mengen in die USA eingeführt worden waren. Wir kontaktierten unsere Zollvermittler Kuehne und Nagol um herauszufinden, wie wir die Erlaubnis zum Import größerer Mengen bekommen konnten.

Die FDA verlangte Tests auf Schimmel, Pilzen, Bakterien und Pestizidrückständen. Wir begannen sofort mit den Untersuchungen und, wie erwartet, passierte die Wolfsbeere all diese

Hürden. Während des gesamten Prüfungsverfahrens wurde die Wolfsbeere offiziell als „seltsamer Stoff" kategorisiert.

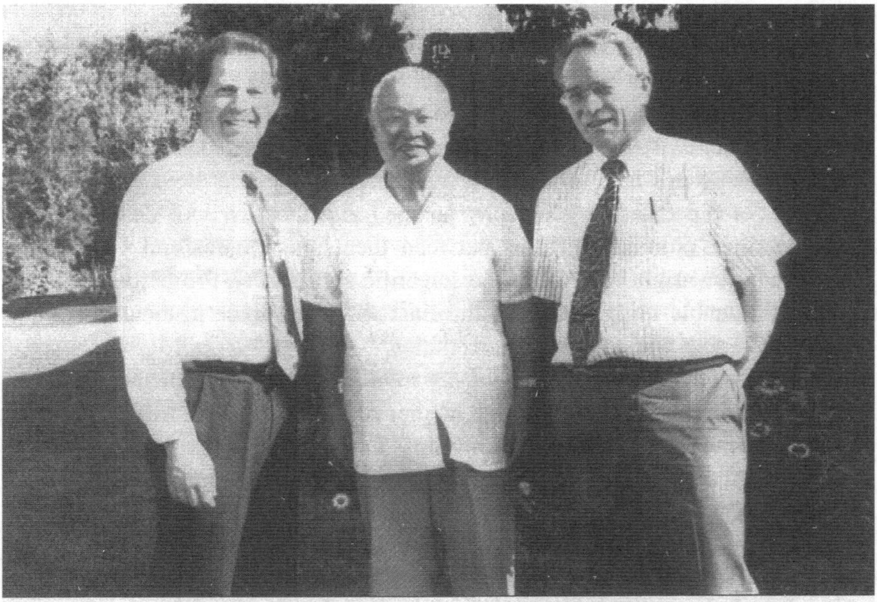

Dr. Gary Young, Dr. Sougqiao Chao and Dr. Cyrus McKell in 1993

Farmen in Utah

1999 begann ich, Ningxia Wolfsbeeren auf meiner Farm in der Nähe von Mona Utah anzubauen. Dort ähneln die Erde und die klimatischen Bedingungen der Ningxiaregion sehr stark. Als Dr. Bob Delmonteque im Jahr darauf auf Besuch kam, trugen die Pflanzen gerade ihre ersten Früchte. Diesen Moment hielt Marc mit seiner Nikon-Kamera fest. Das Foto ist auf dem Deckblatt dieses Buchs zu sehen.

Heute haben wir über 100 Felder in Utah, auf denen wir Ningxia Wolfsbeeren kultivieren, hauptsächlich zur regionalen Verwendung. Der Ertrag ist sehr bescheiden und nicht ausreichend, den ständig wachsenden nordamerikanischen Markt für Heilpflanzen zu versorgen. Aber für mich ist es sehr befriedigend, diese Pflanzen unter unserer Aufsicht gedeihen zu sehen.

Seit meinen ersten Einblicken in die Forschungsberichte über die Ningxia Wolfsbeeren haben viele neue Studien die Fähigkeit dieser Superbeere dokumentiert. So konnte festgestellt werden, dass sie sowohl das Herz, die Leber, die Augen und das Blut schützen und Zellmutationen, welche das Krebsrisiko erhöht, entgegenwirken.[3-11]

Eine der faszinierendsten Studien über Ningxia Wolfsbeeren in den letzten Jahrzehnten wurde von Forschern am Institut für medizinische Biotechnologie an der Chinesischen Akademie der Wissenschaft im Jahre 2003 durchgeführt. Sie fanden heraus, dass eine nur achtwöchige Behandlung mit der Ningxia Wolfsbeere als Nahrungsergänzung imstande war, die Menge geschädigter Proteine im Gewebe (glykolisierte Endprodukte) signifikant zu senken und die Interleukin-2-Spiegel zu erhöhen und somit Alterserscheinungen rückgängig zu machen.[12]

Mit einem Proteinanteil von über 15 Prozent und Vitamin-, Mineralstoff- und Aminosäurengehalt, der jedes andere Nahrungsmittel übertrifft, das ich jemals unter die Lupe genommen habe, repräsentiert die Wolfsbeere einen Durchbruch in der Ernährungsmedizin. Sie ist mehr als nur eine Pflanze: sie ist eine Mischung aus Nahrung, Vitaminbombe, Pflanze und Medizin, eine Supernahrung, die die Zukunft der therapeutischen Ernährung darstellt.

Ich bin zutiefst dankbar, dass ich den traditionellen chinesischen Schatz kennen lernen durfte und freue mich darüber, dass er von den westlichen Kulturen so gut angenommen wird.

- D. Gary Young

Referenzen:

- Xinhua News Agency, „Ethnic living habits prove conducive to longevity“ 10/22/2004
- Li Xueru et al., Clinical Experiment on Lycium, Bulletin on Achievements in Scientific and Technological Research, Serial 84, No. 4, 1988.
- Gong H, et al., Therapeutic effects of Lycium barbarum polysaccharide (LBP) on irradiation or chemotherapy-induced myelosuppressive mice. Cancer Biother Radiopharm. 2005 Apr; 20(2):155-62.
- Zhang M, et al., Effect of lycium barbarum Polysaccharide on human hepatoma QGY7703 cells: inhibition of proliferation and induction of apoptosis. Life Sci. 2005 Mar 18; 76(18):2115-24.
- Hai-Yang G, et al., Therapeutic effects of Lycium barbarum polysaccharide (LBP) on mitomycin C (MMC)-induced myelosuppressive mice. J Exp Ther Oncol. 2004 Oct; 4(3):181-7.
- Chen CY, at al., Fasting plasma zeaxanthin response to Fructus barbarum L. (wolfberry; Kei Tze) in a foodbased human supplementation trial. Br J Nutr. 2005 Jan;93(1):123-30.
- Izzo AA, Di Carlo G, borelli F, Ernst E. Cardiovascular pharmacotherapy and herbal medicines: the risk of drug interaction. Int J Cardiol. 2005 Jan;98(1):1-14.
- Ni H, Quing D, Kaisa S, Lu J. The study on the effect of LBP on cleaning hydroxygen free radical by EPR technique. Zhong Yao Cai. 2004 Aug;27(8):599-600.
- Du G, Liu L, Fang J. R Experimental study on the enhancement of murine splenic lymphocyte proliferation by Lycium barbarum glycopeptide.J Huazhong Univ Sci Technolog Med Sci. 2004;24(5):518-20, 527.
- Ha KT, et al., Protective effect of Lycium Chinese fruit on carbon tetrachloride- induced hepatotoxicity. J Ethnopharmacol. 2005 Jan 15;96(3):529-35. Epub 2004 Dec 8.
- Luo Q. Cai Y, Yan J, Sun M, Corke H. Hypoglycemic and hypolipidemic effects and antioxidant activity of fruit extracts from Lycium barbarum. Life Sci. 2004 Nov 26; 76(2):137-49.
- Deng HB, et al., Inhibiting effects of Achyranthes bidentata polysaccharide NS Lycium barbarum polysaccharide on nonenzyme glycation in D-galactose induced mouse aging model. Biomed Environ Sci. 2003 Sep; 16(3):267-75.

Kapitel 1

Was steckt hinter Altern und Krankheit?

Damit wir verstehen können, wie die Ningxia Wolfsbeere dabei hilft, dem Alterungsprozess und der Krankheitsentstehung entgegen zu wirken, sollten wir uns zuerst mit den Ursachen dieser Prozesse befassen.

Ist Ihnen schon einmal aufgefallen, dass eine ältere Person anders riecht als eine jüngere? Es ist nicht unvernünftig, das Altern mit einem Ranzig werden von innen heraus zu vergleichen, da unsere Körperfette alt und schal und die Proteine karamellisiert werden.

Ja, die Zusammenstellung oxidierter Fette und verdrehter und verformter Proteine im Körper erzeugt ein Aroma, das kein Deodorant oder Mundwasser ausmerzen kann.

Was verursacht diese unbarmherzige Zusammenstellung ranziger Fette und denaturierter Proteine in uns? Freie Radikale. Sie können von einer Vielfalt von Quellen kommen:

1. Normaler Metabolismus (Verbrennung von Glukose als Treibstoff durch unsere Gewebezellen)
2. Nahrungsmittel und Getränke in unserer Ernährung
3. Sauerstoff und atmosphärische Schadstoffe

Es würde fair sein zu sagen, dass ein guter Teil des Alterns daran liegt, dass unsere Zellen im Körper ständig von freien Radikalen attackiert werden. Das ständige Bombardement der Zellmembranen und der DNA der Zelle durch reaktive Sauerstoffarten (ROS = reactive oxygen species) oder freien Sauerstoffradikalmolekülen erzeugen Schäden, die der Körper nicht schnell genug reparieren kann. Da sich so in unserem Gewebe ranzige Fette und denaturierte Proteine ansammeln, werden unsere Zellen damit überhäuft und beginnen sich selbst zu zerstören.

Dr. Bruce Ames von der Berkeley-Universität in Kalifornien schätzt, dass die DNA von *jeder* unserer Zellen über 10000 Mal am Tag von freien Radikalen attackiert wird. Multiplizieren Sie diese Zahl mit den 3 Billionen Zellen im menschlichen Körper, und plötzlich wird die Mathematik irre.

Im Kern jeder Zelle befindet sich die DNA, das „Gehirn" oder der Computer der Zelle. Ein Schaden an der DNA macht das Motherboard (Hauptplatine) kaputt und tötet die Zelle. Dr. Ames beschreibt das auf eine unterschiedliche Art und Weise: „DNA- Schaden trägt zu einem großen Teil zum Altern und zu degenerativen Erkrankungen, z.B. Krebs, bei. Die Oxidationsschäden bei Säugetieren mit einem hohen Stoffwechselumsatz, kurzer Lebensspanne und hoher altersspezifischer Krebsrate ist viel höher als beim Menschen, eine langlebende Kreatur mit einem niedrigen Stoffwechselumsatz und einer niedrigen altersspezifischen Krebsquote.

Die häufigsten Arten freier Radikale	
Superoxid (am häufigsten)	O^{2-}
Hydrogenperoxid	H^2O^2
Hydroxyl	-OH
Freier Sauerstoff	1O
Peroxynitrit	$ONOO^-$

Andere Arten freier Radikale	
Hyperchlorige Säure	$HClO^-$
Lipidhydroperoxidase	ROOH
Lipidperoxyradikale	ROO^+
Lipidalkoxyradikale	RO^+
Aktiviertes Carbonyl	C:O

Was passiert Zellen, die täglichen Angriffen von freien Radikalen ausgesetzt sind?

1. Sie sterben ab.
2. Sie mutieren und werden unsterblich. Die einzig bekannten unsterblichen Zellen sind die Krebszellen.

Freie Radikale und oxydativer Stress werden nicht nur mit Krebs assoziiert, sondern auch mit Alzheimer, Herzerkrankungen, Parkinson und vielen anderen altersspezifischen Degenerationserkrankungen. Verringert man die Zerstörung durch freie Radikale, so kann das besonders für Personen, die älter werden, größere Verbesserungen für die Gesundheit bringen.

Was sind freie Radikale?

Freie Radikale sind die höchst reaktiven und zerstörenden Nebenprodukte des normalen Metabolismus und Funktionen des Immunsystems. Jedes Mal, wenn Glukose verbrannt wird, um Energie zu erzeugen, entstehen im Zellinneren freie Radikale. Freie Radikale werden auch von Immunzellen produziert (Makrophagen, Neutrophile, Lymphozyten), um damit eindringende Mikroorganismen zu zerstören.

Stellen Sie sich einen Automotor vor. Malen Sie sich aus, wie durch den Auspuff des Autos geringe Mengen Ruß und Rauch ausgeschieden werden: Das sind Nebenprodukte der Verbrennung von Treibstoff im Motor. Je höher die Oktanzahl des Benzins und umso neuer und effizienter der Motor ist, desto niedriger ist die Anzahl der Schadstoffe und der Verunreinigungen, die die Maschine durch den Auspuff als Ausstoß ausscheidet.

Ähnlich produzieren die Zellen im menschlichen Körper Schadstoffe am laufenden Band, wenn sie Nahrung und Sauerstoff verbrennen, um Energie und Kohlendioxid zu gewinnen. Ältere Personen mit älteren Maschinen und einer knarrenden Stoffwechselmaschinerie produzieren mehr Schadstoffe und freie Radikale als jüngere Leute. Diejenigen, die sich mit aus niedrigen Oktanzahl bestehenden, zuckerangereicherten und industriell hergestellten Nahrungsmittel ernähren, werden damit mehr interne Schadstoffe und freie Radikale erzeugen.

Laut dem Ernährungswissenschaftler Dr. Jeffrey Blumberg an der Tufts Universität „werden während einer sehr effektiven Sauerstoffverwertung im Körper 1% bis 2% der Zellen während des Prozesses geschädigt und in freie Radikale umgewandelt."

„Wenn die freien Radikale nur einfach Zellen töteten, wäre das nicht so schlimm", setzt er fort, „der Körper würde einfach eine neue Zelle herstellen. Das Problem ist, dass freie Radikale sehr oft die Zelle verletzen, die DNA schädigen, die die Samen für die Krankheit produzieren."

Im Alter kann der Körper immer weniger effizient die Attacken der freien Radikale auf die Zellmembranen und auf die DNA neutralisieren und reparieren. Schließlich erreicht die Schädigung einen Punkt, an dem nicht mehr schnell genug repariert werden kann mit dem Resultat toter Gewebe und zellulärer Mutationen, welche zu Krebs und anderen Degenerationskrankheiten führen.

Verschiedene freie Radikale

Unsere Gewebe werden von über einem halben Dutzend freier Radikale bombardiert, wobei die meisten durch den Sauerstoff entstehen. Eines von diesen, das Superoxid, ist das häufigste.

In seinem normalen Zustand ist Sauerstoff ein sehr stabiles gepaartes Molekül. Es besteht aus zwei Sauerstoffatomen, die fest aneinander wie ein glücklich verheiratetes Paar gebunden sind. Es bildet eine stabile Einheit und ist der Haupttreibstoff für das Leben, mit einem 21%igen Anteil an unserer Atemluft.

In den Mitochondrien- den Heizöfen oder Kraftwerken der Zellen- reagiert Sauerstoff mit Zucker und erzeugt so Wärme und Energie, um so biologische Maschinerien ablaufen lassen zu können. Probleme entstehen, wenn dem Sauerstoff ein Elektron herausgerissen oder in einzelne reaktive „Sauerstoffjunggesellen" aufgespalten wird. Diese Joker werden plötzlich zu gefräßigen Tieren, die sich sofort auf die Suche nach Partnern machen. Sie werden irgendein Elektron in ihrer Nähe an sich reißen. Und sie sind nicht wählerisch. Freie Radikale sind Kidnapper mit Chancengleichheit, die ein Elektron an sich reißen, ob gepaart oder nicht ge-

paart. Wenn ein gepaartes Elektron gestohlen wird, dann kann dieses noch mehr freie Radikale erschaffen. Eine Kettenreaktion beginnt.
Superoxid ist das produktivste freie Radikal im Körper, der Vorläufer vieler anderer freier Radikale inklusive Hydrogenperoxid, Peroxyl und Singlet Oxygen (freier Sauerstoff). Superoxiddismutase ist das wichtigste enzymatische Antioxidans im Körper, das Superoxidionen deaktiviert und beseitigt.
Andere Arten freier Radikale entstehen, wenn freie Radikale Fette innerhalb des Körpers attackieren. Das ist es, was die Lipidperoxidation oder das Ranzig werden des Fettes verursachen. Diese Art der Degeneration ist besonders tödlich, da die oxidierten Fette eine Quelle für neue freie Radikale wie Lipidperoxid und Lipidalkoxyradikale darstellen, welche wieder eine weitere Kettenreaktion bewirken und neue freie Radikalformen hervorbringen.
Der Körper muss enorme Mittel zur Verfügung stellen, um diese reaktiven Moleküle zu deaktivieren und beiseite zu schaffen. Deshalb sind sowohl enzymatische als auch nicht nicht-enzymatische Antioxidantien so wichtig.

Wie freie Radikale DNA-Schaden verursachen

Freie Radikale können sowohl Fette als auch Proteine im Körper schädigen. Fette sind essentielle Strukturbestandteile der Zellmembranen, besonders in den Zellen der Augen, Leber und des Gehirns. Proteine sind die Bausteine für die Herzmuskulatur und die zelluläre DNA, die Kommando- und Kontrollzentrale für die zelluläre Regeneration. Wenn die DNA geschädigt wird, verliert die Zelle die Kontrolle, mutiert und wird entweder selbstzerstörend oder gerät außer Kontrolle.

Sauerstoffproduktion pro Proteinmenge*

Spezies	Lebensdauer	Leber O^2
Maus	3.5 Jahre	2.80
Hamster	4.0 Jahre	2.60
Ratte	4.5 Jahre	2.30
Meerschweinchen	7.5 Jahre	1.65
Hase	18.0 Jahre	1.25
Schwein	27.0 Jahre	1.32
Kuh	30.0 Jahre	0.71

* O^{2}- Entstehung pro nmol/min/mg.

Oxydative Kettenreaktionen:

- Proteinschädigung.
- Geschädigte Proteinrückstände erzeugen aktivierte, freie Carbonylradikale, die den Fetten der Zellwände Schaden zufügen.
- Oxidierte oder geschädigte Fette (Lipidperoxide) schaffen deformierte Moleküle, die zu vernetzten Stoffen wie MDA (Malondialdehyd) mutieren.
- MDA reagiert mit weiteren Proteinen.
- Das Endprodukt der oxydativen Schädigung ist ein Protein, das Lipofuszin, was letztlich Zellmüll ist. Lipofuszinenmengen steigern sich im Älterwerden.

Lipidperoxidation

Mengen langkettiger mehrfach ungesättigter Fettsäuren (z.B. DHA [Docosahexaensäure] und EPA [Eicosapentaensäure]) sind für das Gehirn, die Augen, das Herz und andere Organe sehr wichtig. DHA kommt in ungewöhnlich hohen Konzentrationen im zerebralen Cortex vor- die am meisten fortgeschrittene Struktur im Gehirn, wo unser logisches und vernünftiges Denken stattfindet.
Bei 20-Jährigen ist der DHA-Spiegel sehr hoch. Aber wenn das DHA durch den Angriff freier Radikale im fortgeschrittenen Alter oxidiert wird, dann werden die kognitiven Kräfte schwächer, die Hormonspiegel sinken und die Immunkraft fängt zu wanken an.
Dem Körper stehen eine Reihe von Enzymen und Antioxidantien zur Verfügung, damit der DHA-Spiegel so gut und lang wie möglich hoch gehalten wird, weil er so wichtig für die Funktion der Vitalorgane ist. Aber schließlich wird soviel DHA oxidiert oder zerstört, dass

die körpereigenen Reparaturkapazitäten überfordert sind. Bei einem 70-jährigen Menschen beträgt der DHA-Spiegel in Gehirn, Augen und Herz weniger als die Hälfte des Spiegels eines 20- Jährigen. Das führt zu beeinträchtigter Sehkraft, Gedächtnisschwund, Demenz, Arteriosklerose und schließlich zum Tod.

Enzymatische und nicht-enzymatische Antioxidantien im Körper		
Enzymatische Antioxidantien	**Ort**	**Qualitäten**
Superoxiddismutase (Cu/Zink)	Zytosol	Beseitigt Superoxidradikale
Superoxiddismutase (Mn)	Mitochondrien	Beseitigt Superoxidradikale
Glutathionperoxidase	Mitochondrien, Zytosol	Deaktiviert Hydrogenperoxid und organisches Hydroperoxid
Glutathiondisulfidreduktase	Mitochondrien, Zytosol	Oxidiert Glutathionreduktion
Glutathion-S-Transferase	Zytosol	Beseitigt Lipidperoxide
Methioninsulfoxidreduktase	Mitochondrien, Zytosol	Deaktiviert oxidiertes Methionin
Peroxidase	Mitochondrien, Zytosol	Deaktiviert Hydrogenperoxid
Katalase (CAT)	Mitochondrien, Zytosol	Deaktiviert Hydrogenperoxid und Lipidperoxid
Nicht-enzymatische Antioxidantien	**Ort**	**Qualitäten**
Vitamin A und Karotinoide	Zellmembranen; normalerweise fettlöslich	Fänger reaktiver Sauerstoffspezies normalerweise fettlöslich
Vitamin C	Zellwasser	Wasserlösliches Antioxidans, das Vitamin E regeneriert
Vitamin E	Zellmembran	Zellmembran
Harnsäure	Purinstoffwechselprodukt	Fänger von OH-Radikalen
α-Liponsäure	Wasser- und Ölanteil der Zelle	Kann Vitamin C recyceln, wirkt ähnlich wie Glutathion
Polyphenole (Ellagsäure)	Zellmembran, Mitochondrien	Kann Vitamin C, E recyceln
Bilirubin	Spaltungsprodukt von roten Blutzellen	Extrazelluläres Antioxidans
Ubiquinone (CoQ10)	Blutserum	Kraftvolle Antioxidantien
Transferrin, Ferritin, Laktoferrin	Blutserum	Chelatiert Metallionen, die die Bildung freier Radikale beschleunigen
Nitritoxid	Blutserum	Verhindert Lipidperoxidbildung

Radikalschaden und Enzymverlust

Freie Radikalfänger (z.B. Superoxiddismutase und Glutathion) nehmen im Alter auch ab. Das bewirkt den physischen Zerfall des menschlichen Körpers, da der Spiegel an Superoxiden und anderen freien Radikalen unerbittlich eskaliert. Die Anzeichen des Alterns werden mit jedem durchlebten Jahrzehnt ausgeprägter:

- Zellmembranen werden weniger durchlässiger und spröder. Das vermindert die Gefäßelastizität und den Blutfluss.
- Durch vernetztes und zerbrochenes Kollagen wird die Haut faltig.
- In den Verdauungsorganen, die direkt den NahrungsKarzinogenen ausgesetzt sind-Darm, Leber und Magen- ist die Häufigkeit von Krebs am höchsten.

Superoxiddismutase (SOD) ist verantwortlich für die Deaktivierung von Superoxid, dem mächtigsten freien Radikal im Körper. Gemäß den Forschungen, die von Richard Cutler am National Institute of Aging in Baltimore, Maryland, durchgeführt hat, haben Lebewesen mit den höchsten Werten von SOD in der Leber die längste allgemeine Lebensspanne, während Organismen mit den niedrigsten Werten von SOD die kürzeste haben.

Wenn man Nahrung zu sich nimmt, die die SOD Werte in der Leber erhöhen, dann kann theoretisch ein bedeutender Vorteil daraus gezogen werden, die Sterblichkeit hinauszuschieben.

Superoxide dismutase (SOD) in liver of primates vs. Mean Life Span

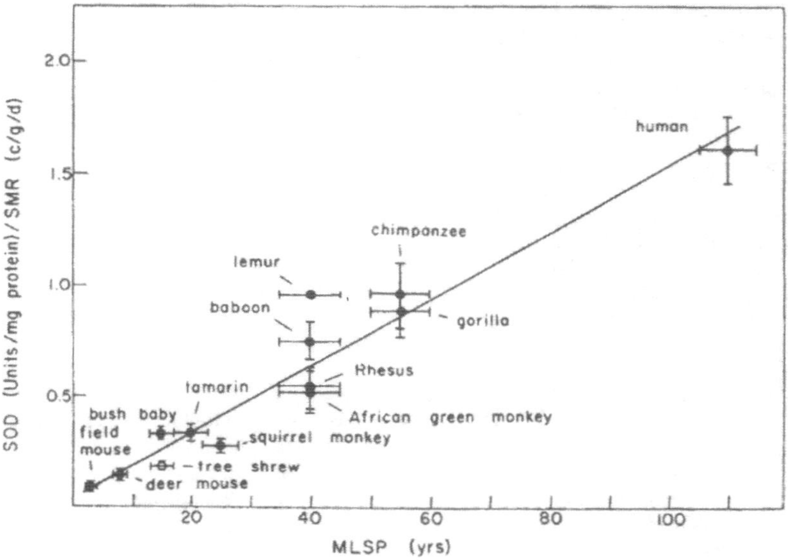

Wie Sauerstoff tötet

Sauerstoff ist wahrlich ein doppelschneidiges Schwert, ein Dr. Jekyll und Mr. Hyde. Während er einerseits absolut essentiell für das Leben ist, schädigt er andererseits die Zellen, wenn zu viel erzeugt wird. Bruce Adelman vom Department der Biochemie, Universität von Kalifornien, Berkeley, verglich in einer aktuellen Studie bei verschiedenen Spezies die Auswirkung unterschiedlicher Mengen freier Radikale auf die Lebensdauer. Spezies, die den meisten Sauerstoff pro Proteineinheit produzierten, lebten am kürzesten. Diejenigen, die die wenigsten freien Radikale erzeugten, lebten am längsten.

So lebt zum Beispiel eine Kuh 8 Mal länger als eine Maus und produziert nur 1/5 der Menge an freien Sauerstoffradikalen pro Maßeinheit von Protein in ihren Geweben. Ähnlich verhält es sich mit dem Hamster, der weniger als ein Drittel der Zeit eines Hasen lebt, da er über zweimal mehr freie Sauerstoffradikale erzeugt.

Darum sind Antioxidantien so wichtig für die Gesundheit. Und als eine der stärksten bekannten vollwertigen Antioxidantien stellt die Ningxia Wolfsbeere eine kraftvolle, neue Intervention dar, um Altern und Alterskrankheiten wie Krebs entgegenzuwirken.

Krebs

Um es einfach zu verstehen: Krebs ist eine Krankheit angehäufter DNA-Schäden und Altern. Statistiken zeigen, dass, je älter man wird, desto größer wird das Risiko, einer Art von Krebs zu unterliegen. Während freie Sauerstoffradikale Gewebe und Organe attackieren, schießt die Mutationsrate in die Höhe, weil die zellu-

Wahrscheinlichkeit, Krebs zu bekommen

	Geburt bis 39	Alter 40-49	Alter 60-79
Männlich	1 von 60	1 von 12	1 von 3
Weiblich	1 von 52	1 von 11	1 von 6

läre „Gehirne" oder die Replikationssoftware (die DNA) zerschnitten, geknickt oder gebogen werden.
Die erste Sicherheitskontrolle, die Krebszellen in Schach halten, ist ein starkes Immunsystem. Um einschätzen zu können, wie wichtig ein gutes Immunsystem für ein krebsfreies Leben ist, braucht jemand nur an der Anzahl opportunistischer Krebsarten beobachten, die immungeschwächte AIDS-Patienten plagen. Ohne ein herum patrouillierendes SWAT-Team von starken Makrophagen, Lymphozyten, NK-Zellen (Natürliche Killerzellen) und Tumornekrosefaktoren kann eine Krebszelle Wurzeln schlagen und sich zu einem verschanzten Tumor vervielfältigen.
Mittlerweile hat, wenn ein Mann das Alter von 60 Jahren erreicht, eine 1:3 Chance, irgendeine Art von Krebs zu bekommen- ob er nun diagnostiziert wird oder nicht. Wenn Sie auf eine andere Art betrachten, so haben ein Drittel aller 60 Jahre alten Männer Krebs. Und wenn Sie daran denken, wie viele Männer Prostatahyperplasie oder langsam wachsenden Prostatakrebs haben, dann werden Sie beginnen, die Wahrheit dieser Aussage zu schätzen.
Schätzungsweise haben 40-50% der Bevölkerung im Alter von 50 Jahren nicht diagnostizierte Karzinome. Zurzeit sind rund 23% aller Todesfälle in den USA auf Krebs zurückzuführen und die Rate steigt jährlich um einige Prozentpunkte.

DNA-Schaden und Krebs: die Verbindung zu Xeroderma
Was passiert, wenn der Körper die DNA-Schäden, die durch freie Radikale verursacht sind, nicht reparieren kann? Ein gutes Beispiel dafür sind Patienten, die mit *Xeroderma pigmentosum,* einer Erbkrankheit, die in den USA unter 250.000 Menschen einmal vorkommt, geplagt sind. Bei diesem genetischen Defekt funktioniert der „Exzision- Reparaturmechanismus" nicht mehr, das heißt, der Körper kann mit dieser speziellen „Schnitt- und Klebetechnik" den DNA-Schaden nicht ausbessern und durch neue DNA-Stücke ersetzen. Deshalb haben Xerodermapatienten vor allem in jungen Jahren ein hohes Krebsrisiko. Maligne Hauttumore entstehen oft schon in einem Alter unter 5 Jahren.

Xerodermapatienten sind im Besonderen anfällig für eine beschleunigte Alterung der Haut, welche, wenn sie dem Sonnenlicht ausgesetzt ist, einen hohen Anteil oxydativer Schäden erleidet. Ihre Haut entwickelt rasch eine dünne, fleckige Erscheinung, geadert mit spinnenwebartigen Blutgefäßen (Telangiectasia) wie bei den 60jährigen. Basale Zellkarzinome, schuppenartige Zellkarzinome und maligne Melanome plagen sie, sogar schon im jüngsten Alter. Junge Menschen mit Xeroderma haben auch eine starke Neigung zu anderen altersbedingten Krankheiten: Blindheit durch Trübung der Cornea (Hornhaut), eine typische Sehschwäche bei 70-Jährigen, die aber sehr selten ist bei normalen 10- Jährigen.

DNA-Schaden und Krebs stoppen
Ihre Ernährung und Ihr Lebensstil üben einen grundlegenden Einfluss auf Ihre Lebensspanne aus. Einer Studie nach wird nur 40 % der Lebenserwartung von der genetischen Veranlagung bestimmt. Der restliche Anteil wird durch Ihre Wahl der Nahrung, Aktivität und Umwelt geregelt.

Andere Ursachen von Altern und Krankheit

Geschwächtes Immunsystem
Der Alterungsprozess geht Hand in Hand mit einem stetigen Abfall der Immunfunktion. Die Thymusdrüse schrumpft und die T-Lymphozyten und Aktivität der NK-Zellen nehmen ab, teilweise wegen dem gehäuften DNA-Schaden und dem erhöhten Insulinspiegel im Blut, freien Fettsäuren und Triglyzeriden. Wird die Immunkraft schwächer, können die mutierten Zel-

len nicht mehr in Schach gehalten werden und sich möglicherweise vollständig zu Krebszellen entwickeln.
Verschärft wird die Situation dadurch, dass das Immunsystem in einen proinflammatorischen Zustand übergeht. Anstatt, wo nötig, ein kleines Lagerfeuer zu entfachen, erzeugen die Immunzellen nun Buschfeuer, die wahllos sowohl gesunde Zellen als auch fremde Eindringlinge attackieren. Diese Änderung des Immunverhaltens wird durch eine Kürzung zielgerichtete T-Lymphozyten und einen Überschuss weniger genau gerichteter B-Lymphozyten erzeugt.
Mit dem Verfall des Immunsystems bekommen Krebszellen mehr und mehr die Möglichkeit, Wurzeln zu schlagen und sich auszubreiten.

Überfütterung nach dem Erwachsenwerden erhöht allgemein das Auftreten von degenerativen Krankheiten im späteren Leben.

- Dr. Lendon Smith

Verringerte Hormonproduktion
Im Alter nehmen auch die Blutkonzentrationen von DHEA (Dehydroepiandrosteron), Wachstumshormonen (GH), Melatonin, Pregnenolon und Progesteron ab. Die Abnahme dieser „Hormone der Jugend" mag der Grund dafür sein, dass die Auswirkungen des Alterns immer sichtbarer werden. Zahlreiche Studien haben gezeigt, dass eine Hormonersatztherapie oder die Führung einer Lebensweise, die auf natürliche Weise die Hormonproduktion im Körper fördert (z.B. Nahrung mit vielen Antioxidantien, Fasten, limitierte Kalorienaufnahme, strenge körperliche Bewegung) die Langlebigkeit erhöhen und die Alterungsanzeichen reduzieren können.

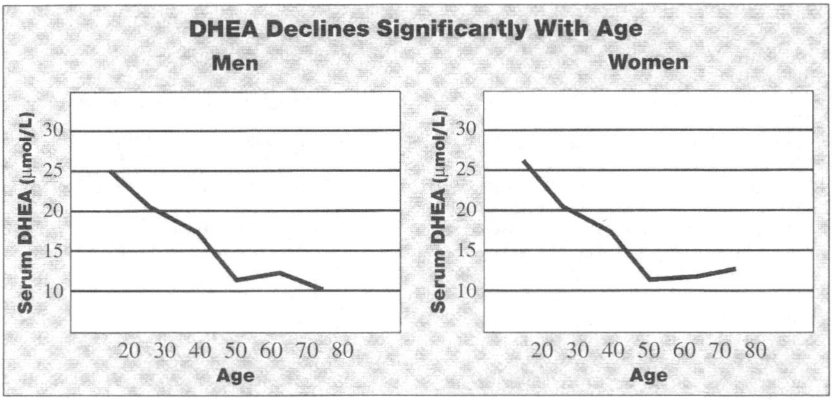

Glykoproteine: Hoher Blutzucker schadet
Es ist nur wenigen Leuten bewusst, dass das Molekül, das nach Sauerstoff den Körper am meisten schädigt, der normale Zucker oder Glukose (Dextrose) ist. So wie Sauerstoff ist Zucker ein doppelschneidiges Schwert, welches zwar essentiell für das Leben ist, wenn es in Maßen aufgenommen wird, aber bei einem Überschuss tötet.
Einer der wichtigsten Vorhersager der Lebenserwartung ist der Blutzuckerspiegel. Je höher und länger der Blutzuckerspiegel ist, desto mehr Zellschaden entsteht. Der Übeltäter wird auch Maillardreaktion genannt, bei der Zucker irreversible Verbindungen mit Proteinen eingeht, die dem Körper nutzlos sind und sich ablagern. Wenn sich mehr und mehr Zuckerprote-

ine bilden und ansammeln, entsteht auch immer mehr totes Gewebe. In Kapitel 12 ist die schädigende Glykierung und wie man ihr entgegen wirken kann noch genauer ausgeführt.
Je mehr Sie essen, desto höher ist der Blutzuckerspiegel, da alle Fette, Proteine und Kohlenhydrate, die Sie konsumieren (ob ein zartes Steak oder Erdnussbutter) früher oder später zu Glukose umgewandelt werden, der universale Treibstoff der Energiefabriken im Körper.
Aber nicht alle Nahrungsmittel haben den gleichen Einfluss auf den Blutzuckerspiegel. Nahrungsmittel mit hohem glykämischen Index heben den Blutzuckerspiegel und verursachen ein weit größeres physiologisches Chaos als mit niedrigem glykämischen Index.

Leberschaden und Fasten

Einer der wichtigsten Vorhersager der Lebenswartung ist die Gesundheit der Leber. Die Gesundheit der Leber bestimmt, wie lange Sie leben werden.
Je mehr Nahrung Sie essen, desto mehr Chemikalien sind Sie ausgesetzt und umso größer ist die Belastung für Ihre Leber. Ihre Leber muss alles, was durch den Körper wandert, entgiften. Sogar gesunde Nahrung muss zerlegt und von der Leber behandelt werden.
Studien zeigen immer wieder, dass Fasten und Kalorieneinschränkung mit einer adäquaten Nährstoffaufnahme das Leben dramatisch verlängern können. Durch diese Maßnahmen spart die Leber Kräfte und kann somit mehr Energie in Vorbeugung und Reparatur von Schädigungen durch Stoffwechselprozesse stecken.
Die Leber ist daher ein Schlüssel, karzinogene Elemente zu neutralisieren. In dieser Hinsicht ist sie unsere erste Verteidigungslinie gegen Krebs. Eine überlastete Leber, die weniger effizient schädigende Stoffe entgiftet, kann einen enorm negativen Einfluss auf die Lebenserwartung und allgemeine Gesundheit haben.

Referenzen:

1. Ames BN, Saul RL. Oxidative DNA damage as related to cancer and aging. Prog Clin Biol Res. 1986; 209A:11-26.
2. Ames BN. Measuring oxidative damage in humans: relation to cancer and aging. IARC Sci Publ. 1988; (89); 407-16.
3. Ames BN, Shigenaga MK. Oxidants are a major contributor to aging. Ann N Y Acad Sci. 1992 Nov 21;663:85-96.
4. Christen Y. Oxidative stress and Alzheimer disease. Am J Clin Nutr. 2000 Feb;71(2):621S-629S.
5. Diaz MN et al., Antioxidants and atherosclerotic heart disease. N Engl J Med. 1997 Aug 7;337(6):108-166.
6. Lang AE, Lozano AM. Parkinson`s disease. Second of two parts. N Engl J Med. 1998 Oct 15;339(16):1130-43.
7. Lang AE, Lozano AM. Parkinson`s disease. First of two parts. N Engl J Med. 1998 Oct 8;339(15):1044-53.
8. Ames BN, Shigenaga MK, Hagen TM. Oxidants, antioxidants, and the degenerative diseases of aging.
9. Proc Natl Acad Sci U S A. 1993 Sep 1;90(17):7915-22.
10. Ames BN, Gold LS. Endogenous mutagens and the causes of aging and cancer. Mutat Res. 1991 Sep-Oct;250(1-2):3-16.
11. Cutler RG. Genetic stability and oxidative stress: common mechanisms in aging and cancer. EXS. 1992;62:31-46.
12. Adelman R, Saul RL, Ames BN. Oxidative damage to DNA: relation to species metabolic rate and life span. Proc Natl Acad Sci U S A. 1988 Apr;85(8):2706-8.
13. www.cancer.org/statistics
14. Kunwar KB, Kumar S. Xeroderma pigmentosa with basal cell carcinoma. J Indian Med Assoc 1967;48:273.

Kapitel 2

Isolierte Nahrungsmittel verglichen mit vollwertigen Lebensmitteln

Erhöht Vitamin E das Sterberisiko?

Am 16. März 2005 las man weltweit in den Nachrichten: „Vitamin E schädigt mehr, als es hilft." Ernährungswissenschaftler waren sprachlos.

Diese neue Studie, von der im *Journal of the American Medical Association* berichtet wurde, verdeutlichte, dass große Mengen natürliches Vitamin E (400 IU am Tag) tatsächlich das Risiko für Herzversagen bei Menschen mit Diabetes oder vaskulären Krankheiten erhöht. Die Daten stammen aus einem großen randomisierten, Placebo kontrollierten internationalen Versuch, die im Rahmen des HOPE-Tests (Heart Outcomes Prevention Evaluation) zwischen 21.Dezember 1993 und 15.April 1999 durchführt wurden. [1]

Einige Monate vor diesen Berichten gab es eine ähnliche erstaunliche Meldung aus einer John Hopkins-Studie. Laut Dr. med. PhD Edgar R. Miller III erhöhten exzessive Vitamin-E-Mengen (d-Tocopherylacetat) die Sterblichkeit. Dr. Miller schloss daraus, dass „es klar ist, dass mit der Erhöhung der Vitamin E Dosis die Mortalitätsrate ebenso steigt."

Nährstoffevolution

In den letzten Jahrzehnten haben Wissenschaftler die optimale Nahrungszusammensetzung neu definiert.

- In den Jahren 1900-1951 war vor allem die Identifikation von Vitaminen vorherrschend und die dazu passenden Mangelerkrankungen, die durch inadäquate Einnahme der jeweiligen Vitamine entstand.

- Zwischen 1952-2000 entwickelte sich ein Verständnis für Therapiemaßnahmen mit hohen Vitamindosen gegen bestimmte Krankheiten. (z.B. Niacin gegen Herzkrankheiten).

- Heute (2000 und später) sind wir in der Ära der „nicht-essentiellen" Nährstoffe ohne Enzymaktivität (z.B. Polyphenole und Zeaxanthin) angelangt, die bewiesenermaßen gesundheitliche Vorteile haben und Krankheit bekämpfen.

Die Daten dieser Studie erscheinen hieb- und stichfest. Dr. Miller kombinierte die Ergebnisse von 19 Vitamin-E-Studien, die 135 967 Patienten einbezogen. Es gibt eine allgemeine Regel. Je mehr Personen an einer Studie teilnehmen, desto besser und aussagekräftiger sind die Resultate. Da diese Studie eine solche große Anzahl von Personen umfasste, scheinen die Ergebnisse tatsächlich sehr eindrucksvoll zu sein.

Laut Dr. Miller beginnt die Mortalitätsrate ab einer Menge von 150 IU pro Tag anzusteigen. Bei einer Dosis von 400 IU am Tag (eine normale Dosis) stieg das Risiko, irgendeiner Todesursache zu erliegen, um 10 Prozent höher bei für Menschen, die keine zusätzlichen Vitamine einnahmen. Bei der Megadosis (2000 IU an Vitamin E) vergrößerte sich das Risiko sogar um 20 Prozent.[2]

Ist das nun eine Verschwörungstheorie, die eines der stärksten therapeutischen Werkzeuge der Natur entlarven will? Oder enthalten diese Erkenntnisse einen tieferen Sinn?

Ein Gemisch von Tocopherolen

Nachdem diese Studien weiter unter die Lupe genommen wurden, konnte man feststellen, dass nur eine isolierte, fragmentierte Form des Vitamin E verwendet wurde: d-Alpha Tocopherol, eines von verschiedenen Formen von Vitamin E. Das Problem damit ist, dass dieses d-Alpha Tocopherol nie isoliert in der Natur vorkommt. In Wirklichkeit gibt es drei weitere Ausprägungsformen des Tocopherols (Beta, Delta und Gamma Tocopherol) und vier sehr nahe verwandte Tocotrienolen (Alpha, Beta, Delta, Gamma), die normalerweise in vollwertigen Nahrungsmitteln zusammen vorkommen. Und viele dieser weniger bekannten Cousins des Vitamin E wurden als therapeutisch besser befunden als das Vitamin E selbst, auch wenn manche von ihnen nicht einmal eine Vitaminaktivität aufweisen.

Fördert Beta-Karotin die Entstehung von Krebs?

Auch andere Forschungsergebnisse zeigen auf ähnliche Weise, dass isolierte Nährstoffe mehr Schaden als Nutzen verursachen können, wenn sie nicht in der Kombination mit anderen Nährstoffen konsumiert werden, die man in vollwertigen Nahrungsmitteln findet.
Eine große finnische Bevölkerungsstudie (ATBC Cancer Prevention Study Group) mit 29.133 männlichen Rauchern zwischen 50 und 69 Jahren stieß auf einige beunruhigende Tatsachen: Weder der Verzehr von 50 mg Vitamin E (alpha-Tocopherol) noch der von 20 mg Beta-Karotin pro Tag konnte die Krebsrate männlicher Raucher senken.

Wirkung des Vitamin A

Viele Studien widerlegten aber die negativen Resultate, die aus der finnischen Studie hervorgingen. Die positiven Eigenschaften von Beta-Karotin und Vitamin A sind unter Ernährungswissenschaftlern bestens bekannt. Ein Artikel, der vor kurzem in *The Lancet* publiziert wurde, veranschaulichte die Assoziation von Vitamin A mit einem reduzierten Tumorwachstums, geringerer Neurodegeneration und beeinträchtigter Immunantwort.

Erschreckenderweise verdeutlichten die Daten, dass alle Trans-beta-Karotine einen 8%igen Anstieg des Krebsrisikos verursachten, und nicht, wie erwartet, eine Senkung. Die Forscher erhoben die Daten anhand von Patienten, die fünf bis acht Jahren lang an dieser randomisierten, doppelblinden, Placebo kontrollierten Studie zur Primärvorsoge teilnahmen. Dieses Studienformat hält zahlreichen kritischen Betrachtungen und Untersuchungen stand.[3]
Neuere Nachforschungen der *U.S. Preventive Services Task Force* kamen zu dem Ergebnis, dass die routinemäßige Vitaminergänzung mit Vitamin A, C und E das Risiko für Arteriosklerose und kardiovaskuläre Krankheiten nicht wirksam senken konnten. Die Autoren sammelten diese Daten äußerst gewissenhaft, indem sie nur klinische Studien durchleuchteten, in denen isolierte Vitamine verwendet wurden. Studien, die auf die Aufnahme von Vitaminen durch vollwertige Nahrungsmittel beruhen, wurden nicht herangezogen. „Wir verwendeten nur Studien, die auf die Vitaminaufnahme durch Ergänzungspräparate zielten, nicht durch Nahrungsmittel; die meisten Präparate enthalten nur eine einzige oder limitierte Nährstoffkombinationen, da vollwertige Nahrung ernährungswissenschaftlich zu komplex ist und die Interpretation der Daten verkomplizieren würde."[4,5]
Aber das ist das große Problem mit diesen Studien! Sie beschränken sich nur auf fragmentierte, isolierte Nährstoffe. Die kraftvolle Wirkung eines vollwertigen Nährstoffkomplexes in der Krankheitsbekämpfung bleibt somit unangetastet.

> „Ergebnisse verschiedener epidemiologischer Studien zeigen, dass der vermehrte Verzehr von Früchten und Gemüse mit einem niedrigeren Krebsrisiko assoziiert ist."
> —Universität von Minnesota[12]

Das Gesamtbild

Jede dieser Studien hat deutliche methodologische Fehler. Das Problem bei Millers Vitamin E-Studie zum Beispiel war, dass sich nur 9 von 19 zitierten Studien ausschließlich auf Vitamin E konzentrierten; die anderen 10 Studien verwendeten das Vitamin E in Kombination mit anderen Nahrungsergänzungen. Millers Ergebnisse widersprechen auch den Forschungsergebnissen, die vom *Food an Nutrition Board of the National Academy of Sciences' Institut of Medicine* durchgeführt wurde. Diese legen eine Dosis von 800-1000 Milligramm Vitamin E pro Tag als Tolerierbare obere Verzehrgrenze *(Tolerable upper Level Intake)* (UL) fest- „das ist die höchste Grenze der täglichen Nährstoffaufnahme, bei der für fast alle Individuen in der normalen Bevölkerung keine Risiken für negative Effekten wahrscheinlich sind.“

> Der weltweite niedrige Konsum von Früchten und Gemüse trägt Schätzungen zur Folge zu rund 19% der Karzinome des Gastrointestinaltrakts, zu rund 3% der ischämischen Herzkrankheit und zu 1% der Schlaganfälle bei.
>
> -World Health Organization

Was die finnische Studie betrifft, die die negativen Effekte von Beta-Karotin untersucht hatte, mussten sich die Urheber selbst in einigen Artikeln den ernsthaften Vorwürfen zur Seriosität ihrer Datenanalyse und dem Studiendesign unterziehen.[6-9]
Was diese Studien zeigen ist, dass das Hinzufügen extrahierter isolierter Vitamine zur normalen Ernährung keine Antwort sein kann beim Versuch, das Risiko für Krankheiten zu senken oder Krankheiten zu bekämpfen. Ja, Vitaminmangel kann das Risiko spezifischer Krankheiten erhöhen. Aber die Evidenz für überphysiologische Vitamindosen (Megadosen) zur Bekämpfung von Krebs oder Herzkrankheiten ist nicht im überzeugenden Ausmaß gegeben.

Die Weisheit ganzheitlicher Nahrung
Erstaunlicherweise werden genau die gegenteiligen Resultate erzielt, wenn vollwertige Nahrungsmittel konsumiert anstatt einzelner Vitamine. Eine Studie nach der anderen zeigt, dass diejenigen Menschen mit dem höchsten Obst- und Gemüsekonsum das niedrigste Risiko für Krebs und kardiovaskuläre Krankheiten haben. Werden allerdings isolierte Vitamine verabreicht, sind die Ergebnisse mehr als enttäuschend. Warum?
Weil das eigentlich Ausschlaggebende in der Nahrung die Kombination von „nichtnährenden“ Phytochemikalien zusammen mit gewöhnlichen Vitaminen wie Beta-Karotin ist. Studien der Universität Mainz in Deutschland zeigten 1998, dass vollwertige Nahrungsextrakte, die reich an Karotinoiden waren, weit kraftvollere Effekte ausübten als isoliertes Beta-Karotin. Der komplette Karotinoidkomplex schützt die Zellen besser gegen DNA-Mutationen, die zu Krebs führen. Enge Verwandte des Beta-Karotins wie die Xanthophylle (z.B. Lutein und Beta-Kryptoxanthin) übten sogar einen höheren Schutz für die Zellen aus und hatten sogar eine zweimal stärkere Schutzwirkung gegen die zellschädigende Wirkung vom Karzinogen Aflatoxin B1 als Beta-Karotin.[10]
In einer älteren Studie des *Armed Focus Institute for Pathology Washington, DC* konnte gezeigt werden, dass der Konsum von frischem, grünem Blattgemüse das Risiko für Epithelkarzinome drastisch senkte. Dieses Gemüse enthielt mäßig viel Beta-Karotin und sehr viele Karotinoide wie Lutein und Zeaxanthin,
Moderne Studien entdeckten in den letzten Jahren, dass es neben Beta-Karotin noch weitere 500 Karotinoide gibt. Bis jetzt konnten über ein halbes Dutzend weitere karotinähnliche Nährstoffe (so genannte oxydierte Xanthophylle) identifiziert und auf ihre Wirkungen gegen Krebs und den Alterungsprozess untersucht werden: Alpha-Karotin, Beta-Karotin, Lutein, Zeaxanthin, Beta-Kryptoxanthin und Lykopen.
In vollwertiger Nahrung kommen die Nährstoffe gekoppelt zusammen vor. Eine Studie nach der anderen veranschaulicht, dass der Schutz gegen Krebs durch diese Kombinationen viel besser gewährleistet ist als durch isoliertes Beta-Karotin, auch wenn Bestandteile dieser Nährstoffkomplexe keine Vitamin A-Aktivität haben.

Epidemiologische Evidenz
Im Gegensatz zu den unterschiedlichen Ergebnissen mit isolierten Nährstoffen dokumentieren Studien einstimmig immer wieder die unschlagbar positive Bedeutung von vollwertiger Nahrung zur Krankheitsprävention.
Im Jahr 1996 vereinten PhD Kristi Steinmetz, wissenschaftlicher Vorstand der *World Cancer Research Fund*, und Dr. med. John Potter, Vorstand des *Cancer Prevention Research at the Fred Hutchinson Cancer Research Center*, ihre Kräfte und publizierten ggemeinsam einen der umfassendsten Berichte über die krebsbekämpfenden Eigenschaften von Früchten und Gemüse. Sie untersuchten über 206 große epidemiologische Studien und 22 Tierstudien und kamen zum Schluss, dass sich „die Evidenz für eine schützende Wirkung von Obst und Gemüse in Bezug auf Krebs durch alle Studien zieht.“ Besonders hoben sie 29 Fall-Kontroll- und Kohortenstudien hervor, die eine starke Assoziation zwischen erhöhtem Fruchtkonsum und reduzierten Risiko für jegliche Krebsarten zeigten. Bei den Gruppen mit dem größten Verzehr an Früchten und Gemüse (Quellen für komplette Vitamine, Mineralstoffe und Phytochemikalien) wurden um die Hälfte weniger Lungen-, Darm-, Rektum-, Speiseröhren-, Kehlkopf-, Magen-, Pankreas- und Harnblasenkrebs festgestellt.[12,13]

Vollwertige Nahrung versus Krebs

Heute gilt es als bewiesen, dass in einer auf Obst und Gemüse basierenden Ernährung, neben den bekannten Vitaminen und Mineralstoffen noch viele andere Inhaltsstoffe vorkommen, die das Krebsrisiko reduzieren. In der aktualisierten Version *Dietary Guidelines for Americans* (Ernährungsrichtlinien für Amerikaner) aus dem Jahr 2000 empfiehlt die USDA einen ausreichenden Früchte- und Gemüseverzehr, da dies nicht nur Vitamine, Mineralstoffe und Faserstoffe liefert, sondern auch Substanzen, die von Experten „Phytochemikalien“ genannt werden.
In einem umfassenden Review konnten Steinmetz und Potter im Jahr 1996 mehr als ein Dutzend dieser biochemisch aktiven Phytochemikalien identifizieren. Eine Liste dieser Nährstoffe ist im *Journal of American Dietetic Association* zu finden und beinhaltet Idol-3-Carbinol, Alliumbestandteile, Isoflavone, Saponine, Phytosterole, Limonene, Lutein, Lykopen und Flavonoide.
Steinmetz und Potter fanden bei den meisten der 22 Studien heraus, dass Versuchspersonen, die mehr Gemüse und Früchte konsumierten, weniger Tumore, kleinere Tumore, weniger Metastasen, weniger DNA-Schaden, höhere Enzymspiegel zur Entgiftung von Karzinogenen, und noch weitere Hinweise auf ein niedrigeres Krebsrisiko hatten. Aber noch wichtiger scheint die Tatsache, dass die bioaktiven Stoffe in Obst und Gemüse lebensverlängernd wirken.

Welche Zweifel können bei dieser Datenlage noch bestehen, dass Obst und Gemüse nicht als Schutzwall gegen Krebszellen dient?
Eine große Kohortenstudie mit 1.271 Einwohnern aus Massachusetts, die 66 Jahre oder älter waren, zeigte, dass das Risiko, an Krebs zu sterben, bei den Personen, die am meisten karotinhaltiges grünes und gelbes Gemüse zu essen bekamen, um 70 % niedriger war als bei den anderen Versuchspersonen. Sie konsumierten vor allem Karotten oder Kürbis, Tomaten, Salat oder blättriges Gemüse, getrocknete Früchte, frische Erdbeeren oder frische Melonen und Brokkoli oder Blumenkohl. Die Forscher folgerten, dass „dieser Zusammenhang mit der Hypothese übereinstimmt, dass Karotin auch als antikarzinogen agieren kann.“[14]
ABER DIESE SCHLUSSFOLGERUNG IST GRUNDFALSCH.
Wie können sie mit Sicherheit behaupten, es sei allein das Beta-Karotin gewesen, welches das Krebsrisiko drastisch herabsetzte? In Wirklichkeit prüften sie nur eines, nämlich dass eine Ernährung mit vielen Phytochemikalien die Krebsrate sehr senkte. Ob das Beta-Karotin in diesen Nahrungsmitteln dafür verantwortlich war, ist bloße Mutmaßung und höchstwahr-

scheinlich falsch. Wie soll es funktionieren, dass eine isolierte Chemikalie aus zahlreichen natürlich vorkommenden Phytochemikalien herausgepickt wird, die in Karotten, Erdbeeren und Brokkoli vorkommen, und behauptet werden, dass diese der Schlüssel für die Krebsprävention ist?

„Das Vitamin C in Äpfeln mit Schale besitzt nur eine 0,4%ige antioxydative Gesamtaktivität. Daraus wird erkenntlich, dass der Hauptteil der antioxydativen Wirkung von Früchten und Gemüse auf Phenolen und Flavonoiden beruht."

- Rui Lui, PhD, Cornell Universität

Das Problem dabei ist, dass die Medien diese Schlussfolgerung Wort für Wort ohne weitere Überprüfung übernahmen und daraus folgende irreführende Schlussfolgerung zogen: „Beta-Karotin verringert das Krebsrisiko." Zwischenzeitlich fanden andere Studien heraus, dass Beta-Karotin gar keinen Einfluss auf die Krebsraten habe, und nun konnte man in den Medien sehen und hören: „Beta-Karotin zur Senkung des Krebsrisikos nutzlos." Welcher Schlagzeile sollte man nun Glauben schenken? Nur die wenigsten Menschen haben die Zeit, die Studien selbst zu prüfen. So bleibt ihnen die Zusatzinformation verwehrt, dass die eine Studie die ganze Frucht beurteilte, während die andere nur die isolierte Chemikalie testete. Endergebnis: eine größer gewordene Besorgtheit der Öffentlichkeit, den Ernährungsempfehlungen zu vertrauen.

Vitamine aus Beeren gegen die schädlichsten freien Radikale[16]

Potential als Radikalfänger

	Superoxid	Hydrogenperoxid	Hydroxylradikal	Freier Sauerstoff
Vollwertige Nahrung	O^{2-}	H^2O^2	OH^-	$1\ O^2$
Schwarzbeere	64.3	66.3	72.0	12.4
Blaubeere	60.1	61.2	58.7	7.7
Preiselbeere	59.0	59.8	64.2	8.6
Himbeere	57.3	60.9	66.9	8.9
Erdbeere	64.2	65.3	68.6	15.4
Vitamine				
Vitamin C	10.6	34.5	0.9	6.2
Beta-Karotin	14.1	0	1.6	35.3
Chlorogensäure	2.4	8.1	13.9	0.4
Glutathion	20.1	19.9	5.1	3.6
Vitamin E	14.3	1.4	15.3	22.5

O^{2}- Superoxid
H^2O^2 Hydrogenperoxid
OH^- Hydroxylradikal
$1\ O^2$ Freier Sauerstoff

Flavonoide versus Vitamine

In der Zutphen Elderly Studie erhielten die Wissenschaftler mit einem ähnlichen klinischen Studiendesign und Voraussetzungen unterschiedliche Ergebnisse. Die Untersucher beobachteten 10 Jahre lang den Gesundheitszustand von 667 älteren Männern; alle Kandidaten lebten in Zutphen in den Niederlanden und hatten anfänglich keine Herzkrankheiten. Die Teilnehmer wurden gebeten, detaillierte Aufzeichnungen ihrer täglichen Nahrungsaufnahme zu machen.

Nach fünf Jahren fanden die Untersucher heraus, dass die Teilnehmer, deren Ernährung die meisten Flavonoiden aus Früchten und Gemüse enthielt, ein 52% geringeres Risiko hatten, an koronaren Herzkrankheiten zu sterben.
Dann gingen die Forscher noch einen Schritt weiter: sie verdeckten die Wirkung der Vitamine C, E und Beta-Karotin, sodass sie, ohne den verwirrenden Einfluss von Vitaminbestandteilen, nur noch die Wirkung der Antioxidantien in vollwertiger Nahrung auf die Herztode ermittelt konnten. Die Ergebnisse waren erstaunlich: Nachdem die Vitamine ausgeblendet worden waren, sank das Risiko von Todesfällen durch Herzanfälle sogar noch weiter, von 52% auf 68%. Anders gesagt waren die Flavonoidbestandteile in der Nahrung alleine für die komplette Risikoreduktion verantwortlich, während hingegen die Vitaminbestandteile zu einer ERHÖHTEN Mortalität führte. Das könnte nun so interpretiert werden, dass Vitamine wie Beta-Karotin tatsächlich das Risiko, an einer Herzattacke zu sterben, erhöht.
Während der letzten Jahre wurde der Hinweis so stark, dass die Weltgesundheitsorganisation (WHO) kürzlich folgendes Statement betreffend der Vorteile einer Ernährung, die reich an Phytonährstoffen sei, veröffentlichte:

- Bis zu 2,7 Millionen Leben könnten jährlich mit einem ausreichenden Obst- und Gemüsekonsum gerettet werden.
- Geringer Obst- und Gemüseverzehr steht auf der Top-10-Liste für die Risikofaktoren der globalen Mortalität.
- Es wird geschätzt, dass der geringe Konsum vom Früchten und Gemüse Ursache weltweit für ungefähr 19% der gastrointestinalen Karzinome, zirka 31% der weltweiten ischämischen Herzkrankheiten und 11% aller Schlaganfälle ist.

Also spielt der Vitaminbestand alleine nur eine kleine Rolle für die Gesundheitserhaltung. Vielmehr sind die übrigen Nährstoffe in vollwertigen Nahrungsmitteln- die anderen 99%- für ein langes Leben viel ausschlaggebender.

USDA- Forschung
Wissenschaftler, die für die US-amerikanische Abteilung für Landwirtschaft (USDA) arbeiten, enthüllten einige sehr interessante neue Erkenntnisse über die antioxydativen Wirkungen bestimmter Beeren. Shiow Wang und Hongjun Jiao, zwei dieser Wissenschaftler, waren überzeugt, dass nur ein Bruchteil des gesundheitlichen Nutzens einiger Nahrungsmittel tatsächlich ihrem Vitamingehalt zuzuschreiben sind. Als Beweis legten sie eine Studienserie an, die die antioxydative Kraft von Schwarzbeeren, Heidelbeeren, Brombeeren, Himbeeren und Ribiseln mit der von Vitamin A, Beta-Karotin, Vitamin C, Vitamin E, Chlorogensäure und Gluthation verglich.

Polyphenole überragen leistungsmäßig die Vitamine
Die Ergebnisse waren atemberaubend. Sie ließen erkennen, dass die antioxydative Kraft einer ganzen Frucht viel stärker war, als wenn man nur den gesamten Vitamingehalt dieser Frucht auf diese Fähigkeit testete. In der Tat kann nur weniger als 15 Prozent der totalen antioxydativen Kapazität der Früchte (z.B. Schwarzbeeren, Erdbeeren, Blaubeeren und Himbeeren) auf den Vitamin C-Gehalt zurückgeführt werden.
Gegen das Superoxid, das häufigste freie Radikal, übertreffen die vollständigen Fruchtextrakte jedes einzelne der isolierten Vitamine um mindestens drei- bis viermal. Blaubeeren zum Beispiel fangen mehr als sechsmal so stark wie reines Vitamin C freie Superoxidradikale ab. Himbeeren besitzen mehr als das Vierfache der antioxydativen Kraft von isoliertem Vitamin E.

Was sind Polyphenole?

Polyphenole (poly = viel, phenol = aromatische Verbindung) sind Cluster aus vielen Phenolen, einer Art antibakterieller Verbindungen vieler essentieller Öle, zum Beispiel Thymian (*Thymus vulgaris*) und Nelke (*Syzygium aromaticum)*.

Zu den Polyphenolen gehören:

Flavonoide: Diese kraftvolle Molekülgruppe enthält über 5000 identifizierte Verbindungen. In Obst und Gemüse findet man die meisten Flavonoide.
Proanthocyanidine: Kommen in Blaubeeren, Gingko biloba und in anderen Pflanzen vor. Chemisch kommen sie als Monomere von verdichtetem Tannin oder oligomere Catechine vor.
Anthocyanidine und Anthocyanoside: Cyanidin, Delphinidin, Malvidin, Petunidin (enthalten in Blaubeeren und Traubenkernen)
Flavone: Hesperidin, Naringin, Diosmin: Vorkommend in Orangen, Zitronen, Grapefruits und Beeren.
Flavone und Flavonole:
Catechine (im grünen Tee)
Kampferol (in Grapefruits und Erdbeeren)
Querzetin (in Apfelschalen und Beeren)
Flavanonole: Taxifolin (in Pinienrinde und Milchdistel)
Flavanolignane: Silymarin (in Milchdistel und Artischocken)
Isoflavone: Genistein, Daidzein, Glycitein (in Sojabohnen)
Resveratrol: Kraftvolles Anti-Krebs-Antioxidans, enthalten in Weintraubenhaut)
Ellagsäure: Stoppt die Krebsentwicklung, beugt Genmutation vor. Enthalten in Wolfsbeeren, Himbeeren und Granatäpfel.
Curcumin: Kraftvolles entzündungshemmendes Antioxidans, enthalten im Kurkumagewürz.
Zimtsäure: antikarzinogener Bestandteil der Zimtrinde

Beeren übertreffen Vitamine in der Neutralisation von Hydrogenperoxidradikalen (der zweithäufigsten Radikalart), welche die Fette und die Zellmembranen im Körper oxidieren können und Arteriosklerose fördern. In diesem Fall waren die Resultate sogar noch beeindruckender: Blaubeeren und Himbeeren hatten über das Vierzigfache der antioxydativen Kraft als reines Alpha-Tocopherol (Vitamin E).
Bei der dritthäufigsten Radikalart- dem Hydroxyl- betreffend, überschatteten alle Beeren die reinen Vitamine mit einem noch faszinierenderen Abstand. Alle Beeren, die auf die Neutralisierung von Hydroxylradikalen und Beseitigung derer Schäden getestet wurden, waren zumindest 60-mal stärker als reine Vitaminpräparate, über 35-mal kraftvoller als reines Vitamin A (Beta-Karotin) und 10-mal potenter als isolierte Gluthation. Nur bei der vierten und letzten häufigen Art freier Radikale, dem freien Sauerstoff, waren einige Vitamine den vollständigen Beerenextrakten gleichgestellt.

Manche isolierte Nährstoffe werden einfach nicht absorbiert
Laut einer Studie des *State Institute for Quality Controller of Agricultural Products* in den Niederlanden werden Flavonoide aus der Nahrung eigentlich besser vom Körper aufgenommen als isolierte Flavonoide aus dem Labor. Warum? Weil die natürlichen Flavonoide (Glykoside genannt) häufig an Zucker gebunden sind. Das erweitert die Bioverfügbarkeit drastisch. Im Gegenteil dazu sind isolierte Flavonoide nicht an Zucker gebunden (bekannt als „Aglykone") schlecht absorbierbar.
Ein gutes Beispiel dafür ist ein Test von PhD Peter C. Hollman. Dabei wurde festgestellt, dass die Absorptionsrate von Quercentinglykoside in Zwiebeln bei 54% liegt, verglichen mit einer nur 24%igen Absorptionsrate von Aglyconflavoid, das nicht an Zucker gebunden ist.

PhD Ronald Prior, Chemiker und Ernährungswissenschaftler des *USDA's Arkansas Children's Nutrition Center in Little Rock, Ark*: „Die Bioverfügbarkeit hängt mit der Absorption oder dem Stoffwechsel im Darm zusammen. Die Aufnahme der verschiedenen Antioxidantien hängt von der chemischen Struktur ab - je nachdem, ob sie an Fasern gebunden oder an Zuckermoleküle angehaftet sind."[17]

Eine Umfrage zu amerikanischen Ernährungsgewohnheiten von 1991 zeigte, dass nur 23 Prozent der Amerikaner fünf oder mehr Portionen Früchte oder Gemüse am Tag essen. Aber laut CDC nehmen 35,8 bis 51 Prozent der Erwachsenen irgendwelche Vitaminzauberpillen ein. Erklärt das vielleicht die hohe Mortalitätsrate in den USA? 1974 gab es dort 358.000 Krebstote. 1994 erhöhte sich die Zahl der Krebstoten auf 534.000. Dieser Trend kann zwar teilweise durch die längere Lebenserwartung erklärt werden, bleibt allerdings dennoch bedenklich.[18-19]

Früchte mit einem hohen Gehalt an Antioxidantien, wie z.B. Wolfsbeeren, Himbeeren, Blaubeeren und Granatäpfel, stellen eine der wichtigsten, natürlichen Therapien dar, mit der der Beginn von Degenerationskrankheiten hinausgezögert werden kann.

Laut Rui Lui vom *Department of Food Science at Cornell University*, „ist die Hauptfrage, ob isolierte Phytochemikalien in gleicher Weise wie vollwertige Nahrungsmitteln wirken."

Dr. Lui zog einige überraschende Rückschlüsse. „Wir konnten zum Beispiel feststellen, dass das Vitamin C in Äpfeln mit Schale nur 0.4% zur kompletten Aktivität der Antioxidantien beiträgt. Hier wird klar, dass der größte Teil der antioxydativen Wirkung von Obst und Gemüse auf Phenolen und Flavonoiden beruht. Wir nehmen an, dass die additiven und synergetischen Effekte von Phytochemikalien im Obst und Gemüse für die kraftvolle antioxydative und antikarzinogene Aktivitäten verantwortlich sind.[20]

Referenzen:

1. Lonn E et al., Effects of long-term vitamin E supplementation on cardiovascular events and cancer: a randomized controlled trial. JAMA. 2005 Mar 16;293(11):1338-47.
2. Miller ER 3rd, et al., Meta-analysis: high-dosage vitamin E supplementation may increase all-cause mortality. Ann Intern Med.2005 Jan 4;142(1):37-46. Epub2004 Nov 10.
3. The effect of Vitamin E and beta carotene on the incidence of lung cancer and other cancers in male smokers. The Alpha-Tocopherol, Beta Carotene Cancer Prevention Study Group. N Engl J Med. 1994 Apr 14;330(15):1029-35.
4. Morris CD, Carson S. Routine vitamin supplementation to prevent cardiovascular disease: a summary of the evidence for the U.S. Preventive Services Task Force. Ann Intern Med. 2003 Jul 1;139(1):56-70.
5. U. S. Preventive Services Task Force. Routine vitamin supplementation to prevent cancer and cardiovascular disease: recommendations and rationale. Ann Intern Med. 2003 Jul 1;139(1):51-5.
6. Kritchevsky D. Beta carotene, vitamin E, and lung cancer. N Engl J Med. 1994 Sep 1;331(9):611-2.
7. Marantz PR. Beta carotene, vitamin E, and lung cancer. N Engl J Med. 1994 Sep 1;331(9):611.
8. Goldstein MR. Beta carotene, vitamin E, and lung cancer. N Engl J Med. 1994 Sep 1;331(9):612.
9. Leo MA, Lieber CS. Beta carotene, vitamin E, and lung cancer. N Engl J Med. 1994 Sep 1;331(9):612.
10. Rauscher R, Edenharder R, Platt KL. In vitro antimutagenic and in vivo anticlastogenic effects of carotenoids and solvent extracts from fruits and vegetables rich in carotenoids. Mutat Res. 1998 Mar 16;413(2):129-42.
11. Micozzi MS et al., Carotenoid analyses of selected raw and cooked foods associated with a lower risk for cancer. J Natl Cancer Inst. 1990 Feb 21;82(4):282-5.
12. Steinmetz KA, Potter JD. Vegetables, fruit, and cancer prevention: a review. J Am Diet Assoc. 1996 Oct;96(10):1027-39.
13. Potter JD, Steinmetz K. Vegetables, fruit and phytoestrogens as preventive agents. IARC Sci Publ. 1996;(139):61-90.
14. Colditz GA et al., Increased green and yellow vegetable intake and lowered cancer deaths in an elderly population. Am J Clin Nutr. 1985 Jan;41(1):32-6.
15. Hertog MG et al., Dietary antioxidant flavonoids and risk of coronary heart disease: the Zutphen Elderly Study Lancet. 1993 Oct 23;342(8878):1007-11.
16. Wang SY and Jiao H. Scavenging capacity of berry crops an superoxide radicals, hydrogen peroxide, hydroxyl radicals, and singlet oxygen. J Agric Food Chem. 2000 Nov;48(11):5677-84.
17. Hollman PC and Katan MB. Health effects and bioavailability of dietary flavonols. Free Radic Res. 1999 Dec;31 Suppl:S75-80.
18. www.cancer.org/statistics

19. Heimendiner,S. et al., 5 a day for better health: A baseline study of American`s fruit and vegetable consumption. Washington D.C. National Cancer Institute, 1992.
20. Liu RH. Health benefits of fruit and vegetables are from additive and synergistic combinations of phytochemicals. Am J Clin Nutr. 2003 Sep;78(3 Suppl):517S-520S.

Kapitel 3

Ningxia Wolfsbeere: Übersicht und Geschichte

Die chinesische olympische Schwimmerin Wu Yanyan hatte Geheimnis. Ein Geheimnis, von dem nur ihr Coach und einige wenige eingeweihten Vertrauenspersonen wussten.

1997 verblüffte sie die Welt, als sie das weltweite Top-50-Ranking empor schnellte und einen neuen Weltrekord in 200-Meter und 400-Meter Schwimmen aufstellte. Wu Yanyans Leistungssteigerung bei den Nationalspielen in Shanghai war so erstaunlich, dass Kritiker den Verdacht äußerten, sie könne vielleicht mit Dehydrotestosteron (DHT) so wie viele ihrer chinesischen Schwimmkollegen gedopt sein. In den nächsten 12 Monaten wurde Wu Yanyan mehr als 10 Drogentests unterzogen. Es konnte allerdings in keinem dieser Tests Spuren illegaler Hormone nachgewiesen werden.

Zwischen 1993 und 1996 kam Wu unter Top 15 Schwimmer, zweifelsfrei dopingfrei. 7 ihrer chinesische Schwimmerkollegen wurden während der Asienspiele in Hiroshima 1994 positiv auf Doping getestet.

Was war also das Geheimnis von Wu Yanyans plötzlicher rekordbrechender Leistung?

Die Ningxia Wolfsbeere.

Laut Wu Yanyan, „haben wir Chinesen Heilpflanzen, die die Erholungsphase deutlich beschleunigen. Das verstehen die Menschen aus dem Westen oft nicht.“ Ihr Coach, Wu Jicai, ließ sie ein bis zwei Jahre lang eine Kraftbrühe aus Chinesischen Wolfsbeeren und Walnüssen essen. Und das Ergebnis übertraf sogar ihre kühnsten Vorstellungen.[1,2]

Geheimwaffe der Olympiaathleten

- Die Chinesische Wolfbeere wurde von der chinesischen Wissenschafts- und Technologiekommission zum „Nationalschatz“ erklärt.
- Ma Junren, Coach vieler Weltrekordhalter im Langstreckenlauf, verwendet die Wolfsbeere zur Unterstützung der Leistung.
- Wu Jicai, Coach von olympischen Schwimmern, verwendet Wolfsbeeren als seine „Geheimwaffe“

Die autonome Ningxia Hui Region

Lage: Nordwestchina nahe der Inneren Mongolei.

Größe: etwa so groß wie Texas.

Höhe: 1000 Meter über dem Meeresspiegel, mit vielen Farmen, die das Plateau und den Yellow River umgeben.

Bevölkerung: 1,78 Millionen Menschen, meistens Muslime. Die Ningxialeute haben fast 30-mal so viele 100-jährige als der Rest von China.

Klima: Ein halbtrockenes Klima aus heißen Sommern (bis zu 33° C) und kalten Wintern (bis zu -20° C).

Ernährung: Die Muslime von Yongning County essen einmal in der Woche Schaf oder Rind, Reis, frisches Gemüse, Pfannkuchen, Grünen Tee, rote Datteln, Rosinen und Wolfbeeren als tägliche Grundlage.

Geografie, Botanik und Geschichte

Beheimatet in der der autonomen Ningxia Red Region von Nordchina ist die *Lycium barbarum L.,* eine kleine, rote, medizinische Beere, die als Fructus lycii oder Wolfsbeere im Westen und *Di gu zi, Kei Tze* und *Gou qi zi* (Goji) in Asien bekannt ist.

Es existieren nur 10 chinesische *Lycium* in China. Von diesen gibt es 7 Arten, 3 Varietäten und 35 Kulturrassen in Nordchina. Die *Lycium barbarum L* wird am höchsten für ihre medizinischen und heilenden Qualitäten geschätzt. Der Rest wird als minderwertiger oder als zweite Wahl angesehen.

Lycium barbarum L wächst nur in einer kleinen Region in Nordchina nahe dem Yellow River: der autonomen Ningxia Red Region und der autonomen Xinjiang Uygur Region.

Lycium chinense Miller, eine nahe Verwandte aber trotzdem verschiedenen Art an Wolfsbeere, ist leicht minderwertiger als die Ningxia Wolfsbeere sowohl im Nährstoffgehalt als auch in der Bioaktivität. Sie wächst in Ningxia, Gansu, Hebei, Nei Monggol, Qinghai, Shanxi und anderen Orten in Nordchina.

2001 und 2002 verglichen wir die antioxydativen Werte der Ningxia Wolfsbeere mit anderen chinesischen Wolfsbeeren. Während hingegen beide ungefähr gleichauf waren, was die Nährstoffe anbelangt, zeigte die *Lycium chinense* einen signifikant niedrigeren ORAC-Wert (202 υmTE/g) als die *Lycium barbarum* (303 υmTE/g).

Warum ist die Wolfsbeere im Westen so unbekannt?

Die *Lycium barbarum L.* und die *Lycium chinense* Miller wurden in Nordchina, wo die Menschen für ihre Langlebigkeit bekannt sind, über Jahrtausende hinweg als Haupternährung verwendet.

Die meiste Zeit ihrer langen Geschichte waren die Einwohner Ningxias auf dem westlichen Elbowplateau des Yellow Rivers von der westlichen Welt relativ gut vom Rest der Zivilisation isoliert. Die Wüsten und Bergen Zentralchinas schirmten das Lehmwasserdorf in Zhongning County in Nordchina von äußeren Einflüssen und Kulturen gut ab.

Legenden über die Wolfsbeere und Aufzeichnungen der alten chinesischen Medizin datieren sich auf über 5000 Jahre zurück. Der große Volkskundeheiler Shen Nung hatte die Wolfsbeere in der weltweit ersten Pharmakopöe 475 v.Chr. verzeichnet. Ein Ärztehandbuch, das von Ben Zao Gen Mo während der Mingdynastie geschrieben wurde, dokumentiert den altertümlichen Gebrauch von Wolfsbeeren.

> Die Früchte der Lycium barbarum wurden seit Tausenden von Jahren in der traditionellen chinesischen Medizin und Küche verwendet, weil man glaubte, sie seien für die Augen, Leben und Nieren nützlich.
>
> -Man Shan Yu et al., Laboratory of Neurodegenerative Diseases, University of Hong Kong.[4]

Die Ningxia Wolfsbeere wurde in einer Vielzahl chinesischer Kräuter-Pharmakopöen beschrieben und wird Patienten mit Leber- (yin) und Nierenbeschwerden (yin), Diabetes und Augenproblemen noch immer verschrieben.

Im Westen blieb die Wolfsbeere so lange unbekannt, da China seine Grenzen für Fremde tausende Jahre lang geschlossen hielt. Ein Symbol dafür war die Große Chinesische Mauer. Das ist auch der Grund, warum Beijing ´Die Verbotene Stadt´ genannt wurde.

Die Ningxia Wolfsbeere wurde lange Zeit von den nativen Chinesen als Nationalschatz betrachtet. Darum verwendeten die olympischen Trainer sie im Wettkampf um die Goldmedaillen als „Geheimwaffe".

Bisher sind nur die L. *barbarum* und *chinense* genau auf ihre therapeutischen Wirkungen untersucht worden.

Geheimnisse des Lehmwassers

Die Ningxia Wolfsbeerenernte konzentriert sich auf das Überschwemmungsgebiet des Yellow River. Dieser Fluss wird vom Himalajagebirge gespeist. Auf seiner Reise durch die schneebedeckten Berge und die niedrigeren Vorgebirge des Himalajas wird das Wasser mit etlichen Mineralstoffe und organischen Nährstoffen angereichert. Bis zu dem Zeitpunkt wenn es die Ningxia Provinz im nördlichen China erreicht, ist es ein mineralstoffreiches, superfruchtbares Lehmwasser, das es nicht mehr so leicht irgendwo auf der Erde gibt.

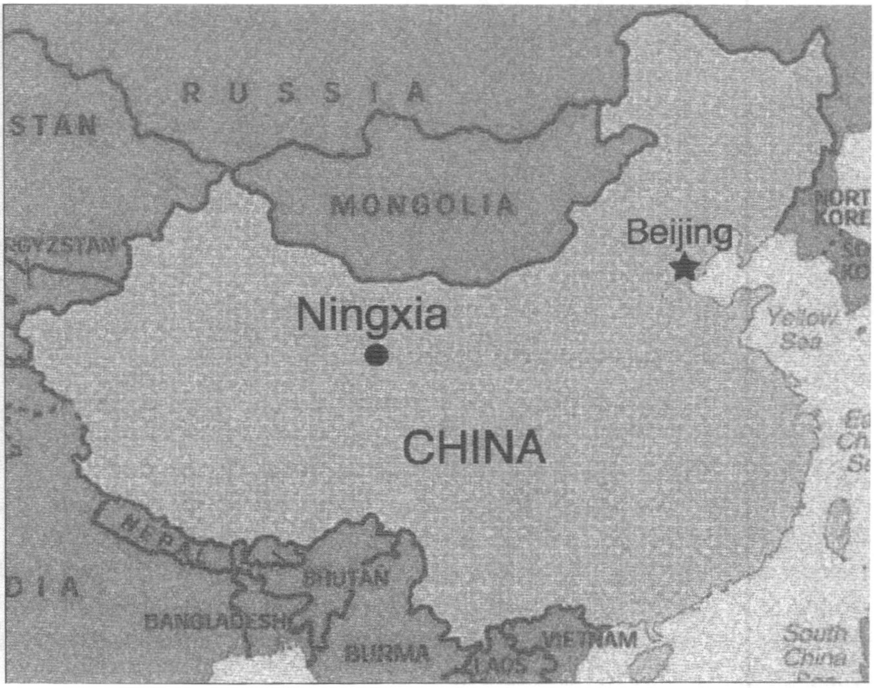

Zusätzlich haben Studien an den Pflanzen, die in dieser Gegend wachsen, gezeigt, dass sie eine ungewöhnlich niedrige Konzentration von Blei und anderen Schwermetallen, die man in vielen industriellen Gegenden der Welt vorfindet, aufweisen.

Die Ningxiaregion wird auch „Dorf der chinesischen Pflanzenheilkunde" genannt. Wolfsbeeren, die von den örtlichen Farmen stammen, erhalten oft das sogenannte „Green Zertifikat" - das Äquivalent zur organischen Zertifikation der USDA. Von der FDA wurde der Beweiß gebracht, dass die Wolfbeere keinerlei Schwermetallbelastung aufweist. Dies wurde 1996, als die erste große Charge in die USA importiert wurde, durch ein Pestizidscreening an getrocknetem Wolfsbeerenpulver bestätigt.

Der Mythos der „tibetischen" Wolfsbeere

Manche Verkäufer behaupten, die Wolfsbeere würde ursprünglich aus Tibet stammen und haben botanische Namen ausgeheckt, um sie mit Pflanzenspezies zu verbinden, die nichts damit zu tun haben. Denn in Wirklichkeit werden kommerziell keine Wolfsbeeren in oder um Tibet kultiviert. Bei unserem letzten Besuchen in den Vorgebirgen des Himalajas in Pakistan und China, befragten wir dutzende Einheimische auf die ursprüngliche Ernährungsweise und die dort vorkommenden botanischen Spezies. Doch niemand hat jemals von „tibetischen" Wolfsbeeren gehört. Die einzige Wolfsbeere, die man dort kannte, kam aus Zhongning County in Nordchina oder dessen Umgebung. Außerdem wird die Lycium Beere in der tibetischen Materia Medicas in keiner Weise genannt.

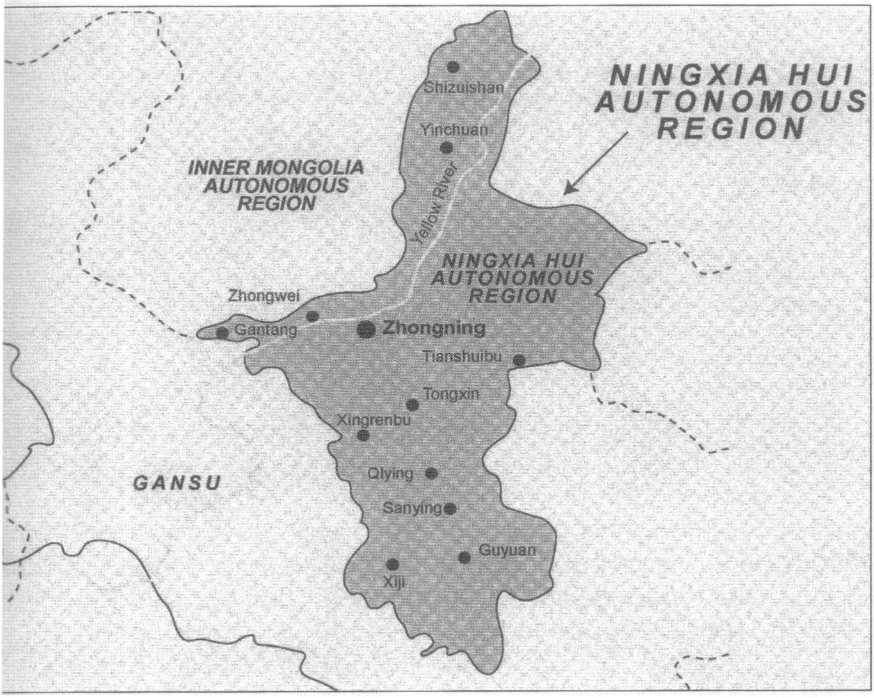

Wolfsbeeren sind in leicht trockenen Temperaturregionen beheimatet und können über 1700 Meter Seehöhe nicht wachsen. Das ist deswegen, weil eine höhere Lage zu früh Frost produziert, der die Knospen ersticken würde. Tibet liegt durchschnittlich auf 3600 Metern Seehöhe und ist daher für eine Wolfsbeerenkultivierung nicht geeignet. Es wäre möglich, dass einige entfernt verwandte *Lycium*arten sich an die Höhe angepasst haben, aber diese kargen Exemplare würden sich wahrscheinlich von den kommerziell- kultivierten Ningxiaarten sehr unterscheiden und haben ein völlig anderes Nährstoffprofil.

Die Wolfsbeere ist so berühmt für ihre heilenden Eigenschaften, dass die Chinesen ihr allein sogar ein zweiwöchiges Fest widmen.

(Das weltweit einzige zweiwöchige Fest, bei dem die Wolfsbeere gefeiert wird, findet in China und nicht in Tibet statt. Außerdem ist das Wort „goji" nicht tibetisch, sondern chinesisch. Anderen gefälschten Berichten zufolge hängt die Wolfsbeere mit dem Dalai Lama zusammen.)

Fakten über die Wolfsbeere

Die Ningxia Wolfsbeere, *Lycium barbarum L.,* gehört zur Familie der Solanaceae (Nachtschattengewächse). Diese botanische Gruppe enthält eine Vielzahl anderen Pflanzen und Nahrungsmittel, inklusive Kartoffeln, Tomaten, Pfeffer (Capsicumarten), Paprika, Aubergine und Tabak.

Weltweit gibt es über 80 verschiedene Lyciumarten. In den Vereinigten Staaten kennt man eine entfernte Art von Lycium, „matrimony vine" genannt, die sich über den ganzen Mittelwesten verteilt.

In China existieren nur 10 Lyciumarten, die sich auf Nordchina beschränken. Darunter sind 7 Spezies, 3 Varietäten und 35 Kulturrassen zu finden. Die meisten medizinischen und heilenden Eigenschaften wird der *Lycium barbarum L* zugeschrieben. Der Rest wird als minderwertiger oder als zweite Wahl angesehen.

Nur 3 Arten der Lyciumbeere sind im *World Economic Plants* beschrieben, der höchsten Autorität bezüglich Kräuter und Pflanzen, mit denen weltweit gehandelt werden:

Lycium barbarum L. (syn: Lycium halimifolium. Oder Lycium vulgare)
Lycium chinense Miller
Lycium ferocissimum Miers.

Referenzen:

1. Cockerill, ,Ian. Great Fall of China. 1/11/98, Sportsweek, Sunday Age
2. SPORT, The Age, 12/05/97
3. Hitchcock, CL 1932. A monographic study of the genus Lycium of the Western Hemisphere Ann. Missouri Bot. Gard. 19: 179-374
4. Yu MS, Ho YS, So KF,Yuen WH, Chang RC. Cytoprotective effects of Lycium barbarum against reducing stress on endoplasmic reticulum. Int J Mol Med. 2006 Jun; 17(6): 1157-61.

Kapitel 4

Bioaktive Fundgrube

Mitte der 80er analysierten Biochemiker am Ningxiainstitut für Nährstoffanalysen die Ningxia Wolfsbeere (die von den nativen Chinesen Gojibeere und von den Botanikern *Lycium barbarum L.* genannt wird). Sie stellten fest, dass diese Beere schlichtweg eine in Frucht verpackte Vitaminbombe ist. Sie besteht aus 15 Prozent Eiweiß und enthält über 21 essentielle Mineralstoffe, 18 Aminosäuren und beträchtliche Mengen an Chrom. Der Gehalt an Thiamin (Vitamin B1), Niacin (Vitamin B3) und Vitamin C ist außergewöhnlich hoch.

Diese Ergebnisse wurden von einem unabhängiges Labor in den USA mit einem weiteren Analysedurchgang kontrolliert: Das Outcome war erstaunlich:

Nährstoffgehalt der Ningxia Wolfsbeere:
67-mal mehr Thiamin (Vitamin B1) als brauner Reis
2-mal mehr Niacin (Vitamin B3) als Backhefe
3-mal mehr Vitamin C als rohe Orangen
5-mal mehr Kalzium als roher Blumenkohl
2-mal mehr Beta-Karotin als roher Spinat

Die beste bekannte Quelle für Vitamin B1 und B3

Unter allen ganzen Nahrungsmitteln ist die Ningxia Wolfsbeere die beste bekannte Quelle für natürliches Vitamin B1 oder Thiamin. Thiamin ist für eine adäquate Energieproduktion, den Kohlenhydratstoffwechsel und die Schilddrüsenfunktion unerlässlich. Thiaminmangel kann zu einer beeinträchtigten Kohlenhydratverbrennung und einer Senkung des Energiehormons Thyrotropin führen. In der Wolfsbeere ist auch 100-mal mehr Niacin (Vitamin B3) als in Haferkleie enthalten. Eine über zwei Jahrzehnte andauernde Studie dokumentierte die herzunterstützende Funktion des Niacins.

Vitamin A (iu) in 100 Gramm Nahrung[1]

Ningxia Wolfsbeere, getrocknet[2]	**12,600**	Mangos, roh	3,894
Karotten, roh	12,035	Cantaloup-Melone, roh	3,224
Stielmus, gefroren	7,975	Brokkoli, Röschen, roh	3,000
Aprikosen, getrocknet	7,240	Pfirsiche, roh	535
Spinat, roh	6,720	Papaya, roh	284
Kohl, gefroren	6,354	Seetang (Kelp), roh	120
Pfeffer, rot, roh	5,700	Erdbeeren, roh	25

1. U.S. Department of Agriculture, Agricultural Research Service. 2004. USDA National Nutrient Database for Standard Reference, Release 17.
2. Vorabinformationen von getrockneten Früchten der Ningxia Wolfsbeere (Lycium barbarum), gelagert zwischen 1 bis 3 Jahren. Analyse durchgeführt von Eurofins Scientific, Petaluma, CA.
3. Haytowitz DB, et al. USDA`s National Food and Nutrient Analysis Program: Comparison of Old and New Carotenoid Values. Beltsville Human Nutrition Research Center, ARS, USDA, Beltsville, MD.

Dreimal mehr Vitamin C als in rohen Orangen

Mit nur 100 Gramm getrockneter Wolfsbeeren kann mehr als der doppelte empfohlene Tagesbedarf an Vitamin C (Ascorbinsäure) gedeckt werden. Wie wichtig Vitamin C für die Gesundheit ist, ist in zahlreichen gut fundierten Studien dokumentiert. Dabei sind vor allem die antioxydativen und immunstärkenden Eigenschaften hervorheben.

Vitamin C (mg) in 100 Gramm Nahrung			
Ningxia Wolfsbeere, getrocknet[1]	148	Orangensaft, roh	50
Petersilie, roh	133	Blumenkohl, roh	46
Kiwi, roh	98	Zitronensaft, roh	46
Papayas, roh	62	Erdbeeren, gefroren	41
Erdbeeren, roh	57	Mandarinen, roh	31
Orangen, roh	53	Kohlrabigrün, gefroren	22
Zitronen, roh	53	Ananas	15

1. U.S. Department of Agriculture, Agricultural Research Service. 2004. USDA National Nutrient Database for Standard Reference, Release 17.
2. Vorabinformationen von getrockneten Früchten der Ningxia Wolfsbeere (Lycium barbarum), gelagert zwischen 1 bis 3 Jahren. Analyse durchgeführt von Industrial Labs, Denver, CO.

Mineralstoffe: Schlüssel zum langen Leben

Mineralstoffe gehören ohne Zweifel zu den Königen der Nährstoffwelt, denn Vitamine können ohne die Hilfe von Mineralstoffen vom Körper nicht verwendet oder assimiliert werden. Außerdem kann der menschliche Körper Mineralstoffe nicht selbst erzeugen (im Gegensatz zu Vitaminen, die der Körper teilweise selbst herstellt).

Hauptnährstoffe der Wolfsbeere mit 14 anderen Lebensmittel verglichen

	Cal	Mg[4]	K[5]	Protein	Fasern	B1	B3	C
Empfohlener Tageswert in %	11	33	46	in %	in %	1800	293	247
Ningxia Wolfsbeere, getrocknet[1]	110	130	1600	16	21,0	27,0	88	148
Brauner Reis, roh	23	143	223	8	3	0,40	5,1	0
Walnüsse, roh, englisch	98	158	441	15	7	0,34	1,1	1
Hafer, roh	54	177	429	17	11	0,76	1	0
Feigen, getrocknet	162	68	680	3	10	0,09	0,6	1
Orangen, roh	40	10	181	1	2	0,09	0,0	53
Cottage Cheese, 1%	61	5	86	12	0	0,02	0,1	0
Rindsirloin, ¼ fett, roh	7	22	341	21	0	0,07	6,6	0
Brokkoli, roh	47	21	316	3	3	0,07	0,6	89
Rosinen kernlos	28	30	825	2	7	0,11	1,1	5
Ganze Eier roh	53	12	134	13	0	0,07	0,1	0
Yoghurt natur, wenig Fett	183	17	234	5	0	0,04	4,6	1
Gerste, roh	29	79	280	10	16	0,19	0,8	0
Löwenzahnblätter, roh	187	36	397	3	3	0,19	0,8	35
Erdbeeren, roh	16	13	153	1	2	0,02	0,4	58

1. Alle Daten pro 100 Gramm. Quelle: U.S. Department of Agriculture, Agricultural Research Service. 2004. USDA National Nutrient Database for Standard Reference, Release 17, Nutrient Data Laboratory.
2. Vorabinformationen von getrockneten Früchten der Ningxia Wolfsbeere (Lycium barbarum), gelagert zwischen 1 bis 3 Jahren. Analyse durchgeführt von Industrial Labs, Denver, CO.
3. Cal = Calcium
4. Mg = Magnesium
5. K = Kalium

Mineralstoffe sind in unzähligen lebenswichtigen Abläufen im menschlichen Körper beteiligt. Sie sind nicht nur für die Elektrolytbalance in unseren Zellen wichtig, die die Grundlage unserer Gesundheit bildet. Sie spielen auch eine wichtige Rolle bei der Nervenleitung, Muskelkontraktion, Herzaktivität, Blutgerinnung, Proteinmetabolismus, Knochen- und Zahnformation und Enzymaktivität. Jeder Prozess im Körper ist von Mineralien abhängig.

Selbst die kraftvollsten Antioxidantien im menschlichen Körper beinhalten als wichtiges Baumaterial Mineralstoffe. Das Mineral Zink ist für die Bildung der Superoxiddismutase (SOD) wichtig, einem enzymatischen Schlüsselantioxidans, das mit dem Alter abnimmt. SOD ist verantwortlich für die Deaktivierung des häufigsten und gefährlichsten freien Radikals im Körper: Superoxid.

Thiamin und Niacin (mg) in 100g Nahrung		
NAHRUNG	**Vitamin B-1**	**Vitamin B-3**
Ningxia Wolfsbeere, getrocknet	**27.00**	**88.00**
Backhefe	2.36	39.75
Haferkleie	1.17	0.93
Sesamsamen	0.72	4.68
Pekannüsse	0.66	1.17
Tomaten, sonnengetrocknet	0.53	9.05
Buchweizen, Mehl	0.42	6.15
Walnüsse	0.34	1.13
Mandeln	0.24	3.93
Lachs	0.22	6.67
Gefleckte Feldbohnen	0.19	0.32
Gerste, roh	0.19	4.60
Löwenzahnblätter	0.13	0.51
Rosinen	0.11	0.77
Orangen, roh	0.09	0.28
Spinat, roh	0.08	0.72
Alfalfasprossen	0.08	0.48
Brokkoli, roh	0.07	0.64
Ei, roh	0.07	1.44
Karotten, roh	0.07	0.98
Spargel	0.07	1.04
Mango, roh	0.06	0.58
Blumenkohl, roh	0.06	0.53
Dörrpflaumen	0.05	1.88
Naturjogurt, mager	0.05	0.12
Truthahn, gekocht	0.03	7.00
Erdbeeren, roh	0.02	0.39

1. U.S. Department of Agriculture, Agricultural Research Service. 2004. USDA National Nutrient Database for Standard Reference, Release 17.
2. Vorabinformationen von getrockneten Früchten der Ningxia Wolfsbeere (Lycium barbarum), gelagert zwischen 1 bis 3 Jahren. Analyse durchgeführt von Industrial Labs, Denver, CO.

Kalzium in 100 Gramm Nahrung			
Ningxia Wolfsbeere, getrocknet	**110**	Haferkleie, roh	59
Spinat, roh	100	Kohl, roter, rot	51
Walnuss, Englische	99	Rosinen, kernlos	49
Okra, gefroren	96	Brokkoli, roh	48
Kohl	72	Rosenkohl	36
Bohnen	70	Blumenkohl, roh	22
Cottage Cheese	61	Reis, braun, Langkorn	10

1. U.S. Department of Agriculture, Agricultural Research Service. 2004. USDA National Nutrient Database for Standard Reference, Release 17.
2. Vorabinformationen von getrockneten Früchten der Ningxia Wolfsbeere (Lycium barbarum), gelagert zwischen 1 bis 3 Jahren. Analyse durchgeführt von Industrial Labs, Denver, CO.

Kalzium - ist für die Knochenbildung sehr wichtig; außerdem hilft es dabei, das Körperfett zu reduzieren und senkt das Risiko mancher Krebsarten.

Chrom (dreiwertig) - Teil des Glukose-Toleranzfaktors. Er erhöht die Insulinempfindlichkeit und erleichtert der Glukose somit das Eindringen in die Zellen.

Magnesium - Es senkt das Risiko für Diabetes und kardiovaskuläre Erkrankungen; wirkt Depression und Kopfschmerzen entgegen.

Kalium - Senkt den Blutdruck und wird mit Langlebigkeit assoziiert.

Kupfer, Zink und **Mangan -** Diese Mineralstoffe sind für die Entwicklung von Kollagen und für die Gesundheit der Blutgefäße wichtig; Sie sind am Aufbau der Superoxiddismutase (SOD), einem der stärksten antioxydativen Enzyme im Körper beteiligt. Die wichtigsten Aufgaben dieses Enzyms sind die Zellatmung, die Verarbeitung von Sauerstoff in der Zelle, DNA- und RNA-Reproduktion, Instandhaltung der Zellmembranintegrität und die Elimination von freien Radikalen. [1]

Mineralstoffbalance

Der Mineralstoffhaushalt muss sorgfältig bilanziert sein. Ein Zuviel an Kalzium oder Kupfer in der Nahrung kann zum Beispiel zu einem Zinkmangel und beeinträchtigter Immunfunktion führen. Umgekehrt kann ein übermäßiger Zinkkonsum von 300 mg am Tag nicht nur das Immunsystem unterdrücken, sondern auch zu Kupfermangel und Anämie beitragen.[2]
In der Ningxia Wolfsbeere ist das Mineralstoffprofil sehr ausgewogen. Das Verhältnis zwischen Magnesium-Kalzium beträgt fast 1:1, das Zink-Kupfer-Verhältnis 2:1 und das Kalium-Magnesium-Verhältnis 8:1. Nichts im Pflanzenreich kann diese Relationen in den Schatten stellen.

Nährstoffe in 100 Gramm Ningxia Wolfsbeere*		
Nährstoff	**Menge**	**empfohlener Tagesbedarf**
Protein	15.6%	31.2
L-arginin	920 mg	
Faserstoffe	21 g	84%
Fett	0.45 g	
Zucker	42 g	
Vitamin A	12.600 iu	250%
Vitamin B-1	27 mg	1800%
Vitamin B-3	88 mg	440%
Vitamin B-5	1.2 mg	12%
Vitamin C	148 mg	246%
Biotin	28 mcg	9%
Kalzium	110 mg	11%
Chrom	79 mg	65%
Kupfer	1.1 mg	55%
Eisen	11 mg	61%
Magnesium	130 mg	325%
Mangan	1.3 mg	65%
Kalium	1.600 mg	102%
Zink	1.8 mg	12%
* Vorabinformationen von getrockneten Ningxia Wolfsbeeren (Lycium barbarum), 1-3 Jahre gelagert		

Kalium und Magnesium

Wolfsbeeren besitzen auch sehr viel Kalium und Magnesium. In 100 g getrocknete Früchte sind fast 1600 mg Kalium enthalten - das ist viermal so viel wie in 100 Gramm frischen Bananen. Kalium ist für einen geregelten Elektrolythaushalt und für die pH-Balance innerhalb der Zellen von großer Bedeutung. Deshalb gehört es mitunter zu den wichtigsten Mineralstoffen, die mit Langlebigkeit assoziiert sind. Überschüssiges Natrium kann bei

„Kalium allein oder in Kombination mit Magnesium produziert eine signifikante Reduktion des systolischen und diastolischen Blutdrucks.

- Pakti et al., British Medical Journal

Kaliummangel zu Bluthochdruck und hohem Blutzuckerspiegel führen. Durch beides kann die Produktion von GABA herabgesetzt werden und zu einem lähmenden Effekt im Hypothalamus und in der Zirbeldrüse führen. Das kann während des Alterungsprozesses unmittelbar zu einem niedrigen Wachstumshormonspiegel führen.[3-5]

Kalium (mg) in 100 Gramm Nahrung[1]			
Ningxia Wolfsbeere, getrocknet[2]	**1600**	Limabohnen	411
Aprikosen, getrocknet	1377	Weizenmehl, ganz	405
Sonnenblumenkerne	850	Kidneybohnen, rot	402
Rosinen	751	Bananen, roh	395
Mandeln	726	Dörrpflaumen	333
Feigen, getrocknet	713	Rosenkohl	325
Datteln, natur, getrocknet	653	Brokkoli, roh	325
Buchweizenmehl, trocken	576	Gerste, perlfarbig, roh	280
Haferkleie, roh	565	Löwenzahnblätter	232
Spinat, roh	556	Erdbeeren, roh	166
Walnüsse, Englische	440		

1. U.S. Department of Agriculture, Agricultural Research Service. 2004. USDA National Nutrient Database for Standard Reference, Release 17.
2. Vorabinformationen von getrockneten Früchten der Ningxia Wolfsbeere (Lycium barbarum), gelagert zwischen 1 bis 3 Jahren. Analyse durchgeführt von Industrial Labs, Denver, CO.

Wenn wir älter werden und unsere Nieren immer schlechter Kalium und Natrium ausscheiden können, wird der Kaliummangel verstärkt sichtbar. Wissenschaftlichen Schätzungen zufolge nimmt die Nierenfunktion im Alter von 30 bis 80 Jahren bis zu 75% ab.[6-7]

Durch eine langjährige Studie bezüglich des Alterns konnte deutlich gezeigt werden, dass ein absinkender Kaliumspiegel sehr an die Entwicklung von Alterserscheinungen geknüpft ist. Über zwei Jahrzehnte lang beobachteten Forscher 650 Versuchspersonen und stellten fest, dass im Alter zwischen 40 und 60 Jahren der Kaliumspiegel im Körper um über 13 % fiel.[8]

> „Steigerungen von Kalium bei der Nahrungsaufnahme nützt vielen Krankheitszuständen. Diese beinhalten die Behandlung von Bluthochdruck, Prävention von Gehirnschlag und Arrhythmien und Behandlung von kongestive (verstopfende) Herzinsuffienz."
>
> Steven Coco, Yale University School of Medicine

Diese Änderung des Kaliumspiegels korreliert stark mit dem Absinken des GABA- und Wachstumshormonspiegel. Es ist also anzunehmen, dass zwischen GABA-, Wachstumshormon- und Kaliumspiegeln ein Zusammenhang besteht.

Aminosäuren in Ningxia Wolfsbeere*			
Alanin	720 mg	Lysin	390 mg
Arginin	930 mg	Methionin	148 mg
Aspartat	2.100 mg	Phenylalanin	380 mg
Glutamin	1.400 mg	Prolin	1.030 mg
Glycin	430 mg	Serin	640 mg
Histidin	270 mg	Threonin	460 mg
Isoleucin	350 mg	Thyrosin	160 mg
Leucin	630 mg	Valin	1.040 mg

*Vorabinformationen von getrockneten Ningxia Wolfsbeeren (Lycium barbarum), 1-3 Jahre gelagert. Analysiert von Industrial Labs, Denver, CO.

Eine gesteigerte Kaliumzufuhr kann potentiell den altersbedingten Rückgang der GABA und Wachstumshormonproduktion verlangsamen. Die Ningxia Wolfsbeere ist die beste bekannte Kaliumquelle aus ganzer Nahrung.

L-Arginin (mg) in 100 Gramm Nahrung			
Hagebutte	1.60	Hafermehlbrot	0.40
Eidotter, roh	1.10	Tomaten, sonnengetrocknet	0.34
Buchweizen, Mehl	0.94	Brokkoli, roh	0.19
Ningxia Wolfsbeere, getrocknet	**0.93**	Naturjogurt, mager	0.17
Shiitakepilze	0.65	Spinat, roh	0.16
Bulgur, getrocknet	0.58	Spargel, gefroren	0.14
Cottage Cheese, 1 % Fett	0.57	Datteln, getrocknet	0.14
Pintobohnen	0.50	Blumenkohl, roh	0.10
Gerste, roh	0.50	Feigen, getrocknet	0.08
Rosinen, kernlos	0.41	Aprikosen, getrocknet	0.07

1. U.S. Department of Agriculture, Agricultural Research Service. 2004. USDA National Nutrient Database for Standard Reference, Release 17.
2. Vorabinformationen von getrockneten Früchten der Ningxia Wolfsbeere (Lycium barbarum), gelagert zwischen 1 bis 3 Jahren. Analyse durchgeführt von Industrial Labs, Denver, CO.

Proteinbombe

Mit einem Totalproteingehalt von 15,6% besitzt die Ningxia Wolfsbeere mehr Proteine als Bienenpollen. Sie zeichnet sich mit einem hohen Gehalt an L-Arginin und L-Glutamin (Aminosäuren) aus. Wolfsbeeren enthalten 1,4% der verketteten Aminosäuren L-Leucin, und auch eine bemerkenswerte Menge an Thyrosin, dem Hauptbaustein der Dopaminproduktion. Dopamin ist ein wichtiger Neurotransmitter im Gehirn, der mit dem Alter abnimmt.

Der empfohlene Tagesbedarf an Protein liegt bei 63 Gramm für Männer und 50 Gramm für Frauen. Wissenschaftler der Tufts Universität konnten nachweisen, dass schon ein milder Proteinmangel bei älteren Personen zu Muskelverlust führt. Dr. Carmen Sceppa: „Für unsere randomisierte Studie verwendeten wir zwei Drittel der empfohlenen Proteintagesmenge und fanden heraus, dass es dabei auch schon zu einem Muskelverlust kam.“

Nach der Annahme von Experten verliert der Durchschnittsmensch nach vollendetem 30sten Lebensjahr mit jedem weiteren Lebensjahrzehnt ungefähr sechs bis sieben Pfund Muskelmasse. Außerdem würde sich die Geschwindigkeit des Proteinverlusts nach dem 45ten Lebensjahr vergrößern. Altersbedingter Muskelverlust wird Sarkopenie genannt.[9]

Am *Canada's Population Health Research Institute* bewies man vor kurzem, dass die Personen mit dem größten Proteinverzehr (mehr als 17,4% der Nahrungskalorien) den geringsten Muskelverlust und die niedrigste Waist to Hip Ratio (WHR) hatten. Personen mit dem geringsten Proteinverzehr (weniger als 16% der Nahrungskalorien) hatten viel Unterbauchfett und ein über zweimal höheres Risiko für Diabetes und Herzkrankheiten.[10-11]

Arginin

Die Ningxia Wolfsbeere enthält fast 1% der Aminosäure L-Arginin- mehr als viele andere Nahrungsmittel. L-Arginin hat zahlreiche biologische Effekte. Angefangen von Blutdrucksenkung, Stimulation des Wachstumshormons und Kreislaufstärkung bis hin zu einem positiven Einfluss auf Diabetes und einer Stärkung des Immunsystems.

Ballaststoffe: Ein Grundnahrungsmittel?

Mit über 21 % enthält die Ningxia Wolfsbeere mehr Faserstoffe als Haferkleie und doppelt so viele wie Buchweizen. Die Ningxia Wolfsbeere gehört zu den faserstoffreichsten Lebensmitteln.

Erhöhter Ballaststoffkonsum korreliert direkt mit:

- **Niedrigerem Krebsrisiko.**

Faserstoffe verbessern die Darmmotilität und verkürzen dadurch die Verweildauer von schädlichen Substanzen im Darm. Das gilt vor allem für den Verzehr von tierischen Produkten.

- **Bessere Kontrolle des Blutzuckerspiegels.**

Faserreiche Nahrung hat einen niedrigen glykämischen Index und hat damit einen Einfluss auf die Regulation des Blutzuckerspiegel. Ein hoher Blutzucker schädigt die Arterien und kann zu kardiovaskulären Krankheiten, Makuladegeneration, Bluthochdruck und Nierenversagen führen.

Glykämischer Index* von ausgesuchter Nahrung

	Glykämischer Index
Glukose	100
Brauner Reis	66
Hirse	72
Buchweizen	54
Ningxia Wolfsbeere	29

*Maß für Geschwindigkeit, mit der eine Nahrung den Blutzuckerspiegel hebt. Je höher der Fasergehalt der Nahrung, umso langsamer die Wirkung auf den Blutzuckerspiegel.

- **Niedrigeres Risiko für Herzkrankheiten**

Faserstoffe und Mineralstoffe werden für die ordnungsgemäße Fettverwertung und für die Entfernung von überschüssigem Cholesterin verwendet.

Faserstoffe (mg) in 100 Gramm Nahrung[1]

Ningxia Wolfsbeere, getrocknet[2]	**21.0**	Hafermehlbrot	4.0
Gerste, roh	15.6	Rosinen	3.7
Haferkleie, roh	15.4	Stielmus	3.5
Tomaten, sonnengetrocknet	12.3	Reis, Braun, Langkorn	3.5
Mandeln	11.8	Karotten, roh	2.8
Buchweizenmehl	10.0	Blumenkohl, roh	2.5
Aprikosen, getrocknet	7.3	Rosenkohl	2.6
Pintobohnen	9.0	Brokkoli, roh	2.6
Datteln, getrocknet	8.0	Apfel, roh, mit Schale	2.4
Himbeeren, roh	6.8	Orangen, roh	2.4
Dörrpflaumen	7.1	Erdbeeren, roh	2.0
Walnüsse	6.7	Spinat, roh	2.2
Wilder Reis, roh	6.2	Rüben	2.0

1. U.S. Department of Agriculture, Agricultural Research Service. 2004. USDA National Nutrient Database for Standard Reference, Release 17.
2. Vorabinformationen von getrockneten Früchten der Ningxia Wolfsbeere (Lycium barbarum), gelagert zwischen 1 bis 3 Jahren. Analyse durchgeführt von Industrial Labs, Denver, CO.

Immer wieder konnte gezeigt werden, dass Pflanzenfasern sehr effektiv den Blutzuckerspiegel bei Diabetikern kontrollieren können. In einer dieser Studien erhielten 20 Männer mit Diabetes, die eine fettreiche, westliche Ernährung gewöhnt waren, eine faserstoffreiche Diät. In weniger als 17 Tagen konnten 55 Prozent dieser Männer das Insulinspritzen gänzlich einstellen und bei der Mehrzahl der anderen Männer konnte der Insulinbedarf drastisch gesenkt werden. Bemerkenswerterweise ging die Senkung des Blutzuckerspiegels mit einem gleichzeitigen Rückgang des durchschnittlichen Cholesterinspiegels- von 208 auf 147- einher.

Die Ningxia Wolfsbeere enthält auch viele lösliche Faserstoffe. Sie beseitigen höchst wirkungsvoll Triglyzeride und Cholesterin aus dem Blut und senken somit das Risiko für Herzkrankheiten. Zahlreiche Studien haben einen Zusammenhang zwischen der hohen Einnahme löslicher Faserstoffe, einer Blutdrucksenkung und einer verbesserten kardiovaskulären Gesundheit festgestellt.[12-17]

Cholesterin ist einer der wenigen Bestandteile des Körpers, das nicht in kleinere Teile zerlegt und ausgeschieden werden kann (im Gegensatz zu Zucker, Aminosäuren und Fettsäuren, die allesamt zu Wasser, Kohlendioxid und Ammoniak umgewandelt werden). Der einzige Weg, das Cholesterin aus dem Körper auszuschwemmen, sind die Gallensäuren. Wenn jedoch der Stuhl nicht genügend Faserstoffe enthält, wird das Cholesterin nicht ausreichend eliminiert und zirkuliert zurück in die Gallenblase.

Karotinoidgehalt (Xanthophyll) der Ningxia Wolfsbeere*	
Alpha-Karotin	101 µg
Beta-Karotin	23 µg
Lutein	2.1 µg
Zeaxanthin	278 µg
Beta-Kryptoxanthin	32 µg
* Vorabinformationen von getrockneten Ningxia Wolfsbeeren (Lycium barbarum), 1-3 Jahre gelagert. Analysiert von Eurofins Scientific, Petaluma, CA.	

Mehr als Vitamine, Mineralstoffe und Aminosäuren

Die Ningxia Wolfsbeere ist mehr als nur ein als ein Multivitamin in Form einer vollwertigen Nahrung; es enthält auch einen augenscheinlichen Überfluss an exotischen und einzigartigen Phytonährstoffen, die sichtbar die Leber, Augen, Herz und zelluläre DNA vor altersbedingter Verschlechterung und Krankheit schützen.

Sie enthält auch kraftvolle immunstärkende Bestandteile, bekannt als Lycium-Polysaccharide, entfernte Verwandte vom unüblichen langkettigen Zuckern, die in *Echinacea purpurea,* Maitakepilze und anderen immunfördernden Pflanzen enthalten sind.

Karotinoide

Die Ningxia Wolfsbeere enthält auch ein breites Spektrum an karotinähnlichen Substanzen, die auch als Karotinoide bekannt sind. Beta-Karotin ist nur ein Mitglied dieser Nährstofffamilie. Bisher wurden in etwa ein halbes Dutzend davon genauer auf ihre kraftvolle therapeutische Wirkung untersucht. Weiters sind noch über 18 andere Karotinoide im menschlichen Blut identifiziert worden.[18]

Einige Karotinoide haben keine Vitamin A-Aktivität, tragen aber dennoch zur Gesunderhaltung des Körpers bei. Und das sogar in einem noch größeren Ausmaß als das übliche Beta-Karotin. Viele Studien haben bewiesen, dass diese Karotinoide noch viel stärkere antikarzinogene und zellschützende Wirkungen als normales Beta-Karotin haben.

Laut PhD Hoyoku Nachino, Molekularbiologe an der *Kyoto Prefectural University of Medicine* in Japan ist für die krebsschützende Wirkung der ganze Karotinoidkomplex ausschlaggebend und nicht nur das isolierte Beta-Karotin.

„Viele Karotinoide, die in Gemüse und Früchten im Verbund mit Beta-Karotin koexistieren" betonte Dr. Nashino, „haben antikarzinogene Aktivität. Manche davon, z.B. Alpha-Karotin, besitzen ein größeres Potential als Beta-Karotin, in experimentell induzierte Karzinomentwicklung hemmend einzugreifen."[19]

Zeaxanthin und **Lutein** haben eine Schutzwirkung gegen Hautkrebs und Augenerkrankungen wie altersbedingte Makuladegeneration, die in den meisten Fällen bei älteren Menschen Blindheit hervorruft.

Beta-Kryptoxanthin besitzt ebenfalls eine nachgewiesene antikarzinogene Wirkung. Weiteres untersucht sind die stimulierende Wirkung auf das Knochenwachstum und der Zusammenhang mit einem 18%igen Rückgang von Glaukomafällen, der in einer Studie in Harvard beobachtet wurde.[20-26]

Andere bioaktive Inhaltsstoffe der Ningxia Wolfsbeere	
Acyclische Diterpenglykosidasen[1]	Monomethylsuccinat[2]
Alpha-Karotin[7,8]	Monoterpenglykosidasen[2]
Betain[5,10]	P-Cumarinsäure[5]
Beta-D-Glukopyranosylaskorbat[3]	Polyphenole[14]
Beta-Sitosterol[5]	Polysaccharide[6,11]
Beta-Kryptoxanthin[7,8]	Pyrrole
Cerebrosid[9]	Skopoletin[5,12]
Cyclische Peptide[1]	Taurin[15]
Daukosterol[5]	Vanillinsäure[12]
Ellagsäure[14]	Withanolide[13]
Lutein[7,8]	Zeaxanthindipalminat[4,7,8]

1. Yahara S, et al., Cyclic peptides, acyclic diterpene glycosides and other compounds from Lycium chinense Mill. Chem Pharm Bull (Tokyo). 1993 Apr;41(4):703-9
2. Hiserodt RD, et al. Identification of monomethyl succinate, monomenthyl glutarate, and dimenthyl glutarate in nature by high performance liquid chromatography-tandem mass spectrometry. J. Agric Food Chem. 2004 Jun 2;52(11): 3536-41.
3. Toyoda-Ono Y et al., 2-O-(beta-D-Glucopyranosyl)ascorbic acid, a novel ascorbic acid analogue isolated form Lycium fruit. J Agric Food Chem. 2004 Apr 7; 52(7); 2092-6
4. Weller P, Breithaupt DE. Identification and quantification of zeazanthin esters in plants using liquid chromatography-mass spectrometry. J Agric Food Chem. 2003 Nov 19; 51(24): 7044-9
5. Xie C et al., Studies on chemical constituents in fruit of Lycium barbarum L.. Zhongguo Zhong Yao Za Zhi. 2001 May; 26(5); 323-4
6. Huang LJ, Tian GY, Ji GZ. Structure elucidation ofglycan of glycoconjugate LbGp3 isolated from the fruit of Lycium barbarum L. J Asian Nat Prod Res. 1999; 1(4):259-67.
7. Li Z, Peng G, Zhang S. Separation and Determination of carotenoids in Fructus lycii by isocratic non-aqueous reversed-phase liquid chromatography. Se Pu. 1998 Jul; 16(4):341-3.
8. Analysis by Eurofins Scientific, Pelalum, CA
9. Kim SY, et al., LCC, a cerebroside from Lycium chinense, protects primary cultured rat hepatocytes exposed to galactosamine. Phytother Res. 2000 Sep;14(6):448-51.
10. Shin YG, et al., Determination of betaine in Lycium chinense fruits by liquid chromatography-electro-spray ionization mass spectrometry. J. Chromatogr A. 1999 Oct 1;857(1-2):331-5.
11. Peng X, Tian G. Structural characterization of the glycan part of glycoconjugate LbGp2 from Lycium barbarum L. Carbohydr Res. 2001 Mar 9;331(1):95-9.
12. Hansel R, Huang JT. Lycium chinense, III: isolation of scopoletin and vanillic acid. Arch Pharm (Weinmann). 1977 Jan;310(1):38-40.
13. Hansel R, Huang JT, Rosenberg D. Two withanolides from Lycium chinense. Arch Pharm (Weinheim). 1975 Aug;308(8):653-4.
14. Brunswick Laboratories, „Wareham, MA, 2005Xie H, Zhang S. Determination of taurine in Lycium barbarum L. by high performance liquid chromatography with OPA-urea pre-column derivatization. Se Pu. 1997 Jan;15(1):54-6.

„Rauchen stellt den größten Risikofaktor für Lungenkrebs dar" erklärte der Harvard-Epidemiologe PhD Satu Männistö. „Eine vermehrte Zufuhr von Lebensmitteln mit hohem Beta-Kryptoxanthingehalt und Zitrusfrüchten können das Risiko leicht senken."[27]

Mannistös Kollegen an der USC stimmten ihm diesbezüglich zu. Laut PhD Jian-Min Yuan, Wissenschaftler an der *Kek School of Medicine* in Los Angeles, „wurde herausgefunden, dass ein hohes prädiagnostische Serum an Beta-Kryptoxanthin mit einem reduzierten Lungenkrebsrisiko assoziiert ist."[28]

Die Wolfsbeere enthält auch Zeaxanthin, ein Pigment, das im Auge konzentriert vorkommt. Zeaxanthinmangel steht mit altersbedingter Blindheit in enger Verbindung. Deutsche Forscher haben ein spezielles, höchst bioverfügbares Zeaxanthin in der Ningxia Wolfsbeere identifiziert. Es ist als Zeaxanthindipalmitat bekannt. „Getrocknete Wolfsbeeren (*Lycium barbarum)* sind eine wertvolle Quellen für Zeaxanthinester", erklärt Peter Weller, ein Biochemiker der Hohenheim-Universität in Stuttgart, Deutschland. Zeaxanthindipalmitat schützt nicht nur vor Augenerkrankungen, sondern auch vor Leberschaden.“[29-30]

Ellagsäure und Polyphenole

Laut einer Analyse des Brundswick-Labors vom Juli 2001 enthält die Ningxia Wolfsbeere 86 mg Ellagsäure und 1309 mg Phenole pro 100 Gramm. Das ist um vieles mehr als in anderen Nahrungsmitteln. Die antikarzinogenen und entgiftenden Eigenschaften der Ellagsäure werden detailiert in Kapitel 12 besprochen.

Cerebroside und Pyrrole

Im Jahr 1998 entdeckten koreanische Forscher spezielle Inhaltsstoffe der Wolfsbeeren, die einen großen Schutz für das wichtigste Organ im menschlichen Körper darstellen: die Leber. Dabei handelt es sich um Pyrrole und Cerobroside. Diese Nährstoffe zeigten eine Schutzfunktion gegen chemisch-bedingten und viralen (Hepatitis) Leberschädigung.[31-33]

Lycium-Polysaccharid: Eine Herausforderung, es zu isolieren

1992 identifizierten Froscher in China die Struktur dieses Protein-Zucker-Polysaccharids. Es ist ein sehr großes Molekül mit einem Atomgewicht von 88,000 Daltons (88 kD (Kilodaltons). Dieser Polysaccharidkomplex ist 250-mal schwerer als ein Goldatom und 2750-mal größer als ein Sauerstoffatom. 30 % dieser Polysaccharide bestehen aus Proteine, die restlichen 70 % sind langkettige Zuckerkomplexe, die durch zahleiche chemische Brücken miteinander verbunden sind.

Aufgrund der sehr komplizierten Struktur dieses großen Moleküls stellt es für die Wissenschaft eine gewisse Herausforderung dar. Es zerfällt nämlich unter Hitze- und Lichteinwirkung gerne in viele unterschiedliche große Teile.

Deshalb ist es schwierig, einen gleichmäßigen Auszug von Polysacchariden aus der Wolfsbeere zu bekommen. Tatsächlich versuchte sich ein Forscher in China im Rahmen seiner Dissertation an den Polysacchariden, aber nach großen Schwierigkeiten mit der Identifikation der vielen verschiedenen Bruchstücken musste er diese Nachforschungen verwerfen. Er stellte fest, dass nur ein oder zwei Grad Celsius Temperaturveränderung ein völlig anderes Spektrum von Polysaccharidfragmenten hervorruft.

Momentan beherrscht nur ein Experte in China die Kunst, mit einer konsistent niedrig temperierten Wasserextraktion die Polysaccharide aus Ningxia Wolfsbeere zu gewinnen.

Polysaccharide

Von allen bekannten Nahrungsmitteln enthält die Ningxia Wolfsbeere das meiste Lyciumpolysaccharid, einen einzigartigen Protein-Zuckerkomplex. Es ist auch als Glykokonjugat bekannt. Dieses niedrig-glykämisches Polysaccharid ist in der *Lycium barbarum* zu finden und in geringeren Mengen auch in der *Lycium chinense.*

In den letzten 15 Jahren haben viele Studien die herzschützenden, antikarzinogenen und immunstimulierenden Eigenschaften des Wolfsbeerenpolysaccharids dokumentiert.[34-36]

Das Polysaccharid kann, nach einer Studie des *Colleges of Public Health* an der Wuhan Universität, auch den Blutzuckerspiegel senken, glykosyliertes Hämoglobin senken und die Bauchspeicheldrüse schützen.[37]

Zucker in der Ningxia Wolfsbeere	
Arabinose	
Galaktose	4.3 %
Rhamnose	1.03 %
Xylose	13.3 %
Mannose	14.8 %
Glukose	62.7 %
Huang L., et al., Isolation,purification and physico-chemical properties of immunoactive constituents from the fruit of Lycium barbarum L. Yao Xue Xue Bao, 1998 Jul; 33(7):512-6	

Nicht alle Zucker sind gleich

Die getrockneten Wolfsbeeren, die von den Ningxialeuten ausgiebig gegessen wurden, zeichnen sich unter allen Nahrungsmitteln durch einen der niedrigsten glykämischen Indizes aus. Der glykämische Index misst den Einfluss auf den Blutzuckerspiegel zwei Stunden nach der Nahrungsaufnahme. Je niedriger der glykämische Index, desto weniger steigt der Blutzuckerspiegel.

Auf den ersten Blick könnte man vermuten, dass getrocknete Beeren mit ihrem geringen Wasseranteil größeren Einfluss auf den Blutzucker haben sollten. Aber in neuesten Studien konnte festgestellt werden, dass die getrockneten Beeren einen glykämischen Index von nur 29 haben. Das entspricht nur einem Drittel des glykämischen Index für Zucker und der Hälfte des Index für weißes Brot oder gekochte Kartoffeln.

Mit dem Verzehr von niedrig-glykämischen Nahrungsmitteln kann ein wichtiger Grundstein für die Verminderung von Degenerationsschäden, die sich durch langzeitlich hohe Blutzuckerspiegel anhäufen und die Lebenszeit verkürzen können, gesetzt werden. Durch diese Maßnahme werden Herz, Nieren, Pankreas und Gefäßsystem geschont.

Synergie: 1+1=3

Letzten Endes kommt es immer auf das Zusammenspiel all dieser Nährstoffe an, die für die unschlagbaren, vielfältigen Wirkungen der Ningxia Wolfsbeere verantwortlich ist. Laut dem Biochemiker PhD Riu Liu von der Cornell Universität, „sind die additiven und synergetischen Effekte der Phytochemikalien in Früchten und Gemüse für diese enorm kraftvoll antioxydativen und antikarzinogenen Eigenschaften verantwortlich. Das erklärt, warum für gesundheitliche Zwecke keine isolierte Antioxidans die Kombination von natürlichen Phytochemikalien in Früchten und Gemüse ersetzen kann.“[38]

Referenzen:

1. Chan et al., Clinical Lab Medicine, 1998.
2. McKenna AA et al., Zinc balance in adolescent females consuming a low- or high-calcium diet. Am J Clin Nutr. 1997 May;65(5):1460-4
3. Ichida T, et al., Age-related decrease of gamma-aminobutyric acid (GABA) release in brain of spontaneously hypertensive rats. Life Sci. 1996;58(3):209-15.
4. Patki, P. S., et al. “Efficacy of Potassium and Magnesium in Essential Hypertension: A Double-Blind, Placebo-Controlled Crossover Study.” British Medical Journal 301:521-3 (1990).
5. MacGregor GA, et al., Moderate potassium supplementation in essential hypertension. Lancet. 1982 Sep 11;2(8298):567-70.
6. Anderson, J. “Hypolipidemic Effects of High-carbohydrate, High-fiber Diets. Metabolism 29:551-558(1980).
7. Meyer DK, Conzelmann U, Schultheiss K. Effects of somatostatin-14 on the vitro release of [3H]GABA from slices of rat caudatoputamen. Neuroscience. 1989;28(1):61-8.
8. Flynn, M., G. B. Nolph, A. Baker, et al. “Total Body Potassium in Aging Humans: A Longitudinal Study.” American Journal of Clinical Nutrtion 50:713-17 (1989).
9. Castaneda C, Resistance training to reduce the malnutrition-inflammation complex syndrome of chronic kidney disease. Am J Kidney Dis. 2004 Apr;43(4):607-16.
10. Merchant AT et al., Protein intake is inversely associated with abdominal obesity in a multi-ethnic population. J Nutr. 2005 May;135(5):1196-201.
11. Bales CW, Ritchie CS. Sarcopenia, weight loss, and nutritional frailty in the elderly. Annu Rev Nutr. 2002;22:309-23. Epub 2002 Jan 4.
12. Brown L., et al. “Cholesterol-lowering Effects of Dietary Fiber: A Meta-analysis.” American Journal of Clinical Nutrition: 30-42 (1999).
13. Romero A. L, et al. “Cookies Enriched with Psyllium or Oat Bran Lower Plasma LDL Cholesterol in Normal and Hypercholesterolemic Men from Northern Mexico.” Journal of American College of Nutrition: 601-8 (1998).
14. Buhman K. K., et al. “Dietary Psyllium Increases Fecal Bile Acid Excretion, Total Steroid Excretion and Bile Acid Biosynthesis in Rats.” Journal of Nutrition: 1199-203 (1998).
15. Mekki N., et al. “Effects of Lowering Fat and Increasing Dietary Fiber on Fasting and Postprandial Plasma Lipids in Hypercholesterolemic Subjects Consuming a Mixed Mediterranean-Western Diet.” American Journal of Clinical Nutrition: 1443-51 (1997).
16. Ullrich, I.H. “Evaluation of a High-fiber Diet in Hyperlipidemia: A Review.” Journal of the American College of Nutrition: 19-25 (1987).

17. Venter C.S., et al. "Soluble-fibre Concentrate Lowers Plasminogen Activator Inhibitor-1 in Baboons (Papio ursinus)." British Journal of Nutrition (1997): 625-37.
18. Khachik F et al., Separation and identification of carotenoids and their oxidation products in the extracts of human plasma. Anal Chem. 1992 Sep15;64(18):2111-22.
19. Nishino H, Cancer prevention by natural carotenoids. Biofactors. 2000;13(1-4):89-94.
20. Noguchi S et al. Effects of oxygenated carotenoid beta-cryptoxanthin on morphological differentiation and apoptosis in Neuro2a neuroblastoma cells. Biosci Biotechnol Biochem. 2003 Nov;67(11):2467-9.
21. Donaldson MS. Nutrition and cancer: A review of the evidence for an anti-cancer diet. Nutr J. 2004 Oct 20;3(1):19.
22. Nomura AM, Lee J, Stemmermann GN, Franke AA. Serum vitamins and the subsequent risk of bladder cancer. J Urol. 2003 Oct;170(4 Pt 1):1146-50.
23. Uchiyama S, Yamaguchi M. beta-Cryptoxanthin stimulates cell proliferation and transcriptional activity in osteoblastic MC3T3-E1 cells. Int J Mol Med. 2005 Apr;15(4):675-81.
24. Yamaguchi M, Uchiyama S. beta-Cryptoxanthin stimulates bone formation and inhibits bone resorption in tissue culture in vitro. Mol Cell Biochem. 2004 Mar;258(1-2):137-44.
25. Uchiyama S, Sumida T, Yamaguchi M. Oral administration of beta-cryptoxanthin induces anabolic effects on bone components in the femoral tissues of rats in vivo. Biol Pharm Bull. 2004 Feb;27(2):232-5.
26. Kang JH et al. Antioxidant intake and primary open-angle glaucoma: a prospective study. Am J Epidemiol. 2003 Aug 15;158(4):337-46.
27. Mannisto S et al. Dietary carotenoids and risk of lung cancer in a pooled analysis of seven cohort studies. Cancer Epidemiol Biomarkers Prev. 2004 Jan;13(1):40-8.
28. Yuan JM et al. Dietary cryptoxanthin and reduced risk of lung cancer: the Singapore Chinese Health Study. Cancer Epidemiol Biomarkers Prev. 2003 Sep;12(9):890-8.
29. Weller P, Breithaupt DE. Identification and quantification of Zeaxanthin esters in plants using liquid chromatography-mass spectrometry. J Agric Food Chem. 2003 Nov 19;51(24):7044-9.
30. Kim HP et al., Zeaxanthin dipalmitate from Lycium chinense has hepatoprotective activity. Res Commun Mol Pathol Pharmacol. 1997 Sep;97(3):301-14.
31. Kim SY, et al., New antihepatotoxic cerebroside from Lycium chinense fruits. J Nat Prod. 1997 Mar;60(3):274-
32. Chin YW, et al., Hepatoprotective pyrolle derivatives of Lycium chinense fruits. Bioorg Med Chem Lett. 2003 Jan 6;13(1):79-81.
33. Kim HP, et al., Zeaxanthin dipalmitate form Lycium chinense fruit reduces experimentally induced hepatic fibrosis in rats. Biol Pharm Bull. 2002 Mar;25(3):390-2.
34. Gan L, Zhang SH, Liu Q, Xu HB. A polysaccharide-protein complex from Lycium barbarum upregulates cytokine expression in human peripheral blood mononuclear cells. Eur J Pharmacol. 2003 Jun 27;471(3):217-22.
35. Jia YX et al., The effect of lycium barbarum polysaccharide on vascular tension in two-kidney, one clip model of hypertension. Sheng Li Xue Bao. 1998 Jun;50(3):309-14.
36. Hu Q, et al., A study on the anti-cancer effect of ningxia wolfberry. J Tradit Chin Med. 1989 Jun;9(2):117-24
37. Luo Q, Cai Y, Yan J, Sun M, Corke H. Hypoglycemic and hypolipidemic effects and antioxidant activity of fruit extracts from Lycium barbarum. Life Sci. 2004 Nov 26;76(2):137-49.
38. Liu RH. Health benefits of fruit and vegetables are from additive and synergistic combinations of phytochemicals. Am J Clin Nutr. 2003 Sep;78(3 Suppl):517S-520S.

Kapitel 5

Ein erstaunliches Antioxidans

Viele Krankheiten, von Krebs bis hin zu Herzkrankheiten, werden mit oxidativen Stress in Verbindung gebracht. Schädigungen durch Oxidation können auch die Zellzerstörung in Rahmen des Diabetes beschleunigen.

Das ist der Grund, warum die antioxidative Reserven im Körper von so großer Bedeutung sind. Der Antioxidantienspiegel wird am einfachsten durch den Verzehr von antioxidativer Nahrung aufrechterhalten und erhöht.

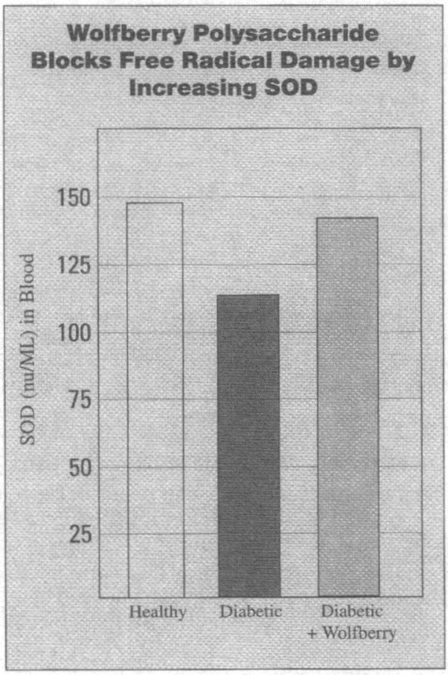

Klinische Studien:

Eine vor kurzem veröffentlichte Studie im Juni 2006 zeigt, dass mit dem Verzehr von Polysacchariden aus der Ningxia Wolfsbeere die DNA- und Oxidationsschäden bei Diabetes fast vollständig rückgängig gemacht werden können. Die Wissenschaftler der *School of Public Health* der Fudan Universität in Shanghai entdeckten, dass bei Tieren, die mit nur 10 mg Wolfsbeerenpolysaccharid (entspricht beim Menschen 2600 mg) gefüttert werden, die Marker für oxidative Gewebe- und Blutschädigung drastisch fielen.[1]

Zu den empfindlichsten menschlichen Zellen gehören die Keimzellen. Sie sind besonders anfällig für freie Radikale. Auch schon winzige DNA-Schäden in diesen Zellen können zu Geburtsdefekten und Tod des Neugeborenen führen.

Forscher an der Universität von Hongkong testeten die Fähigkeit des Lycium barbarum Polysaccharids, die männlichen Keimzellen vor Hitzestress zu schützen. Bei einer Kohorte, bestehend aus einer großen Gruppe zufällig ausgewählter männlicher Ratten, wurden die Hoden für 15 Minuten in heißes Wasser (43°C) eingetaucht- ausreichend für einen signifikanten oxidativen Schaden in diesen DNA-reichen Zellen. Danach wurden die Tiere in verschiedene Gruppen eingeteilt und erhielten 14 Tage lang unterschiedlich viele Wolfsbeeren: entweder 10, 50, 100 oder 200 mg pro kg pro Tag. Anschließend wurden die

ORAC und Tufts Universität

Laut dem ORAC (Sauerstoffradikal-Aufnahmekapazität)- Test, der von USDA- Forschern an der Tufts Universität entwickelt wurde, besitzen die Ningxia Wolfsbeeren die stärkste antioxidative Kapazität unter allen bekannten Nahrungsmitteln. Sie zeichnen sich durch die unschlagbare Fähigkeit aus, die schädigenden freien Radikale abzufangen.

Der ORAC- Test wurde von Dr. Guohua Cao an der USDA Human Nutrition Research Center on Aging an der Tufts Universität entwickelt. Es ist eine der sensibelsten und verlässlichsten Methoden, mit denen man die Absorbtionsfähigkeit von Antioxidantien für freie Radikalen beurteilen kann.[2-3]

Top 10 der antioxidativen Nahrungsmitteln			
	ORAC[2] (υmTE/g)		ORAC[2] (υmTE/g)
Ningxia Wolfsbeere, getrocknet[3]	303	Apfel	14
Chinesische Wolfsbeere, getrocknet	202	Pfirsich	13
Acai	184	Spinat	12
Schwarze Himbeere	164	Rote Trauben	11
Granatapfel	105	Rosenkohl	9
Pflaume	57	Alfalfasprossen	9
Schwarzbeere	51	Brokkoliröschen	9
Boysenbeere	35	Kiwi	9
Blaubeere	32	Rote Bete	8
Zwetschke	28	Zwiebel	4
Rote Himbeere	27	Blumenkohl	4
Erdbeere	26	Mango	3
Orange	24	Kohl	3
Kirsche	21	Banane	3
Rosine	21	Apfel	3
Knoblauch	19	Tomate	2
Kohl	18	Karotte	2
Himbeere	16		

1. Alle Lebensmittel sind frisch, wenn nicht mit „getrocknet" bezeichnet.
2. Oxygen Radical Absorbance Capacity (Sauerstoffradikal-Aufnahmekapazität)
3. Daten von getrockneten Früchten, 1-3 Jahre gelagert. Analysiert von Brunswick Labs, Wareham, MA.
4. Analysiert von Brunswick Labs, Wareham, MA

Zellen auf SOD-Spiegel und Zellschaden mittels MDA-Test untersucht. Zusätzlich wurden auch die Testosteronspiegel und andere Hormone (Luteinisierendes Hormon LH und Follikel stimulierendes Hormon FSH) im Serum bestimmt.

Das Ergebnis? Die Wolfbeere war in der niedrigsten Dosis am wirkungsvollsten, das lässt rückschließen, dass nur kleine Mengen nötig sind, um gesundheitsprotektive Effekte zu erzielen.

	SOD	MDA	Testosteron	LH	FSH
Normale Tiere	302	0.78	24.35	11.09	4.19
nur Tiere unter Hitzestress	206	2.78	16.09	8.71	2.92
Hitzestress plus 10 mg/kg pro Tag	387	1.11	27.05	12.60	4.71

Erstaunlicherweise kam es auch bei den gestressten Tieren zu einem rapiden Anstieg des Testosteronspiegels. Auf ähnliche Weise schnellten die LH und FSH-Spiegel auf einen höheren Wert als bei normalen, ungestressten Tieren zurück.

Der MDA-Spiegel, Marker für oxidativen Gewebeschaden, fiel bei allen Tieren, die mit Wolfsbeeren behandelt wurden, ab. Das SOD, ein Enzym, welches die schädigenden, freien Superoxidradikale im Blut deaktviert, erhöhte sich in den behandelten Tieren ebenso.[4]

Neuer Test misst den Antioxidantienspiegel von gewöhnlicher Nahrung.

1994 entwickelte ein Wissenschaftler der Tufts Universität für das *U.S. Department of Agriculture* eine neue Methode zur Überprüfung der antioxidativen Aktivität normaler Nahrungsmittel. Mittels Trolox, einem Analog des Vitamin E, entwickelte Dr. Guohoa Cao die Analyse, die die Kapazität zur Aufnahme freier Radikale (ORAC) angibt. Das war der erste Test, mit dem sowohl die Dauer als auf der Grad der antioxidativen Aktivität beurteilt wrden konnte.[5]

Momentan gilt die ORAC-Methode als beliebteste und verlässlichste Art, das antioxidative Potential von Nahrungsmitteln gegen Peroxylradikale, die zweithäufigste Radikalform, zu ermitteln.

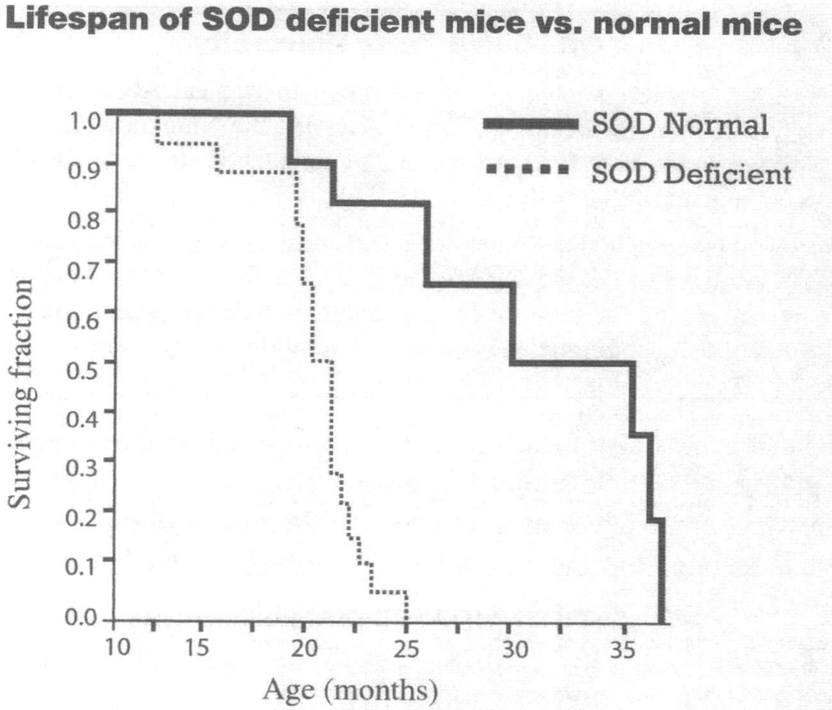

Wolfsbeere- vom USDA-Antioxidantientest analysiert

Im Oktober 2000 bat Marc Schreuder von Young Living Essential Oils, einen Kollegen der Ohio State Universität, ein Labor ausfindig zu machen, das eine ORAC- Analyse der Ningxia Wolfsbeere durchführen kann. Marc erfuhr, dass es weltweit momentan nur ein Labor gab, das den von der Tufts Universität entwickelten ORAC-Test verwendete, nämlich die Brunswick Laboratorien in Wareham, Massachusetts.

Im November schickte Marc Dr. Wang von Brunswick eine Probe getrockneter Ningxia Wolfsbeeren zur ORAC- Antioxidantienanalyse.

Die Ergebnisse waren mehr als erstaunlich. Die Ningxia Wolfsbeeren besitzt fünfmal mehr antioxidative Kraft als Pflaumen, 10-mal mehr als Orangen, 12-mal mehr als Rosinen und 55-mal mehr antioxidative Kraft als Blumenkohl. In Betracht auf alle bisher publizierten ORAC-Werte besitzt demnach die Ningxia Wolfsbeere den höchsten bekannten ORAC- Wert von allen ganzen Nahrungsmitteln (siehe Anhang 1 am Ende des Buches).

Durch seine unschlagbare antioxidative Eigenschaft kann die Ningxia Wolfsbeere auf sehr aggressive Weise Schäden freier Radikal stark lindern, die sonst zu Zellmutation und Krebs führen können.

Antioxidantien schirmen den Körper vor der schädigenden Wirkung freier Radikale ab, die bei der Verbrennung von Nahrung zu Energie, bei der Immunantwort und durch Umweltchemikalien entstehen. Die häufigsten freien Radikale im Körper entstehen aus Sauerstoff. Oxidiert der normale Sauerstoff, den wir mit der Luft einatmen, entstehen daraus vier verschiedene freie Sauerstoffradikale und zwei Nitrogenradikale, die allesamt die Zellmembran und die DNA, unsere zelluläre Kommandozentrale, schädigen.

Die vier gefährlichsten Freien Radikale

Superoxid (O^{2-})
Superoxid ist das häufigste freie Radikal im Körper und die Mutter vieler anderer freier Radikale, einschließlich Hydroxyl und Hydrogenperoxidradikale. Als gepaartes Sauerstoffmolekül, das mit einem extra Elektron versehen ist, attackiert Superoxid die Zellmembranen, Mitochondrien und Chromosomen. Folglich schädigen oder mutieren sie die Zelle. Superoxid wird von der Superoxiddismutase (SOD) genauso wie von den Antioxidantien, die in verschiedenen Wolfsbeerenarten vorkommen, inaktiviert.

Hydrogenperoxid (H^2O^2)
Hydrogenperoxid entsteht, wenn Superoxid deaktiviert ist. Es ist weniger reaktiv als Superoxid und wird von Antioxidantien wie Katalase (die im Wasser aktiv ist) oder von der Glutathionperoxidase (im Fett aktiv) eliminiert. Hydrogenperoxid kann die DNA in der Zelle schädigen, was zu Mutationen und Krebs führen kann. Es kann auch die Fette oxidieren und Atherosklerose fördern.

Hydroxylradikal (HO^-)
Es ist für Proteine das reaktivste und schädlichste aller freien Radikale. Hydroxylgruppen werden erzeugt, wenn Hydrogenperoxid nicht vollständig deaktiviert wird. Wegen seiner Reaktivität kann es zu einer Kaskade von Oxidationsschaden führen, was wiederum eine Kettenreaktion von freier Radikal-Entstehung hervorruft. Bestimmte Mineralien wie Eisen, Kadmium oder Quecksilber können die Erzeugung von Hydrogenperoxid stimulieren.

Freier Sauerstoff (1 O)
Sauerstoff kommt normalerweise nur im gepaarten Zustand vor (O^2). Wenn er gespalten wird, werden zwei höchst reaktive freie Sauerstoffmoleküle geformt. Übermäßiger freier Sauerstoff hat einige altersbedingte Krankheiten zur Folge, einschließlich grauer Star, Makulardegeneration und Arthritis.

Mit der Zeit häuft sich der Schaden durch freie Radikale im Gewebe und in den Organen an. Zellmutationen treten vermehrt auf. Irgendwann kommt es zu dem Punkt, an dem der Körper den Zellschaden nicht mehr schnell genug reparieren oder beseitigen kann. Das resultiert in vorzeitigem Altern und Krebs.

ORAC und Peroxylradikal

Der ORAC- Test misst nur eine einzige Art freier Radikale, nämlich das Peroxylradikal. Das ist das zweithäufigste im menschlichen Körper. Seit der Etablierung des ORAC-Werts entwickelten die Brunswick Laboratorien auch zusätzliche Tests, um die Hydroxylradikale (HORAC) und Peroxynitritradikale (NORAC) zu messen. Vor kurzem erstellten Forscher, die mit MIT vertraut waren, erfolgreich einen neuen Test, der die Aktivität misst, mit der Superoxide abgewehrt werden: S-ORAC. Superoxid ist das häufigste und schädlichste freie Radikal im Körper und ist für die Entstehung anderer freier Radikale, wie Hydrogenperoxid und Hydroxylradikale, verantwortlich. Manchmal wird das Superoxid auch als Mutter aller freien Radikale bezeichnet. Einige Forscher nehmen an, dass der S-ORAC- Test schlussendlich den ORAC- Test ersetzten wird, da dieser Test die totale antioxidative Aktivität misst.

Superoxide vs Lebenserwartung

Im Rahmen einer Studie der Stanford Universität entdeckte man im Jänner 2005, dass jene Menschen mit der schwächsten Fähigkeit, Superoxidradikale zu neutralisieren, über 35% kürzer leben als die Kontrollen. Ein wichtiges Enzym im Körper, die Superoxiddismutase (SOD) ist im Aufspüren und Deaktivieren von Superoxiden ausschlaggebend. Bei einem Mangel dieses Enzyms fällt die Lebenserwartung dramatisch ab und die Menge von Leberkarzinomen steigt rapide an.[6]

Ningxia Wolfsbeere vs Superoxid

Eine der frühesten Studien über die neutralisierende Wirkung der Wolfsbeere auf Superoxidradikale, wurde 1982 in China durchgeführt. 50 Personen zwischen 64 und 80 konsumierten 10 Tage lang täglich 50 Gramm Wolfsbeeren. Nach der Auswertung des Bluts konnte gezeigt werden, dass die enzymatischen Antioxidanz SOD (Superoxiddismutase) um 48 % anstieg. Zusätzlich fielen die Lipidoxide um 65 % ab.[7]

Eine Studie der Kaoshiung Medizinuniversität in Taiwan, die im Dezember 2004 veröffentlicht wurde, weist ebenfalls auf die starke Superoxid- neutralisierende Aktivität der Ningxia Wolfsbeere hin.

Forscher entdeckten, dass die Wasserextraktion der Wolfsbeere, abhängig von der Konzentration, 28.8% bis 82.2% Superoxidradikale einfängt. Um 50 Prozent der Superoxide abzuhalten, ist nur eine geringe Konzentration an Wolfsbeerenextrakt nötig, angefangen von 0.77 bis 2.55 ppm. Im Durchschnitt sind das 0.000077% bis 0.000025%. Diese winzigen Konzentrationen weisen deutlich auf die außergewöhnliche Kraft hin, mit der Superoxide neutralisiert werden.[8]

> Tiere mit höheren SOD-Spiegel zur Detoxifizierung des freien Radikals Superoxid haben eine größere Lebenserwartung.
>
> \- PhD Leonard Hayflick

Wie der Aufbau von ranzigem Fette im Gewebe gestoppt werden kann

Eines der Merkmale des Alterungsprozesses ist die Ansammlung oxidierter oder ranziger Fette im Körper. Wissenschaftler messen diesen oxidativen Schaden anhand des Malondialdehyd (MHD), einem Abbauprodukt dieser oxidierten Fette.

Jede der 3 Billionen Zellen im menschlichen Körper hat eine Zellmembran, die hauptsächlich aus Fetten bestehen und anfällig für oxidativen Schaden ist. Die Zelle enthält auch Miniaturöfen oder Kraftwerke (Mitochondrien), die ebenfalls von einer Fettmembran umgeben sind.

Einer der wichtigsten Zellorganellen ist dieser mitochondriale, O_2-verbrennende Ofen. Bei der Verbrennung von Kohlehydraten und Sauerstoff werden „Radikalfunken" abgespalten, die die Zelle schädigen können. Ein solcher Schaden betrifft die Fette (Lipide), die die äußerliche Struktur der Mitochondrien und der Zelle selbst bilden. Wenn diese Fette oxidieren und „ranzig" werden, entsteht das Malondialdehyd (MDA). Je größer das Ausmaß dieser „Lipidperoxide" und MDA-Bildung, umso spröder werden die Zellmembranen und umso schlechter die Zellfunktionen bis hin zur möglichen Selbstzerstörung.

Um die Schäden, die im Alter entstehen, zu vermindern, ist es grundlegend wichtig, diese Fette vor Oxidationsschaden zu schützen. So können die Zellen und Zellorganellen einwandfrei arbeiten.

Eine weitere Entdeckung im Rahmen der Studie an der Kaohsiung Medizinuniversität war, dass der Extrakt der Ningxia Wolfsbeere von allen jemals getesteten Arzneimitteln die stärkste Hemmung auf den MDH- Spiegel in den Lebern von Ratten besitzt.

Eine ältere Studie des *Department of Nutrition and Food Hygiene* am Ningxia Medizinkollege hat auf ähnliche Weise herausgefunden, dass die Flavonoide der Ningxia Wolfsbeere die Schädigung der Leberzellen und Erythrozyten durch freie Radikale abwehrt. Im Besonderen senkten die Flavonoide den Gehalt des MDA in der Leber und schützte vor der Oxidation der Fette in den roten Blutkörperchen und den Mitochondrien der Leber. Danach glich die Fluidität der mitochondrialen Membran erstaunlicherweise einem jugendlicheren Zustand.

Erwähnenswert an dieser Studie sind die extrem geringen Konzentrationen von Ningxia Wolfsbeeren (zwischen 0.025 und 2.0 mg/ml), die für solch signifikante Ergebnisse ausreichend waren.[9]

Umkehr des Alterungsprozesses in Tierstudien

Auch andere Studien bestätigen die starke Aktivität der Ningxia Wolfsbeere gegen das Superoxidradikal. Im Jahr 2003 wurde an der *Chinesischen Akademie der Wissenschaft* eine Untersuchung durchgeführt, bei der die Wirkung der Polysaccharide (LBP) der Ningxia Wolfsbeere auf einen künstlich induzierten Alterunsprozess getestet werden sollte. Dazu wurde weiblichen Mäusen im Alter von drei Monaten D-Galaktose verabreicht. Durch dieses Molekül wird der Alterungsprozess beschleunigt.[10]

Der Schaden, der damit entsteht, ähnelt dem, der sich bei älteren Personen und bei Diabetikern manifestiert.

Der Studienleiter Hong-Bin Deng verwendete eine Anzahl von Tests und Messungen, um das Ausmaß der Rejuvenilisierung beurteilt zu können. Unter anderem waren das eine immunologische Analyse, ein Gedächtnistest und einen AGE-Test (Advanced glycosylated endproducts; Glykosylierungsgrad von Molekülen). Er maß auch den Superoxiddismutasegehalt (SOD) des Serums. SOD ist der wichtigste Deaktivator von freien Radikalen, da es die schädlichen Superoxidradikale neutralisiert.

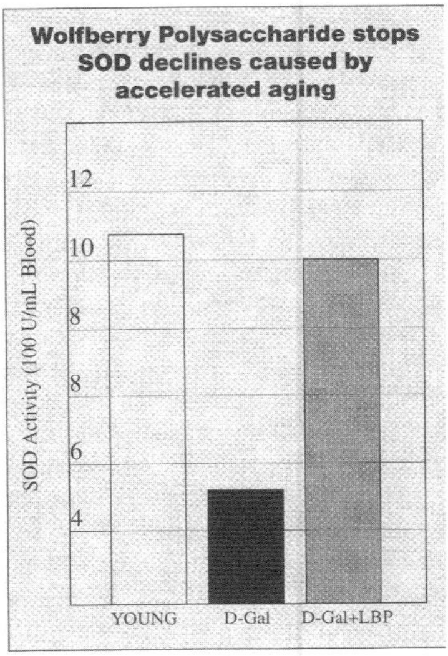

Hong-Bin Deng stellte fest, dass die Wolfsbeerenpolysaccharide den SOD-Spiegel von alternden Tieren wieder auf ein jugendlicheres Level anhob. Die Polysaccharide schwächten auch die schädigenden Effekte der D-Galaktose auf die mentale Funktion und verminderten den AGE-Gehalt des Gewebes. Kurz gesagt konnte gezeigt werden, dass die Wolfsbeere das Altern von Tieren, das durch eine Chemikalie beschleunigt wurde, umkehrt.

Ningxia Wolfsbeere vs Höhenstress

In einer ähnlichen Studie an der Fakultät für Präventivmedizin am Ningxia Medizinkollege in Yinchuan wurde die Aktivität von SOD und Katalase in einer Gruppe von 56 Mäusen getestet, bei denen mittels Sauerstoffmangel ein oxidativer Stress induziert wurde. Dieser hypoxischer Zustand ähnelt dem in großen Höhen. Eine Untergruppe von Mäusen erhielt Ningxia Wolfsbeeren zu fressen und beide, die SOD und Katalaseaktivität, schnellten im Vergleich zur Kontrollgruppe signifikant in die Höhe.

Da diese beiden antioxidativen Enzyme voneinander abhängig sind und nur gemeinsam ihre volle Leistungsfähigkeit erlangen, ist eine simultane Erhöhung so wichtig. SOD deaktiviert die Superoxidradikale, währenddessen die Katalase Hydrogenperoxidradikale neutralisiert. Die Kombination beider ist deshalb so wichtig, da bei der Deaktivierung von Superoxid als Nebenprodukt Hydrogenperoxid entsteht. Die Katalase ist eines der wenigen Enzyme, die Hydrogenperoxide neutralisieren können.[11]

Klinische Berichte: Wolfsbeeren vs Freie Radikale

- Wirkung der Lycium Barbarum Polysaccharide auf das verbesserte antioxidative potential und verminderte DNA-Beschädigung bei NIDDM Ratten. – Wu H et al, 2006
- Lycium Barbarum Polysaccharide: Schutzwirkung gegen Hitze-induzierten Schaden auf Rattenhoden und H(2)O(2)-induzierten DNA-Schaden bei Hodenzellen von Mäusen und positive Wirkung auf Sexualverhalten und Fortpflanzungfunktion bei hemikastrierten Ratten.—Luo Q, et al., 2006
- Antioxidativen Aktivitäten einiger häufig vorkommender Wirkstoffe der traditionellen chinesischen Medizin, Angelica sinensis, Lycium barbarum und Poria cocos.- Wu SJ, Ng LT, Lin CC.2004
- Wirkung der Wolfsbeerenfrucht und Epimedium auf die DNA- Synthese von Aging-youth 2BS Fusionszellen.- Wu BY et al., 2003
- Hemmende Wirkung des Polysaccharids der Achyranthes bidentata und Lycium barbarum L. auf nicht-entzymatische Glykierung bei einem durch D-Galaktose induzierten Alterungsmodell bei Mäusen. –Deng HB, et al., 2003
- Schutzwirkung der Fructus Lycii Polysaccharide gegen Zeit- und Hyperthermie-bedingten Schaden in Zellkulturen aus Hodenkanälchenepithel.- Wang Y et al., 2002
- Wirkung von Lycium barbarum L. auf Abwehr von hypoxie-induzierten freien Radikalen bei Mäusen.- Li G, et al., 2002
- Die schützenden Wirkungen aller Flavonoide der Lycium barbarum L. auf die Lipidperoxidation der Mitochondrien in der Leber und der roten Blutzellen von Ratten.- Huang Y et al., 1999
- Flavonoiden der Lycium barbarum L. als Fänger aktiver Sauerstoffradikale und Hemmer der Wärmeabgabe von L1210 Zellen.- Huang Y, et al., 1998

Ningxia Wolfsbeere verlängert das Zellleben um 21 %

Gerontologen vom *Department of Cell Biology* an der Universität Peking fanden heraus, dass die Zugabe von verschwindend kleinen Wolfsbeerenmengen (0.025 %) zum Kultursubstrat die Teilungsrate der menschlichen Lungenzellen von 49 auf 61 erhöht. Bei jeder Zellteilung besteht die Möglichkeit, dass sich ein neuer Fehler einschleicht. So können sich Fehler genauso wie bei der kumulativen Belastung von Oxidationsschaden anhäufen. Durch die Verwendung von Wolfsbeerenextrakte in den Nährböden konnten die Forscher die Lebensdauer von Lungengewebe effektiv um 22 Prozent erhöhen.[12]

In einer Studie vom Oktober 2002 am *Department of Histology and Embryology* am Ningxia Medizinkollege in Yinchuan testeten die Wissenschaftler die unterstützende Wirkung der Ningxia Wolfsbeere auf männlichen Keimzellenden, die übermäßig warmen (hyperthermen) Bedingungen und UV-Licht ausgesetzt wurden. Laut dem Projektleiter, Wang, „konnten wir feststellen, dass das Fructus Lycii Polysaccharid (FLPS) einen potenter Inhibitor beider dieser Reaktionen darstellt. Gemeinsam demonstrieren diese Ergebnisse den schützenden Effekt von FLPY auf die Zeit- und auf die Hyperthermie, die eine Hodendegeneration *in vitro* induziert."

Diese Studie ist nicht nur wegen der Darstellung der Fertilitätssteigerung bemerkenswert. Die Ningxia Wolfsbeere wurde in Wirklichkeit schon viele Jahrzehnte lang zur Verbesserung des Reproduktionserfolgs verwendet. Das wirklich erstaunliche an dieser Studie bezieht sich auf die antioxidative Schutzfunktion der Ningxia Wolfsbeere auf die empfindlichsten aller Zellen: den Hodenzellen. Die Keimzellen werden durch Hitzestress und UV-Strahlung sehr leicht beschädigt. Somit zeigt die Ningxia Wolfsbeere mit ihrer effektiven Abwehrfunktion gegen diese Gefahr den eigentlichen Wert des antioxidativen Potentials der Beeren.[13]

Referenzen:

1. Wu H, Guo H, Zhao R. Effect of Lycium barbarum polysaccharide on the improvement of antioxidant ability and DNA damagein NIDDM rats. Yakugaku Zasshi. 2006 May; 126(5):365-71.
2. Ibid.
3. Prior RL and Cao G Analysis of botanicals and dietary supplements for antioxidant capacity: J AOAC Int. 2000 Jul-Aug;83(4):950-6.
4. Luo Q, Li Z, Huang X, Yan J, Zhang S, Cai YZ. Lycium barbarum polysaccharides: Protective effects against heat-induced damage of rat testes and H(2)O(2)-induced DNA damage in mouse testicular cells and beneficial effect on sexual behavior and reproductive function of hemicastrated rats. Life Sci. 2006 Mar 6.
5. Cao G, et al. Automated assay of oxygen radical absorbance capacity with the COBAS FARA II. Clin Chem. 1995 Dec;41(12Pt 1):1738-44.
6. Elchuri S, Oberley TD, Qi W, Eisenstein RS, Jackson Roberts L, Van Remmen H, Epstein CJ, Huang TT. CuZnSOD deficiency leads to persistent and widespread oxidative damage and hepatocarcinogenesis later in life. Oncogene. 2005 Jan 13;24(3):367-80.
7. 2 Li Xuero et al., Clinical Experiment on Lycium, Bulletin on Achievements in Scientific and Technological Research, Serial 84, No. 4, 1988.
8. Wu SJ, Ng LT, Lin CC. Antioxidant activities of some common ingredients of traditional chinese medicine, Angelica sinensis, Lycium barbarum and Poria cocos. Phytother Res. 2004 Dec;18(12):1008-12.
9. Huang Y, Lu J, Shen Y, Lu J. The protective effects of total flavonoids from Lycium barbarum L. on lipid peroxidation of liver mitochondria and red blood cell in rats. Wei Sheng Yan Jiu. 1999 Mar 30;28(2):115-6.
10. Deng HB et al., Inhibiting effects of Achyranthes bidentata polysaccharide and Lycium barbarum polysaccharide on nonenzyme glycation in D-galactose induced mouse aging model. Biomed Environ Sci. 2003 Sep;16(3):267-75.
11. Li G, Yang J, Ren B, Wang Z. Effect of lycium barbarum L on defending free radicals of mice caused by hypoxia. Wei Shang Yan Jiu. 2002 Feb;31(1):30-1.
12. Wu BY, Zou JH, Meng SC. Effect of wolfberry fruit and epimedium on DNA synthesis of the aging-youth 2BS fusion cells. Zhongguo Zhong Xi Yi Jie He Za Zhi. 2003 Dec;23(12):926-8.
13. Wang Y, et al., Protective effect of Fructus Lycii polysaccharides against time and hyperthermia-induced damage in cultured seminiferous epithelium. J Ethnopharmacol. 2002 Oct;82(2-3):169-75.

Kapitel 6

Stärkung des Immunsystems

Traditionell fand die Ningxia Wolfsbeere jahrzehntelang als Stimulans der Vitalenergie Verwendung. In den letzten Jahren zeigte sich die Wolfsbeere als ein extrem vielversprechendes, nicht-entzündliches Stimulans des Immunsystems. Es hat sich herausgestellt, dass diese Beere viele bioaktiven Komponenten enthält, die die Aktivität der natürlichen Killerzellen, Interleukin-2 und Phagozytose und die Aktivierung der Lymphozyten verbessern.

Der am besten untersuchte immunoaktive Inhaltsstoff ist ein komplexes Glykoprotein mit hohem Molekulargewicht, das als Wolfsbeerenpolysaccharid oder Lycium barbarum-Polysaccharid (LBP)[1] bekannt ist.

Gesundes Immunsystem und Anti-Aging

In den letzten zwei Jahrzehnten zeigten eine Reihe klinischer Studien den direkten Zusammenhang zwischen Krebs, beschleunigstem Altern und beeinträchtigter Immunfunktion. Vor allem die „natürlichen Killerzellen", eine Hauptwaffe des angeborenen Immunsystems, sind besonders auf die Zerstörung von verdächtig aussehenden Krebszellen und virusbefallenen Zellen ausgerichtet, ohne, dass in den Immundrüsen (z.B. im Thymus) eine „Ausbildung" dazu erhalten haben.[2-13]

Eine Studie aus dem Jahr 2002 von der Universität in Mailand dokumentierte die direkte Verbindung von Stress, Entzündung und niedriger NK-Zellaktivität und schlechteren Ergebnissen bei Krebserkrankungen.[14]

Eine vor längerer Zeit im *International Journal of Cancer* pulizierte Studie zeigte, dass Tiere mit hoher NK-Aktivität das Wachstum der Krebsmetastasen bis zum siebenfachen, verglichen mit normalen Mäusen, besser unterdrücken können.[15]

Wissenschaftler am *Mount Sinai Medical Center* in New York zeigten auch den Zusammenhang zwischen niediger Immunaktivität (NK-Zellaktivität) und schlechtem Outcome im Überleben von Krebspatienten. Es wurden dafür die Überlebensdaten von 102 Patienten mit colorektalen Karzinomen analysiert. Danach entdeckte Tartter und Steinberg, dass eine präoperativ niedrige NK-Zellfunktion mit einer erschreckend hohen Rezidivrate einhergeht.[16]

Auf ähnliche Weise demonstrierte eine Studie der Universität Chiba im Jahr 2002 bei 140 Patienten mit Colorektalkrebs, dass niedrige NK-Zellaktivität mit einem 50%igem Risiko für Absiedelung der Krebsherde zusammenhängt. Studienleiter Dr.med. Keiji Koda meint, dass „das antikarzinogene Immunsystem der Patienten und der Malignitätsgrad des Tumors eine Rolle in der Entwicklung von Rezidiven nach kurativer Operation spielen könnten...die präoperative Aktivität der natürlichen Killerzellen war bei kolorektalen Karzinomen die einzige Assoziation mit Fernmetastasen nach kurativer Operation."[17]

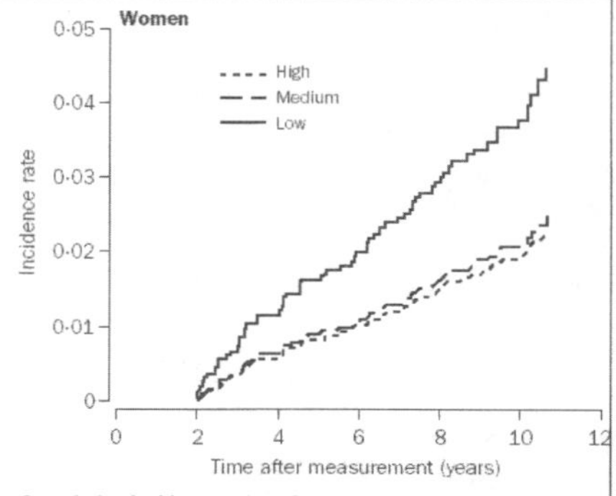

Cumulative incidence rates of cancer by cytotoxic activity of peripheral-blood lymphocytes among men and women
Categorised by tertiles. Men—low: ≤42%; medium: 43–58%; high: >58%. Women—low: 34%; medium: 35–51%; high: >51%.

Karotinoide und Immunsystem

In den letzten fünf Jahren identifizierten Ernährungswissenschaftler, die für die deutsche Staatsregierung arbeiten, einige Karotinoide, die das Immunsystem stimulieren können, ohne dass eine Entzündung hervorgerufen wird, die die Symptome von Arthritis verschlechtern. Der Hauptakteur ist das Beta-Kryptoxanthin, aber es konnten auch andere Karotinoide identifiziert werden, einschließlich Alpha-Karotin und Lutein. Als besonders reiche Karotinoidquelle besitzt die Ningxia Wolfsbeere ein signifikantes, das Immunsystem stärkendes Potential.[18-20]

Langbekannte Forschung: 75%iger Anstieg der Immunzellen

Die *Staatliche Wissenschaft- und Technologiekommission Chinas* war die Organisation, die erstmals mit der systematischen Überprüfungen der pharmakologischen Wirkweise der Ningxia Wolfsbeeren begann. Im Zeitraum von Juli 1982 bis Jänner 1984 wurde eine multizentrische Untersuchung gestartet, in der die bioaktiven Eigenschaften der Beeren studiert wurden. Wissenschaftler vieler verschiedener Organisationen nahmen daran teil, einschließlich Wissenschaftler vom *Suzhou Medical College, Shanghai First Medical College* und *Ningxia Institut of Drug Inspection.*

Ein zweiter, längerer klinischer Versuch mit der Ningxia Wolfsbeere wurde von Oktober 1982 bis Mai 1985 am *Ningxia Medical College* durchgeführt. Die Forscher folgerten, dass durch die Wolfsbeeren „die Anzahl der menschlichen weißen Blutzellen, die Transformationsrate der Lymphozyten und die Phagozytose gewaltig anstiegen."[21]

In einem Report, der 1988 von der *Staatlichen Wissenschaft- und Technologiekommission Chinas* veröffentlicht wurde, berichteten die Wissenschaftler von den 50 freiwilligen Versuchspersonen, die 10 Tage lang jeweils 50 g Wolfsbeeren konsumierten. Durch diese Maßnahme konnte die stärkende Wirkung der Wolfsbeere auf das Immunsystem nachgewiesen werden. Die Teilnehmer der Studie zeigten einen Anstieg der weißen Blutzellenanzahl um 700 Punkte, einen 10%igen Anstieg der Transformationsrate von Lymphozyten und ein 75%iges Vermehrung der Immunglobuline A (IgA).

Da die Senkung von IgA ein wichtiger Biomarker für das Altern ist, sollte die Signifikanz dieser Studie nicht unterminiert werden. Sie suggeriert die Möglichkeit, mit der Ningxia Wolfsbeere in den Alterungsprozess verlangsamend eingreifen zu können.

Immunstärkende Lyciumpolysaccharide

Chinesische Biochemiker identifizierten erstmals 1994 ein Wolfsbeerenpolysaccharid, einen abnormalen Protein-Kohlehydratkomplex (auch Glykoprotein, Glykokonjugat oder Zucker-Protein genannt) aus den Wolfsbeerenextrakt. Die Forscher nannten es „Lycium barbarum Polysaccharid" und entdeckten nach und nach, dass dieses niedrig-glykämisches, langkettiges Molekül für zahlreiche positiven Auswirkungen der Wolfsbeere verantwortlich ist. So zum Beispiel die Stärkung des Immunsystems, die antikarzinogene Eigenschaften und die kardiovaskuläre Schutzwirkung.

Dieses originale Wolfsbeerenpolysaccharid ist ein sehr langer Zucker-Proteinkomplex (Atomgewicht ungefähr 88,000 Daltons oder 88 kD) und kommt nur in der Chinesischen und Ningxia Wolfsbeere vor. Die Ningxia Wolfsbeerenvarietät, *Lycium barbarum L,* enthält am allermeisten dieses Polysaccharids.

1998 identifizierten Forscher am *Shanghai Institut für Organische Chemie in China* drei andere Wolfsbeerenpolysaccharide mit hohem Molekulargewicht (92,500, 210,480 und 23,700 Daltons), die ebenso eine starke immunologische Aktivität haben. Chemische Analysen dieser Polysaccharide ergaben einen Proteingehalt von jeweils 6.4%, 14.4% und 91.4%. Der Proteinteil des Moleküls besteht aus über 18 verschiedenen Aminosäuren, die Zuckerketten aus Arabinose, Galaktose, Rhamnose, Xylose, Mannose und Glukose.[22]

Klinische Studien

Die stimulierende Wirkung der Ningxia Wolfsbeere auf das Immunsystem scheint mit einem entzündungshemmenden Effekt kombiniert zu sein. Das heißt, dass die immunstärkende Eigenschaft der Ningxia Wolfsbeere nur unwahrscheinlich die Symptome von Arthritis oder anderen entzündlichen Autoimmunkrankheiten verstärkt.[23]

Wie das Immunsystem funktioniert

Das Immunsystem besteht aus zwei Teilen:

Das angeborene Immunsystem, die erste Abwehrfront, handelt schnell und unspezifisch, indem es nach speziellen Mustererkennungsrezeptoren an der Zelloberfläche beschädigte oder schädliche Zellen erkennt. Teilnehmer sind:

- NK-Zellen
- Makrophagen, Neurophile

Das erworbene Immunsystem lernt durch den ständigen Kontakt mit neuen Krankheitserregern. Es arbeitet langsam und zielgerichtet. Dieses spezifische Immunsystem spaltet sich in zwei Anteile auf, die miteinander kommunizieren:

1. Zellulär (gegen befallene Zellen)

   - Für jedes Pathogen bilden sich spezielle T-Zellen, die ein Erinnerungsgedächntis für die Eindringlinge entwickeln.
   - T-Lymphozyten reifen im Thymus heran und erkennen spezifische Krankheitserreger.

2. humorale (gegen Krankheitserreger außerhalb der Zellen)

   - B-Zellen sind für die humorale Immunität verantwortlich. Sie werden im Knochenmark gebildet.
   - B-Zellen sind für die Abwehr jeder Art von Krankheitserregern bestimmt. Sie können sehr wirkungsvoll Krankheitserreger neutralisieren, wenn diese noch nicht in die Zellen eingedrungen sind. Sie können aber auch die Herstellung proinflammatorische Zytokine veranlassen, die das Gewebe und Organe mit der Zeit schädigen.

- Eine Studie des *Institute of Medical Biotechnology* am *Peking Union Medical College* in Beijing, China, fand heraus, dass das Polysaccharid der Ningxia Wolfsbeere die Produktion von Interleukin-2 stimuliert. Dieser nicht-entzündliche Bestandteil des Immunsystems schützt gegen Krebszellen und mikrobieller Invasion.[24]
- Eine Studie, im März 2003 im *European Journal of Pharmacology* veröffentlicht, zeigte anhand von *in vitro* Daten, dass das Polysaccharid der Ningxia Wolfsbeere dramatisch die Ausschüttung von Interleukin-2 und Tumornekrosefaktor-Alpha aus spezialisierten Immunzellen, den peripheren mononuklearen Zellen (PMC), drastisch erhöht. Der plötzliche Anstieg von Interleukin-2 und TNF-α erreichte nach vier bis zwölf Stunden seinen Höhepunkt und hielt sich weitere 24 Stunden über der Grundlinie.[25]
- Eine Studie des *Guangdong College of Pharmacy* in China dokumentierte 1999, dass die Ningxia Wolfsbeere die dosisabhängige Fähigkeit besitzt, die durch Hydrocortison induzierte Apoptose in Milzzellen von Ratten zu stoppen.[26]
- Eine Studie des *State Key Labors of Bio-Organic Chemistry in Shanghai* zeigte im August 2001, dass das Polysaccharid der Ningxia Wolfsbeere eine ungewöhnliche Kombination aus „positiver Immunoaktivität und antioxidativem Potential" besitzt. Das Polysaccharid setzt merklich die Phagozytenaktivität in Gang und unterstützt die Vermehrung der Lymphozyten.[27]
- Eine Studie an der *Huazhong Universität für Wissenschaft und Technologie in Wuhan, China*, dokumentierte im Jahr 2004 die Fähigkeit des Wolfsbeerenpolysaccharids, die Proliferation der Lymphozyten in der Milz zu fördern.[28]

- Eine Studie der *Hubei Medizinuniversität in China* fand 1999 heraus, dass die Wolfsbeerenpolysaccharide „einen bemerkenswerten Effekt auf die immunologische Verbesserung“ bei Mäusen zeigten.[29]
- Eine weitere Studie der *Huazhong Universität für Wissenschaft und Technologie* entdeckte im Jahre 2004, dass sich bei Mäusen, die 10 Tage lang mit 10 mg/kg Wolfsbeerenpolysaccharid gefüttert wurden, die Phagozytose der Makrophagen, die Lymphozytenproliferation in der Milz, die zytotoxische Aktivität der T-Lymphozyten (CTL) und die Expression von Interleukine-2 (IL-2) verbesserten. Die Tiere, die mit Polysaccharid gefütterte wurden, konnten auch dem Wachstum von transplantierten Krebstumorzellen (Sarkoma S180) standhalten.[30]

Zink (mg) in 100 Gramm Nahrung[1]

Backhefe	6.43	Limabohnen	0.95
Rind, obere Lende	5.85	Alfalfasprossen	0.91
Haferkleie, roh	3.11	Bambustriebe	0.65
Reis, braun, roh	2.02	Pilze, gefroren	0.56
Ningxia Wolfsbeere getrocknet[2],	**1.80**	Kidneybohnen	0.55
Truthahn, helles Fleisch, roh	1.62	Hafermehl	0.49
Wildreis, gekocht	1.34	Rosenkohl	0.36
Ricottakäse	1.34	Datteln, getrocknet	0.29
Ei, ganz, roh	1.10	Rosinen	0.27
Navybohnen	1.06	Kohl	0.24

1. U.S. Department of Agriculture, Agricultural Research Service. 2004. USDA National Nutrient Database for Standard Reference, Release 17.
2. Vorabinformationen von getrockneten Früchten der Ningxia Wolfsbeere (Lycium barbarum), gelagert zwischen 1 bis 3 Jahren. Analyse durchgeführt von Industrial Labs, Denver, CO.

Proteine und Immunität

Mit einem 15.6%igen Proteingehalt ist die Wolfsbeere eine reiche Aminosäurenquelle, wodurch sowohl das angeborene als auch das erworbene Immunsystem erhalten werden. Eiweiß ist ein wichtiger Baustein für weiße Blutzellen und Antikörper. Beide gehören zu den Zellen/Proteinkörpern, die sich im Körper am schnellsten und öftestens teilen und reproduzieren müssen.

Für eine optimale zell-vermittelte Immunantwort ist eine gesunde Thymusdrüse unbedingt nötig. Sie dient als 'Trainingslager' für T-Lymphozyten. Dort sollen die Zellen lernen, Krankheitserreger oder wachsende Krebszellen zu erkennen und zu vernichten. Bei Autopsien an Kinder mit Proteinmangel sind die Thymusdrüsen geschrumpft und nicht funktionstüchtig. Deshalb gilt unter Ärzten die Thymusdrüse oft als „Barometer für den Ernährungszustand“, da ein chronischer Eiweißmangel die Thymusdrüse zum Schrumpfen bringt, und somit auch die Immunantwort beeinträchtigt.

Laut Dr. Michael Williams von der *Northwestern Medizinuniversität* besitzt der Durchschnittsbürger zu jedem Zeitpunkt etwa 100 bis 10000 freibewegliche Tumorzellen im Körper. Das Immunsystem hält diese Zellen in Schach. Da mit dem Alter diese Exekutivkraft schwächer wird, können die Krebszellen immer schlechter detektiert und eliminiert werden.

Zink und Immunität

Die Ningxia Wolfsbeere stellt auch eine ausgezeichnete, vegetarische Quelle für Zink dar, einem Mineral, das für ein gesundes Immunsystem sehr wichtig ist. Die getrocknete Beere enthält fünfmal so viel Zink wie Rosenkohl und mehr Zink als rohe Eier.[31]

Zink spielt in der Herstellung von natürlichen Killerzellen, von IgG (Gamma Interferon) und Tumornekrosefaktor eine essentielle Rolle. Zink verbessert auch die antimikrobielle Aktivität von Makrophagen, erhöht die Zahl der CD4 zytotoxischer Lymphozyten, und vermindert dabei die Anzahl an CD8 immunsuppressiven Lymphozyten.[32]

Laut Lothar Rink, einem Immunologen der Medizinuniversität Lubeck in Deutschland, „hat sich die wichtige Rolle des Zink als essentielles Spurenelement für die Immunfunktion schon gut etabliert." Er zitierte über 100 Studien, die dies bekräftigen.[33]

Ananda Prasad, Immunologin an der *Wayne State Universität* veranschaulichte anhand einer grafischen Darstellung, wie schädlich sich ein Zinkmangel auf das Immunsystem und die Langlebigkeit auswirken kann. Personen mit Akrodermatitis enteropathica (auch bekannt als Brandt-Syndrom oder Danbolt-Cross-Syndrom) leiden unter einem genetischen Effekt, der die Zinkabsorption aus der Nahrung hemmt. Ohne Zinksupplementation ist diese Krankheit fatal. Die Patienten erliegen für gewöhnlich gewöhnlichen Infekten.[34-36]

„Durch ein sorgfältiges Krankheitsmanagement", merkte Dr. med Anne Walling, Medizinerin der Universität Kansas, Wichita, an „sollte diesen Patienten trotz ihres genetischen Defekts ein normales Leben und eine gewöhnliche Lebensdauer möglich sein." Als sehr gute Intervention bietet sich eine Zinksupplementation an.[37]

Zinkmangel ruft erwiesenermaßen sowohl bei menschlichen als auch bei tierischen Versuchsobjekten eine Varietät von Immundefiziten hervor: z.B. Verarmung der T- Lymphozyten in Milz und Lymphknoten, beeinträchtigte Antikörperfunktion, schrumpfende Thymusdrüse und weniger humorale und zelluläre Immunzellen.

Noch beunruhigender ist die Tatsache, dass sich der Zinkmangel verstärkt, wenn mit höherem Alter die Magensäurebildung verringert wird.

Eine *Wayne State Universitätsstudie* ermittelte, dass unter einer Gruppe von 180 zufällig ausgewählten älteren Versuchsteilnehmern die durchschnittliche Zinkaufnahme aus der Nahrung nur 9 mg am Tag betrug. Das sind 40% weniger als von der Food and Nutrition Board empfohlen (15 mg/Tag) wird. Außerdem zeigten 30% der Versuchspersonen in dieser Gruppe einen Zinkmangel in den Granulozyten und Lymphozyten, was mit einer verarmten Interleukin-1 (IL-1)produktion korreliert. Nachdem in einer selektierten Gruppe Zink supplemiert wurde, erhöhte sich dort die IL-1 und Lymphozytaktivität schlagartig.[38-41]

Eine Untersuchung der *Case Western Reserve Universität* im September 2004 zeigte deutlich, dass sich zur Behandlung des grippalen Infekts durch Rhinoviren Zink als äußerst effektiv erweist. „Die klinischen Resultate unterstreichen die Bedeutung von Zink. Wird es innerhalb von 24 Stunden nach Symptombeginn verabreicht, werden dadurch Dauer und Schweregrad des grippalen Infekts verringert", so Hulisz im *Journal of the American Pharmaceutical Association.*[41]

1999 veranschaulichte eine John Hopkins Studie die positive Auswirkung von einer geringen Zinkmenge bei Kindern, die im endemischen Gebiet von Papua Neuguinea wohnten und mit Malaria infiziert waren.

274 Vorschulkindern im Alter von 6 bis 60 Monaten erhielten 6 Tage pro Woche 46 Wochen lang 10 mg natürliches Zink. Nachdem die Forscher die Daten tabellarisch geordnet hatten, konnten sie sehen, dass durch die Zinkergänzung die Episoden der Parasitenüberlastung um 38% (Parasitenanzahl über 9200 Parasiten/Mikrol) und eine schwere Parasitenüberlastung (Parasitämie über 100,000/Mikrol) um 69% reduziert wurden.[42]

Wolfsbeeren und Darmflora

Der hohe Gehalt an Polysacchariden und Faserstoffen in der Ningxia Wolfsbeere fördert das Wachstum der guten Darmbakterien. Eine Ernährungsform, die viele schützende, vegetabile Ballaststoffe, wie solche aus der Wolfsbeere enthält, führt zu einem Vermehrung gesundheitsfördernder *Lactobacillen* und Reduktion von schädigenden Bakterienkulturen, z.B. *Clostridium perfringens.*

Die Sieben Tage Adventisten, deren Religion das Essen von Tierprodukten verbietet, besitzen im Vergleich zu Nicht-Vegetariern zu konventioneller amerikanischer Ernährungsweise eine viel höhere Population guter Darmbakterien und eine niedrigere Zahl pathogener Bakterien.[43]

Gute Bakterien können die Krebsentwicklung verhindern, indem sie kurzkettige Fettsäuren im Darm erzeugen, die das Darmmilieu ansäuern. Der verringerte pH-Wert im Darm wird stark mit einem niedrigeren Darmkrebsrisiko assoziiert.[44-45]

Das Arginin in den Wolfsbeeren stärkt das Immunsystem

Die Wolfsbeere ist reich mit Arginin beladen. Das ist ein weiterer Grund, warum diese Beere das Immunsystem so sehr stärkt. Die semi-essentielle Aminosäure, L-Arginin, ist ein wichtiger Nährstoff für eine gut funktionierende Immunkraft. Aus diesem Grund enthalten die enteralen und parenteralen Sondennahrungen für Brand- und Traumapatienten in Spitäler Arginin.

Eine große Anzahl klinischer Studien zeigt, dass supplemeniertes L-Arginin die entzündungshemmende Teilnehmerzahl des Immunsystems, z.B. Gamma Interferon und natürliche Killerzellen (NK), erheblich erhöht. NK- Zellen sind kraftvolle Immunzellen, die viral infizierte oder mutierte (karzinogene) Zellen aufspüren und zerstören. NK- Zellen stimulieren auch die Zytokinproduktion (z.B. Gamma Interferon), wodurch die Abwehr gegen viele pathogene Mikroorganismen zusätzlich verbessert wird.[46-47]

Die Fähigkeit von L-Arginin, die entzündungshemmenden Eigenschaften des Immunsystems aufzubessern, ist auf die Produktion von Nitritoxid zurückzuführen. Eine weitere Erklärung für den immun-fördernden Effekt des L-Arginins ist seine Funktion als Vorläufer des Tetrapeptids Tuftsin.[48]

In einer Studie aus dem Jahr 1999 über Brandpatienten an der *West China Universität der Medizinischen Wissenschaften in Sichuan, China*, wurden die Auswirkungen von 15 Gramm L-Argininergänzung bei Patienten mit zweitgradigen Verbrennungen ausgetestet. Für diesen klinischen Versuch wurde ein randomisiert kontrolliertes Studienformat gewählt. Die Ergebnisse zeigten, dass L-Arginin merklich die Aktivität der natürlichen Killerzellen und die IL-2 Produktion antreibt.

Studienleiter Yuen Cen, Mitglied des Department für Verbrennungs- und Plastischer Chirurgie: „Diese Resultate suggerieren, dass sich eine exogene Argininsupplementation bei zweitgradigen Verbrennungen auf die Wiederherstellung der zellulären Immunfunktion und des Proteinanabolismus positiv auswirkt.“ [49]

In einer Studie aus dem Jahr 1998 testeten Wissenschaftler der *Medizinuniversität Osaka in Japan* die Wirkung von oral verabreichtem L-Arginin auf die NK-Zellfunktion bei 21 gesunden Personen. Sie fanden heraus, dass L-Arginin tatsächlich die NK-Zellaktivität in die Höhe trieb, wenn auch nicht bei Patienten mit Chronischen Erschöpfungssyndromen (CFS). Das könnte darauf zurückgeführt werden, dass bei CFS-Patienten eine mögliche Dysfunktion in der Arginin- NO (Nitritoxid)-mediierten NK-Zellen-Aktivierung besteht.[50]

Synergie von Arginin und Glutamin

Wird L-Arginin mit einer weiteren Amiosäure, die in der Ningxia Wolfsbeere vorkommt, kann die gesunde stimulierende Wirkung auf das Immunsystem noch vergrößert werden. Diese Aminosäure ist das L-Glutamin.

Klinische Berichte: Wolfsbeere und Immunität

- Therapeutische Effekte der Lycium barbarum Polysaccharide (LBP) auf Mytomycin-C (MMC)- induzierte myelosuppressive Mäuse.- G Hai- Yang, et al. 2004
- Experimentelle Studien zur Verstärkung der lienalen Lymphozytenproliferation bei Mäusen durch das Lycium barbarum Glykopeptid.- G Du, L Liu, J Fang. 2004
- Immunomodulation und antitumorale Aktivität eines Polysaccharid-Proteinkomlex aus der Lycium barbarum.- L Gran et al. 2004
- Hemmende Effekte der Achryanthes bidentata Polysaccharide und Lycium barbarum Polysaccharide auf die nicht-enzymatische Glykierung auf die D-Galaktose-induzierten Alterung von Mäusen. Deng HB et al. 2003
- Ein Polysaccharid-Proteinkomlex der Lycium barbarum reguliert die Zytokinexpression in menschlichen peripherischen Blutmononuklearzellen hinauf.- LGan et al. 2003
- Physisch-chemische Eigenschaften und Aktivität des Glykokunjugats LbGp2 aus der Lycium barbarum L.- XM Peng, ZF Wang, GY Tian.2001
- Fortschritte in immunopharmakologischer Studie an der Lycium barbarum L.- Y Xu et al. 2000
- Regulative Wirkung der Lycium barbarum auf die Apoptose der Rattenmilz in vitro.- X Lu et al.1999
- Effekte von reinen und unverarbeiteten Lycium barbarum Polyssacharide auf die Immunopharmakologie.- Q Luo, J Yan, S Zhang.1999
- Isolierung, Reinigung und physisch-chemikalische Eigenschaften von immunoaktiven Bestandteilen aus der Frucht Lycium barbarum L.- L Huang et al.1998
- Immunologische Aspekte der Chinesisch Heilpflanzen als Antiagingarznei.- PG Xiao, ST Xing, LW Wang. 1993.

Eine medizinische Arbeitsgruppe an der *Shanghai Medizinuniversität in China* erforschte den Einsatz von Arginin und Glutaminlösungen in Sondenernährung bei Patienten mit gastrointestinalen Karzinomen. Gerade in diesen Patientenklientel kommt eine adäquate Ernährung und eine Stärkung des Immunsystems im Kampf über Leben und Tod eine wichtige Bedeutung zu. In dieser doppelt-blinden klinischen Untersuchung wurden 48 Patienten zufällig in eine Kontrollgruppe mit Standardkost und in eine Behandlungsgruppe mit Arginin- und Glutaminsupplementation eingeteilt. Die Studie dauerte 8 Tage.

Beide Kostformen wurden ausgezeichnet toleriert, mit einem großen Unterschied in der Immun- und Entzündungsantwort zwischen den Gruppen. Die Versuchpersonen, die zusätzlich die zwei erhielten, zeigten ein gesünderes Immunsystem und weniger Entzündung als die Kontrollgruppe. Die Gruppe mit der Supplementation hatte viel höhere Nitritoxidspiegel, eine höhere Gesamntlymphozytenzahl, mehr T-Lymphozyten, T-Helferzellen und NK-Zellen. Der Entzündungsmarker C-reaktives Protein im Blut war auch geringer ausgeprägt.[51]

Referenzen:

1. Xiao PG, Xing ST, Wang LW. Immunological aspects of Chinese medicinal plants as antiaging drugs. JEthnopharmacol. 1993 Mar;38(2-3):167-75.
2. Currier NL, Miller SC. Echinacea purpurea and melatonin augment natural-killer cells in leukemic mice and prolong life span. J Altern Complement Med. 2001 Jun;7(3):241-51.
3. Fujisawa T, Yamaguchi Y. Autologous tumor killing activity as a prognostic factor in primary resected non-small cell carcinoma of the lung. Cancer. 1997 Feb 1;79(3):474-81.

4. Hanna N. The role of natural killer cells in the control of tumor growth and metastasis. Biochem Biophys Acta. 1985;780(3):213-26.
5. Wu J, Lanier LL. Natural killer cells and cancer. Adv Cancer Res. 2003;90:127-56.
6. Herberman RB, Ortaldo JR. Natural killer cells: their roles in defenses against disease. Science. 1981 Oct 2;214(4516):24-30.
7. Oliver RT, Tobias J, Gallagher C. Prebiopsy neo-adjuvant endocrine therapy for breast cancer to prevent post-surgery trauma-induced growth factor and immune-suppression mediated tumour progression. Eur J Cancer. 1996 Mar;32A(3):396-7.
8. Page GG, Ben Eliyahu S., Liebeskind JC. The role of LGL/NK cells in surgery-induced promotion of metastasis and its attenuation by morphine. Brain Behav Immun. 1994 Sep;8(3):241-50.
9. Levy SM, Herberman RB, Maluish AM, et al. Prognostic risk assessment in primary breast cancer by behavioral and immunological parameters. Health Psychol. 1985;4(2):99-113.
10. Page GG, Ben Eliyahu S, Taylor AN. The development of sexual dimorphism in natural killer cell activity and restistance to tumor metastasis in the Fischer 344 rat. J Neuroimmunol. 1995 Dec;63(1):69-77.
11. Schantz SP, Brown BW, Lira E, et al. Evidence for the role of natural immunity in the control of metastatic spread of head and neck cancer. Cancer Immunol Immunother. 1987;25(2):141-8.
12. Tjalma WA, Winter-Roach BA, Rowlands P, et al. Port-site recurrence following laparoscopic surgery in cervical cancer. Int J Gynecol Cancer. 2001 Sep;11(5):409-12.
13. Wiltrout RH, Herberman RB, Zhang SR, et al. Role of organ-associated NK cells in decreased formation of experimental metastases in lung and liver. J Immunol. 1985 Jun;134(6):4267-75.
14. Gaspani L, Bianchi M, Limiroli E, et al. The analgesic drug tramadol prevents the effect of surgery on natural killer cell activity and metastatic colonization in rats. J Neuroimmunol. 2002 Aug;129(1-2):18-24.
15. Gorelik E, Wiltrout RH, Okumura K, et al. Role of NK cells in the control of metastatic spread and growth of tumor cells in mice. Int J Cancer. 1982 Jul 15;30(1):107-112.
16. Tartter PI, Steinberg B, Barron DM, et al. The prognostic significance of natural killer cytotoxicity in patients with colorectal cancer. Arch Surg. 1987 Nov;122(11):1264-8.
17. Koda K, Saito N, Takiguchi N, et al. Preoperative natural killer cell activity: correlation with distant metastases in curatively research colorectal carcinomas. Int Surg. 1997 Apr;82(2):190-3.
18. Watzl B, Bub A, Briviba K, Rechkemmer G. Supplementation of a low-carotenoid diet with tomato or carrot juice modulates immune functions in healthy men. Ann Nutr Metab. 2003;47(6):255-61.
19. Watzl B, Bub A, Blockhaus M, Herbert BM, Luhrmann PM, Neuhauser-Berthold M, Rechkemmer G. Prolonged tomato juice consumption has no effect on cell-mediated immunity of well-nourished elderly men and women. J Nutr. 2000 Jul;130(7):1719-23.
20. Watzl B, Bub A, Brandstetter BR, Rechkemmer G. Modulation of human T-lymphocyte functions by the consumption of carotenoid-rich vegetables. Br J Nutr. 1999 Nov;82(5):383-9.
21. Li Xueru et al., Clinical Experiment on Lycium, Bulletin on Achievements in Scientific and Technological Research, Serial 84, No. 4, 1988.
22. Huang L, Lin Y, Tian G, Ji G. Isolation, purification and physico-chemical properties of immunoactive constituents from the fruit of Lycium barbarum L. Yao Xue Xue Bao. 1998 Jul;33(7):512-6.
23. Xu Y, He L, Xu L, Liu Y. Advances in immunopharmacological study of Lycium barbarum L. Zhong Yao Cai. 2000 May;23(5):295-8.
24. Deng HB et al., Inhibiting effects of Achyranthes bidentata polysaccharide and Lycium barbarum polysaccharide on nonenzyme glycation in D-galactose induced mouse aging model. Biomed Environ Sci. 2003 Sep;16(3):267-75.
25. Gan L, Zhang SH, Liu Q, Xu HB. A polysaccharide-protein complex from Lycium barbarum upregulates cytokine expression in human peripheral blood mononuclear cells. Eur J Pharmacol. 2003 Jun 27;471(3):217-22.
26. Lu X, Xian X, Lu W, Wu X, Gu H. The regulation of Lycium barbarum on apoptosis of rat spleen in vitro. Zhong Yao Cai. 1999 May;22(5):250-1.
27. Peng XM, Wang ZF, Tian GY. Physico-chemical properties and activity of glycoconjugate LbGp2 from Lycium barbarum L. Yao Xue Xue Bao. 2001 Aug;36(8):599-602.
28. Du G, Liu L, Fang J. Experimental study on the enhancement of murine splenic lymphocyte proliferation by Lycium barbarum glycopeptides. J Huazhong Univ Sci Technolog Med Sci. 2004;24(5):518-20, 527.
29. Luo Q, Yan J, Zhang S. Effects of pure and crude Lycium barbarum polysaccharides on immunopharmacology. Zhong Yao Cai. 1999 May;22(5):246-9.
30. Gan L et al., Immunomodulation and anti-tumor activity by a polysaccharide-protein complex from Lycium barbarum. Int Immunopharmacol. 2004 Apr;4(4):563-9.
31. U.S. Departement of Agriculture, Agricultural Research Service. 2001. USDA Nutrient Database for Standard Reference, Release 16. Nutrient Data Laboratory Home Page, http://www.nal.usda.gov/fnic/foodcomp.
32. Shankar AH, Prasad AS. Zinc and immune function: the biological basis of altered restistance to infection. Am J Clin Nutr. 1998 Aug;68(2 Suppl):447S-463S.

33. Rink L, Kirchner H. Zinc-altered immune function and cytokine production. J Nutr. 2000 May;130(5S Suppl):1407S-11S.
34. Chandra RK. Acrodermatitis enteropathica: zinc levels and cell-mediated immunity. Pediatrics. 1980 Nov;66(5):789-91.
35. Janaki VR, et al. Acrodermatitis enteropathica. J Indian Med Assoc 1981;76:43-4.
36. Moynahan EJ. Acrodermatitis enteropathica: a lethal inherited human zinc-deficiency disorder. Lancet 1974;2(7877):399-400.
37. Anne Walling,MD. Acrodermatitis enteropathica.1989, American Academy of Family Physicians.
38. Prasad AS et al. Zinc deficiency in elderly patients. Nutrition. 1993 May-Jun;9(3):218-24.
39. Shankar AH, Prasad AS. Zinc and immune function: the biological basis of altered resistance to infection. Am J Clin Nutr. 1998 Aug;68(2 Suppl):447S-463S.
40. Prasad AS, Dardenne M, et al. Serum thymulin and zinc deficiency in humans. Trans Assoc Am Physicians. 1987;100:222-31.
41. Hulisz D. Efficacy of zinc against common cold viruses: an overview. J Am Pharm Assoc (Wash DC). 2004 Sep-Oct;44(5):594-603.
42. Shankar AH et al., Zinc and immune function: the biological basis of altered resistance to infection. Am J Clin Nutr. 1998 Aug;68(2 Suppl):447S-463S.
43. Finegold SM et al., Fecal microbial flora in Seventh Day Adventist populations and control subjects. Am J Clin Nutr 1977;30:1781-1792.
44. Goldin BR, Gorbach SL. The effect of milk and lactobacillus feeding on human intestinal bacterial enzyme activity. Am J Clin Nutr 1984;39:756-761.
45. Aso Y, Akazan H. Prophylactic effect of al Lactobacillus casei preparation on the recurrence of superficial bladder cancer. BLP Study Group. Urol Int 1992;49:125-129.
46. Bogdan C, Rollinghoff M, Diefenbach A. The role of nitric oxide in innate immunity. Immunol Rev. 2000 Feb;173:17-26.
47. Jyothi MD, Khar A. Induction of nitric oxide production by natural killer cells: its role in tumor cell death. Nitric Oxide. 1999 Oct;3(5):409-18.
48. Cifone MG et al., Interleukin-2-activated rat natural killer cells express inducible nitric oxide synthase that contributes to cytotoxic function and interferon-gamma production. Blood. 1999 Jun 1;93(11):3876-84.
49. Cen Y, Luo XS, Liu XX. Effect of L-arginine supplementation on partial-thickness burned patients. Zhongguo Xiu Fu Chong Jian Wai Ke Za Zhi. 1999 Jul;13(4):227-31.
50. Ogawa M et al., Decreased nitric oxide-mediated natural killer cell activation in chronic fatigue syndrome. Eur J Clin Invest, 1998 Nov;28(11):937-43.
51. Wu GH, Zhang YW, Wu ZH. Modulation of postoperative immune and inflammatory response by immune-enhancing enteral diet in gastrointestinal cancer patients. World J Gastroenterol. 2001 Jun;7(3):357-62.

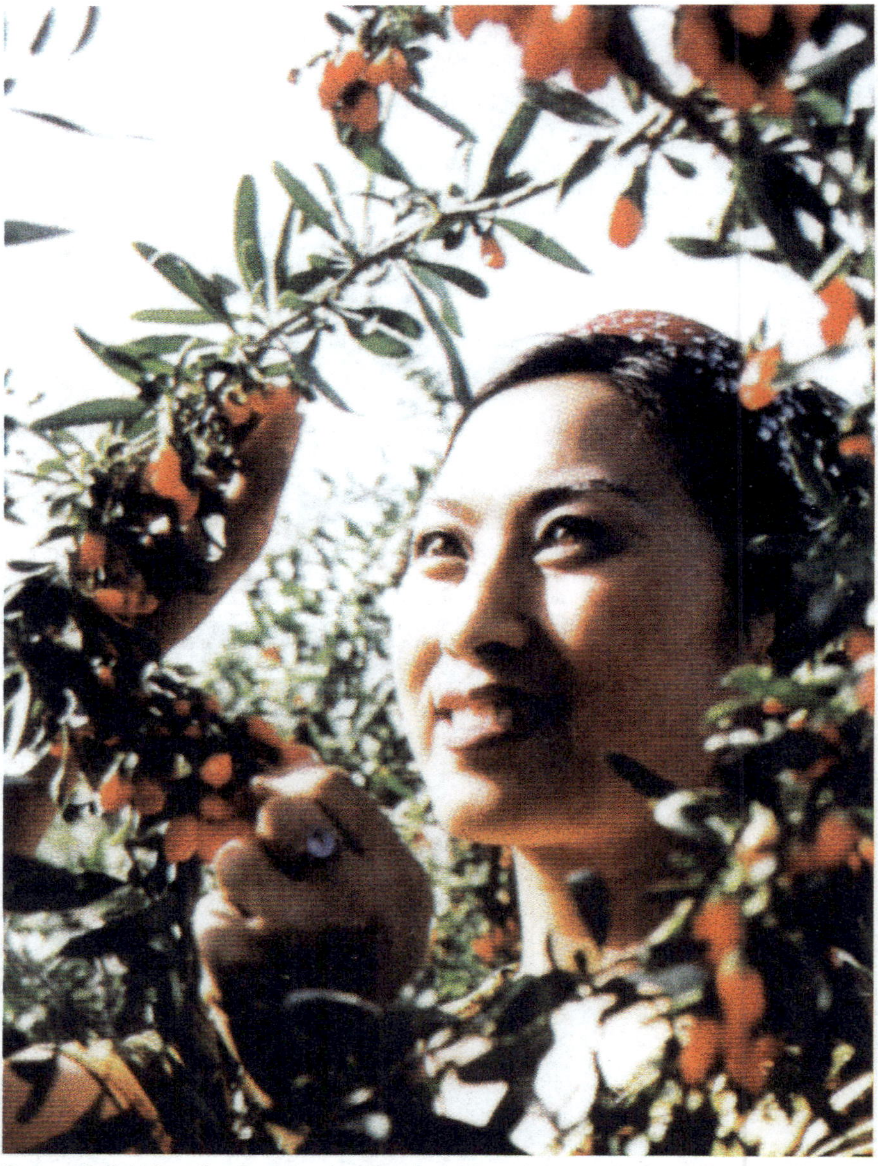

Dozens of clinical studies show that the Ningxia wolfberry helps combat heart disease, cancer, chronic fatigue, depression, diabetes and more. Recent USDA-developed tests reveal it is also the world's most powerful antioxidant food.

Die Ernte der Ningxia Wolfsbeere beginnt mitte Juni und erstreckt sich bis Ende August.

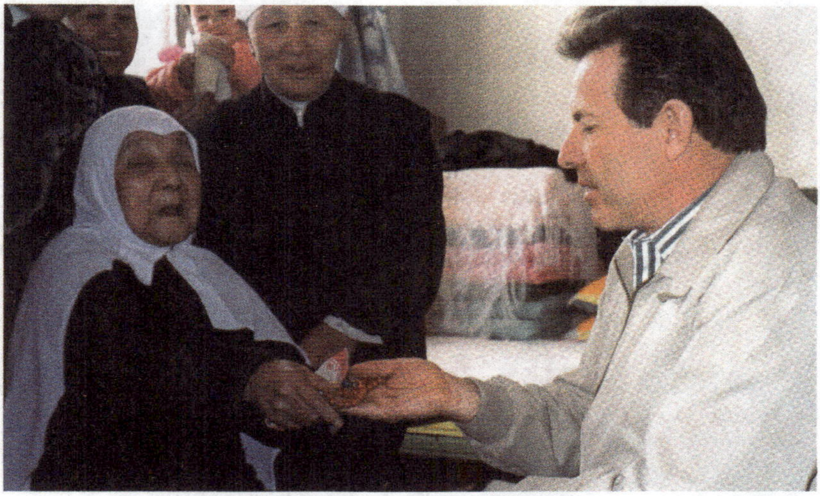

D. Gary Young meets the renown Ma Wang Shi in 1998. Ma Wang is one of the oldest residents of Ningxia Hui automonous region and a regular consumer of wolfberries. She was 121 years of age in this photo.

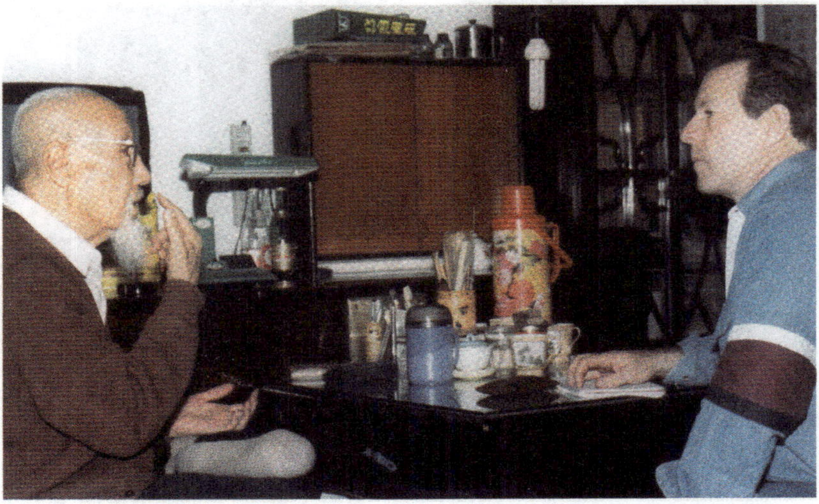

D. Gary Young visiting with a 97-year old Muslim doctor—still practicing—in Ningxia province, China.

Dr. Gary Young trifft 1998 die namhafte Ma Wang Shi. Ma Wang ist eine der ältesten Bewohner der autonomen Ningxia Hui Region und verzehrt regelmäßig Wolfsbeeren. Auf diesem Photo war sie 121 Jahre alt.

Dr. Gary Youngs Besuch in der Ningxia Provinz, China bei einem immer noch praktizierenden 97-jährigen muslimischen Arzt.

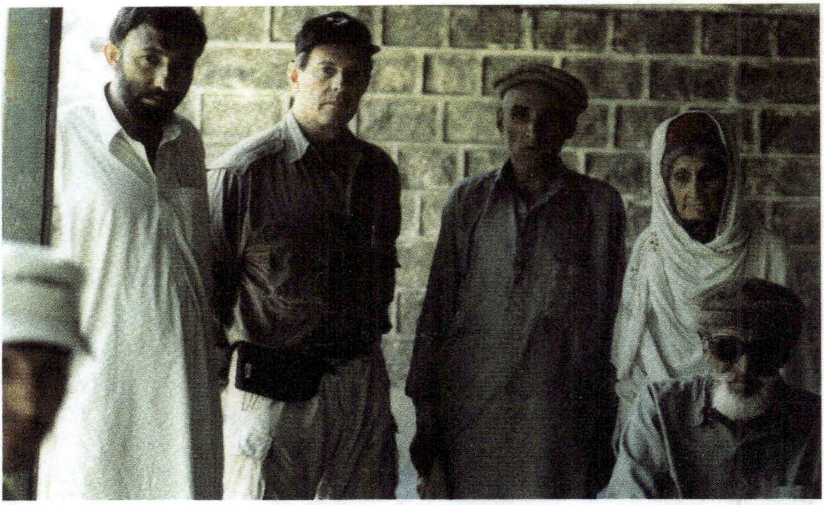

Dr. Essa (far left) and D. Gary Young beside him. At far left sitting is a 103-year-old man from the village of She Qilla in Northern Pakistan.

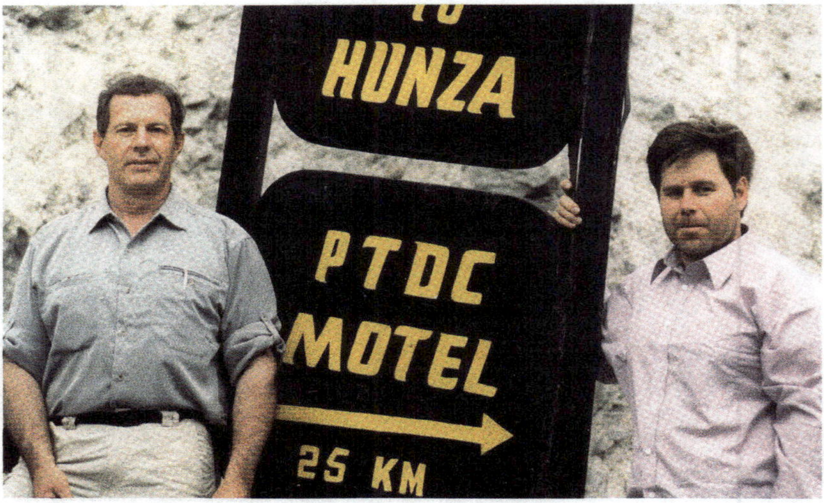

Gary Young (left) and Marc Schreuder (right) at the entrance to Hunza valley in June of 2000. Numerous legends recount the extreme longevity of the Hunzakut people, but outside influences may be taking their toll on this culture.

Dr. Essa (ganz links) und Dr. Gary Young neben ihm. Ganz recht sitzt ein 103-Jahre-alter Mann von Dorf She Qilla in Nordpakistan.

Gary Young (links) und Marc Schreuder (rechts) beim Eintritt ins Hunzadorf im Juni 2000. Zahlreiche Legenden erzählen von der außergewöhnlichen Langlebigkeit der Hunzakutleute. Westliche Einflüsse könnten aber auch diese Kultur bald strapazieren.

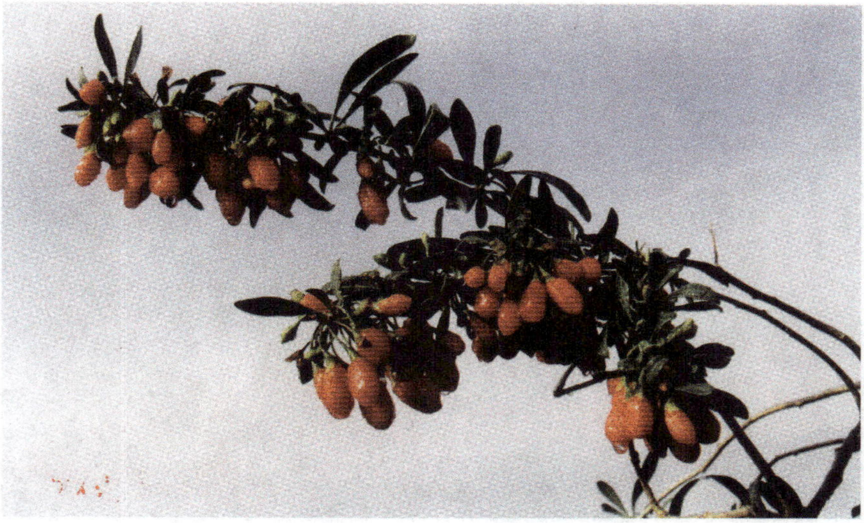

Ningxia wolfberries hang from a branch just prior to harvest.

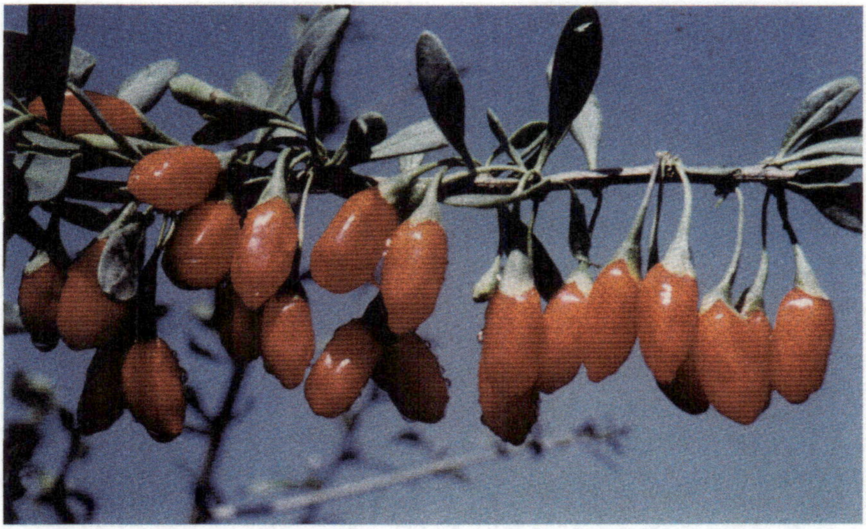

Ripe Ningxia wolfberries hang from an upper branch. They are the highest known antioxidant food according to USDA antioxidant tests.

Von den Ästen hängende Ningxia Wolfsbeeren kurz vor der Ernte.

Ein Ast mit reifen Ningxia Wolfsbeeren. Sie besitzen laut USDA Antioxidantientests den höchsten Antioxidantienwert aller bekannter Nahrungsmittel.

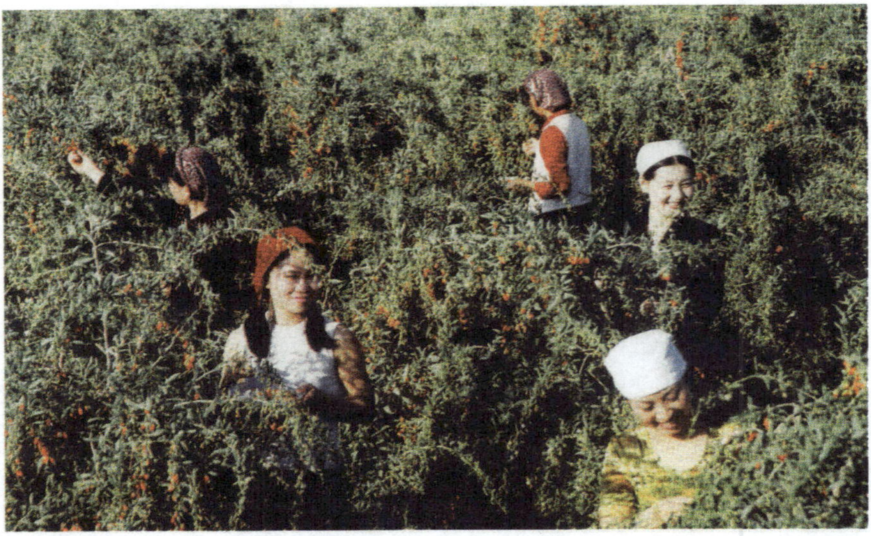

Ningxia wolfberry harvesters hand pick berries and place them into baskets.

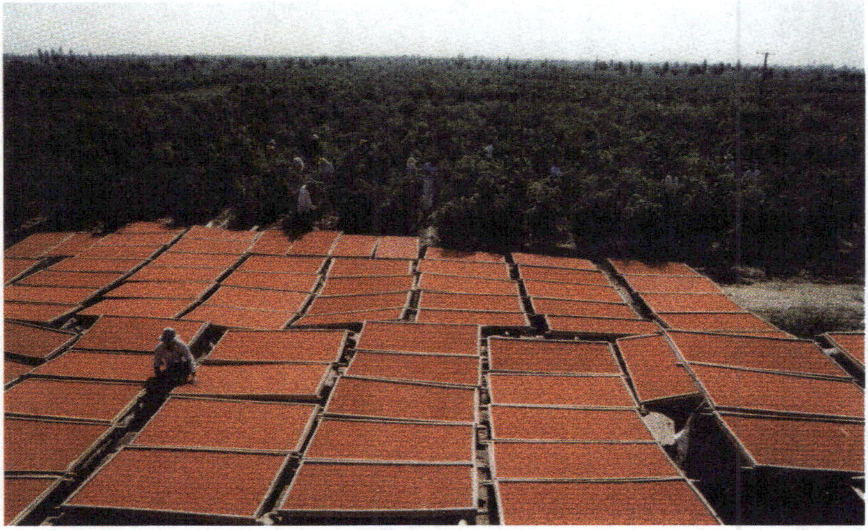

Part of the Ningxia wolfberry crop is sun-dried for two to three weeks prior to sale.

Erntearbeiter pflücken die Ningxia Wolfsbeeren per Hand und legen sie in Körbe.

Ein Teil der Ningxia Wolfsbeerenernte wird vor dem Verkauf zwei bis drei Wochen lang getrocknet.

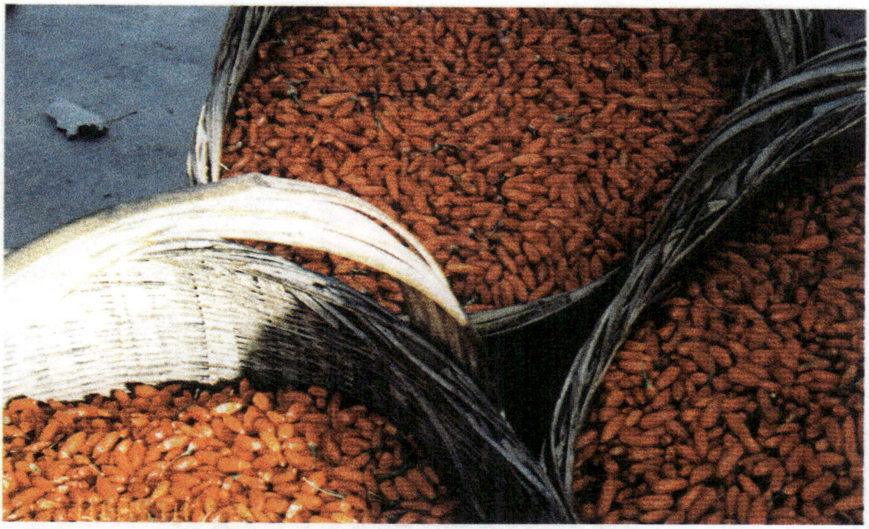

Ningxia wolfberries are placed in baskets immediately after being picked.

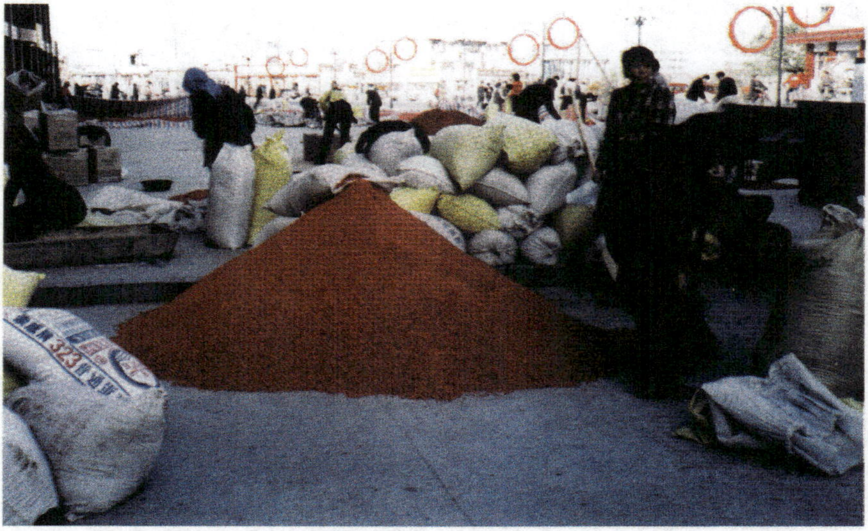

Bulk Ningxia wolfberries getting bagged for shipment.

Ningxia Wolfsbeeren werden sofort nach dem Pflücken in Körbe gefüllt.

Ningxia Wolfsbeeren werden in Massen für die Verschiffung abgepackt.

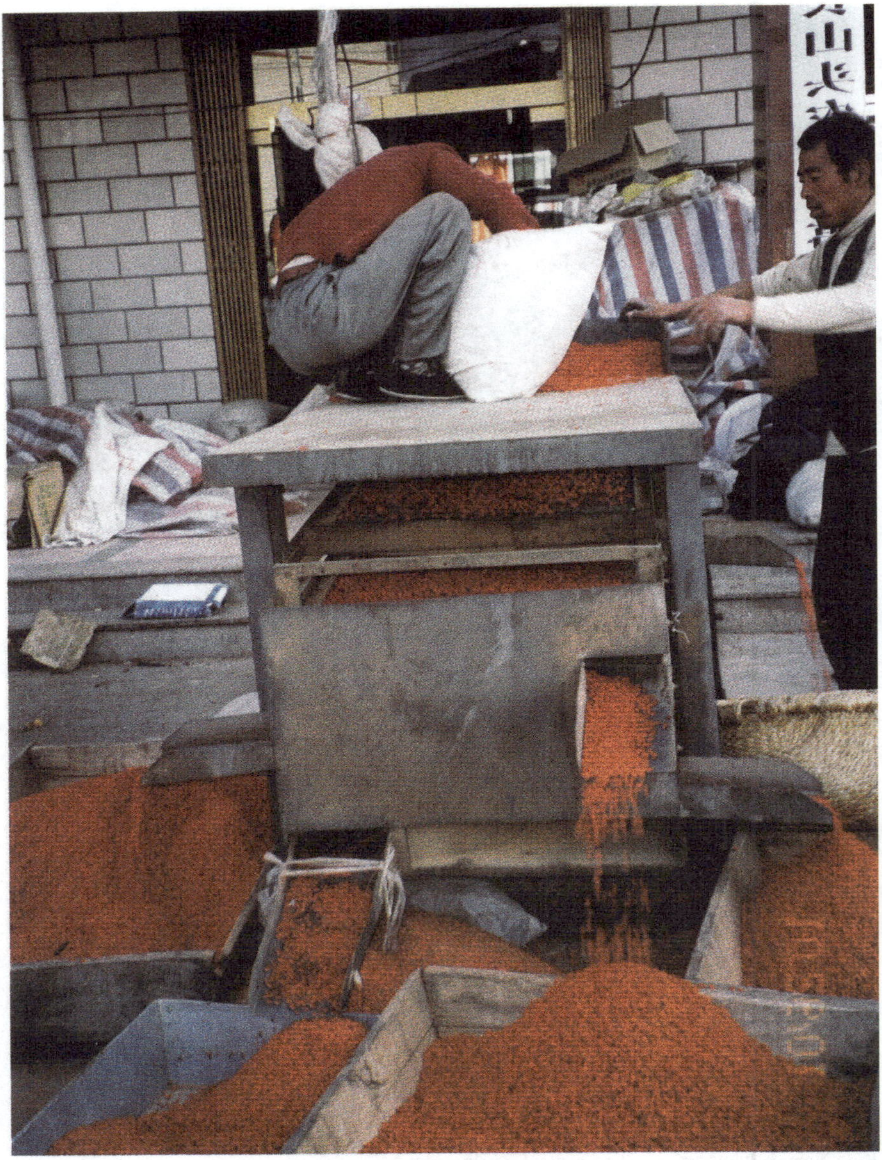

Local villagers sort, grade, and bag Ningixa wolfberries. Currently three grades are sold: A, B, and C.

Dorfbewohner sortieren und verpacken die Ningxia Wolfsbeeren. Momentan stehen drei Güteklassen zum Verkauf frei: A, B und C.

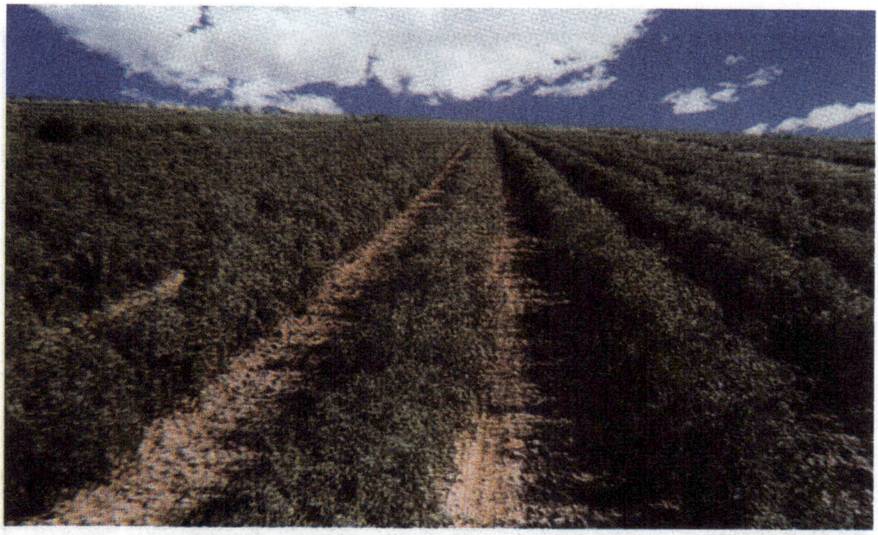

Rows of Ningxia wolfberry trees extend into the horizon The trees are pruned to keep them short so that they can be easily hand-harvested by local village girls.

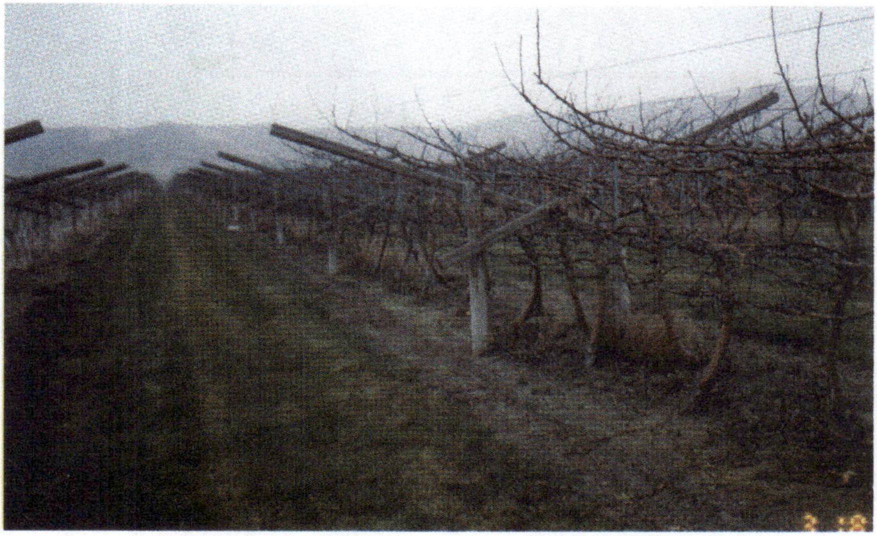

Wolfberry plantation as it appears in late February just prior to the appearance of foliage.

Bis an den Horizont erstrecken sich ganze Reihen aus Ningxia Wolfsbeerenbäumen. Die Bäume werden niedrig gehalten, so dass sie von den Dorfmädchen gut von Hand abgeerntet werden können.

Wolfsbeerplantage im späten Februar, nur kurz vor dem Austreiben der Blätter.

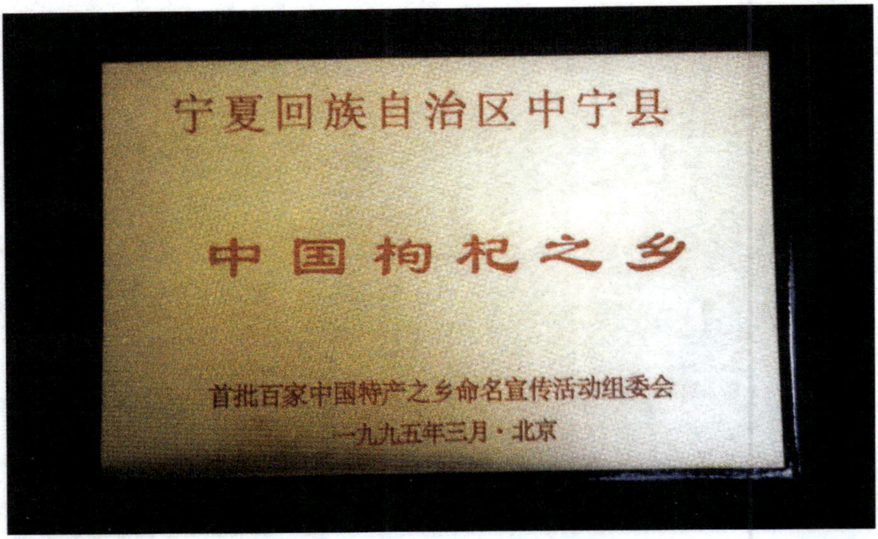
宁夏回族自治区中宁县
中国枸杞之乡
首批百家中国特产之乡命名宣传活动组委会
一九九五年三月·北京

Quality certificate attesting to the authenticity of Ningxia wolfberries.

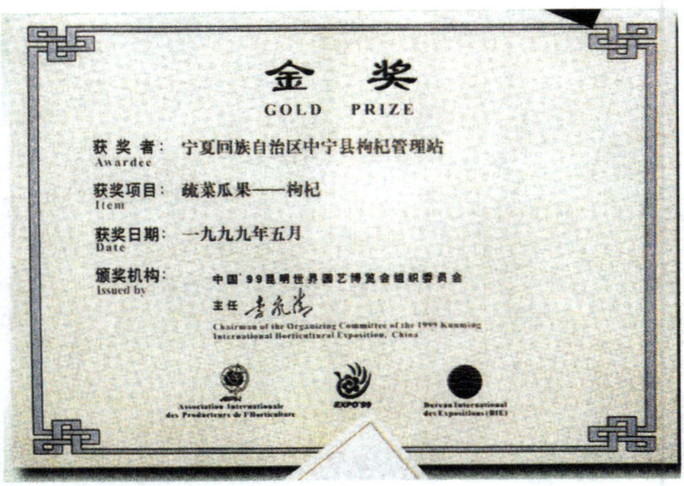
金奖
GOLD PRIZE
获奖者: 宁夏回族自治区中宁县枸杞管理站
Awardee
获奖项目: 蔬菜瓜果——枸杞
Item
获奖日期: 一九九九年五月
Date
颁奖机构:
Issued by
中国'99昆明世界园艺博览会组织委员会
主任

The Ningxia wolfberries are nationally recognized as the premier wolfberry in China.

Ein Qualitätszertifikat, das die Authentizität der Ningxia Wolfsbeeren bezeugt.

Die Ningxia Wolfsbeeren werden national als die beste Wolfsbeere in China anerkannt.

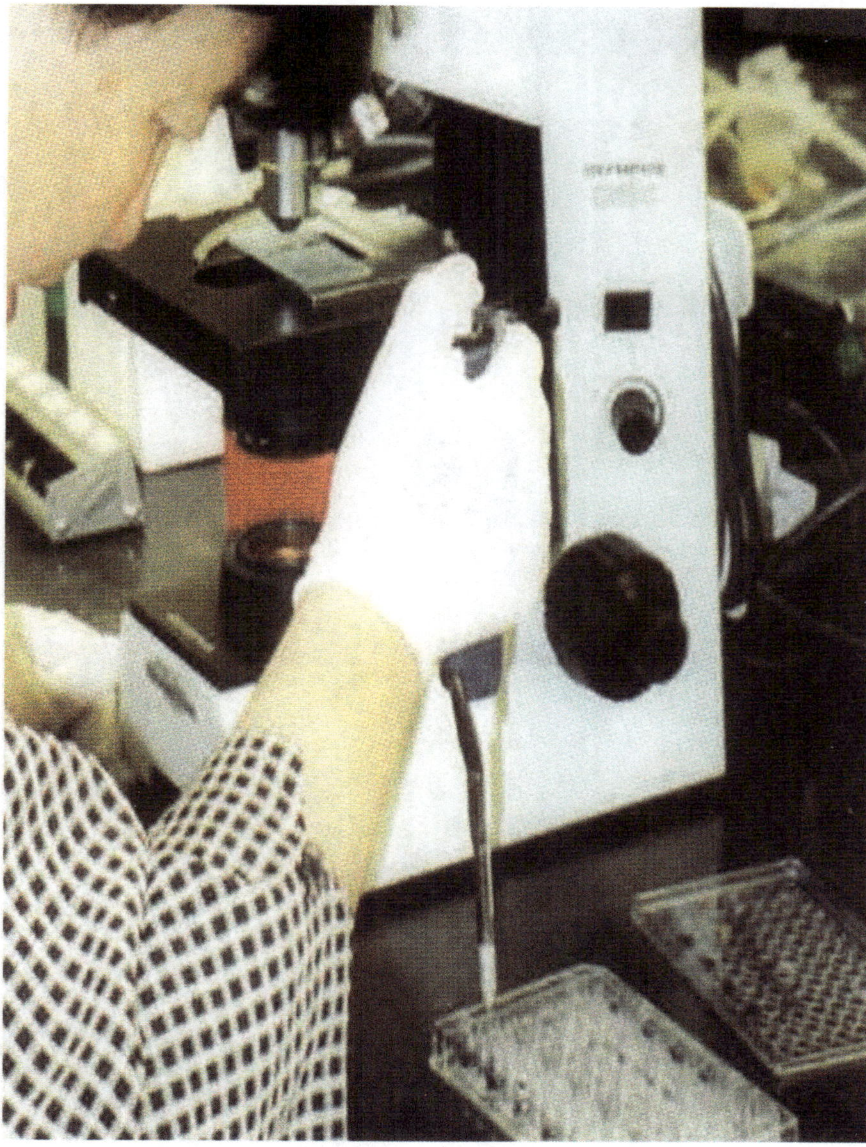

Sue Chao loading cells into hemocyte meter for counting.

Sue Chao füllt die Zählkammern des Hämozytometers.

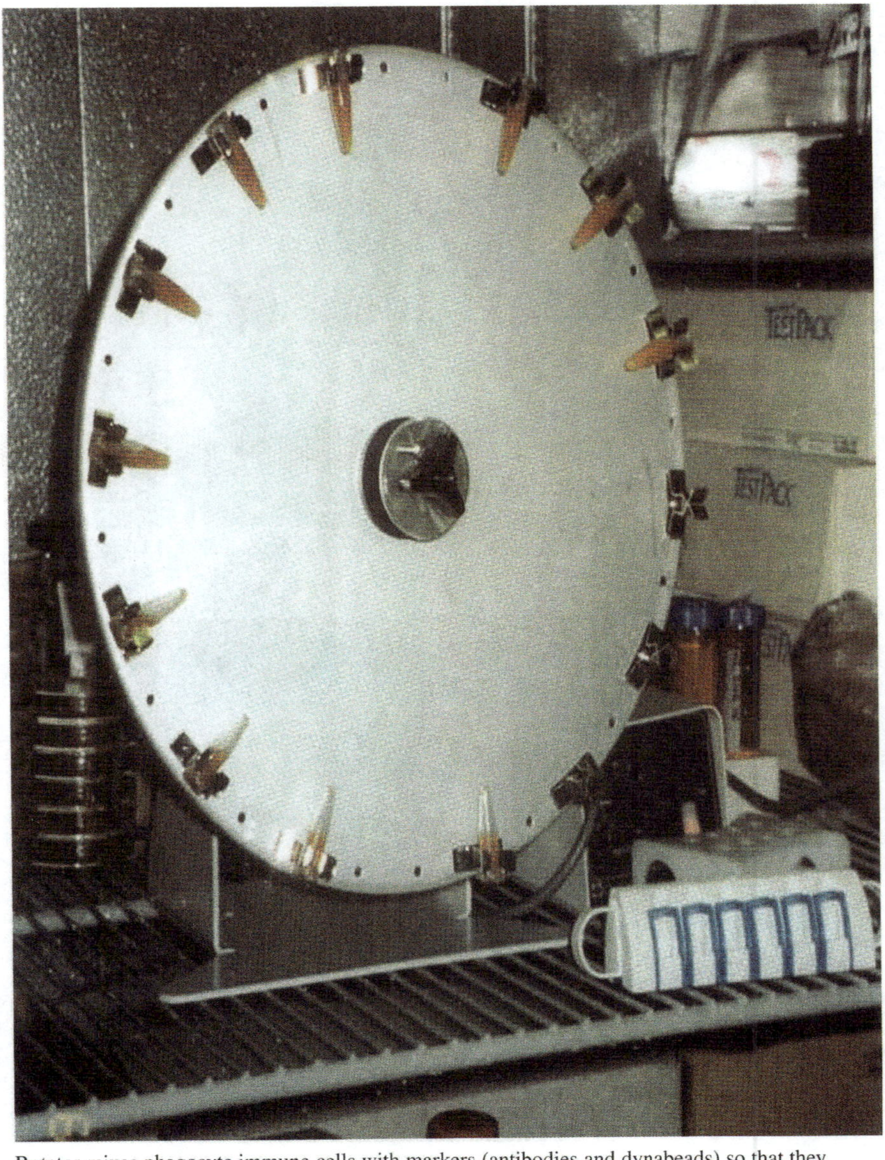

Rotator mixes phagocyte immune cells with markers (antibodies and dynabeads) so that they can be counted.

Eine Dreheinrichtung mischt Phagozyten mit Markern (Antikörper und Dynabeads), so dass sie gezählt werden können.

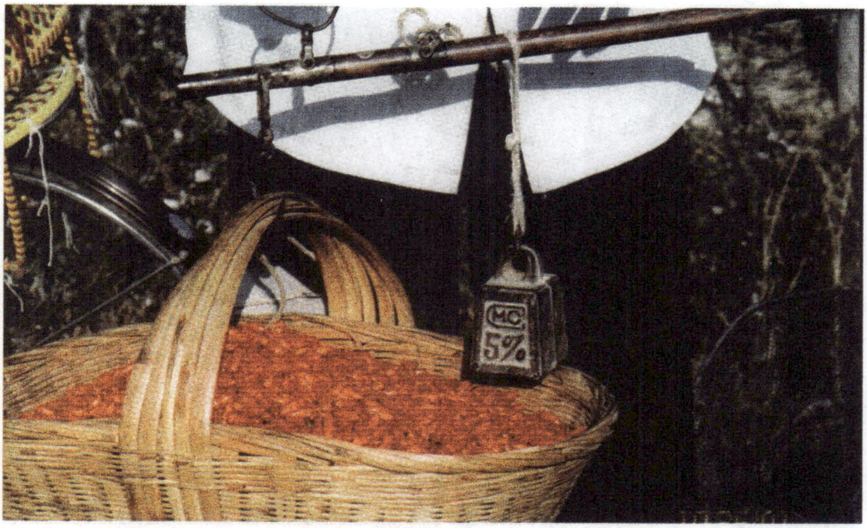

Fresh Ningxia wolfberries are being weighed prior to sale to both local people and visitors throughout China

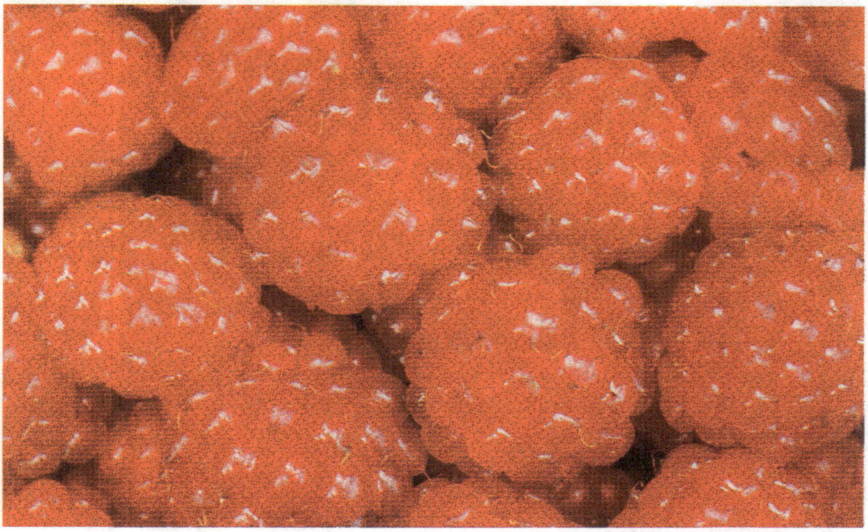

Raspberries are rich in antioxidant nutrients including ellagic acid.

Frische Ningxia Wolfsbeeren werden gewogen bevor sie an Einheimische und Besucher in ganz China verkauft werden.

Himbeeren enthalten viele antioxidative Nährstoffe, einschließlich Ellagsäure.

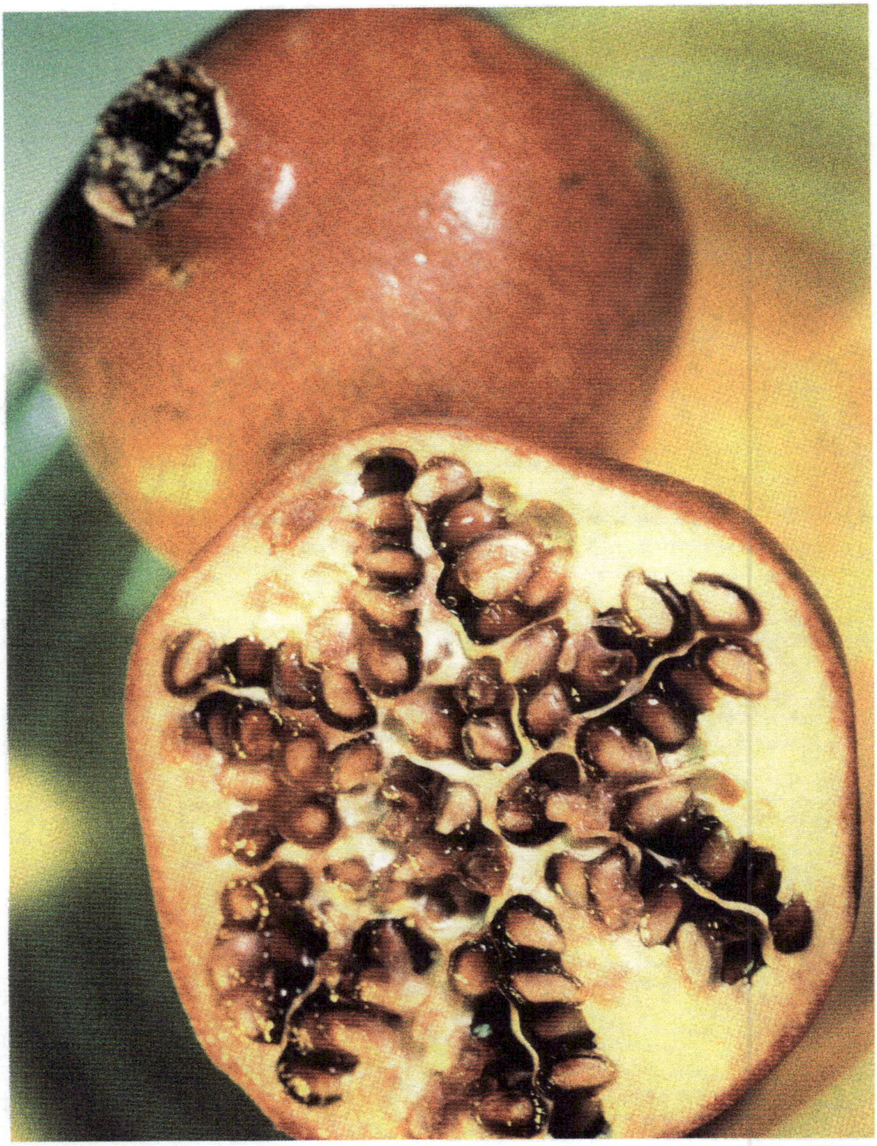

Recent research suggests that pomegranates may prevent heart disease and combat cancer growth. Pomegranates have the fifth highest antioxidant activity according to the ORAC assay developed by USDA researchers at Tufts University.

Laut neuesten Forschungsergebnissen können Granatäpfel Herzkrankheiten vorbeugen und dem Krebswachstum entgegenwirken. Granatäpfel stehen auf der ORAC-Tabelle der USDA-Forschern an der Tufts Universität an fünfter Stelle.

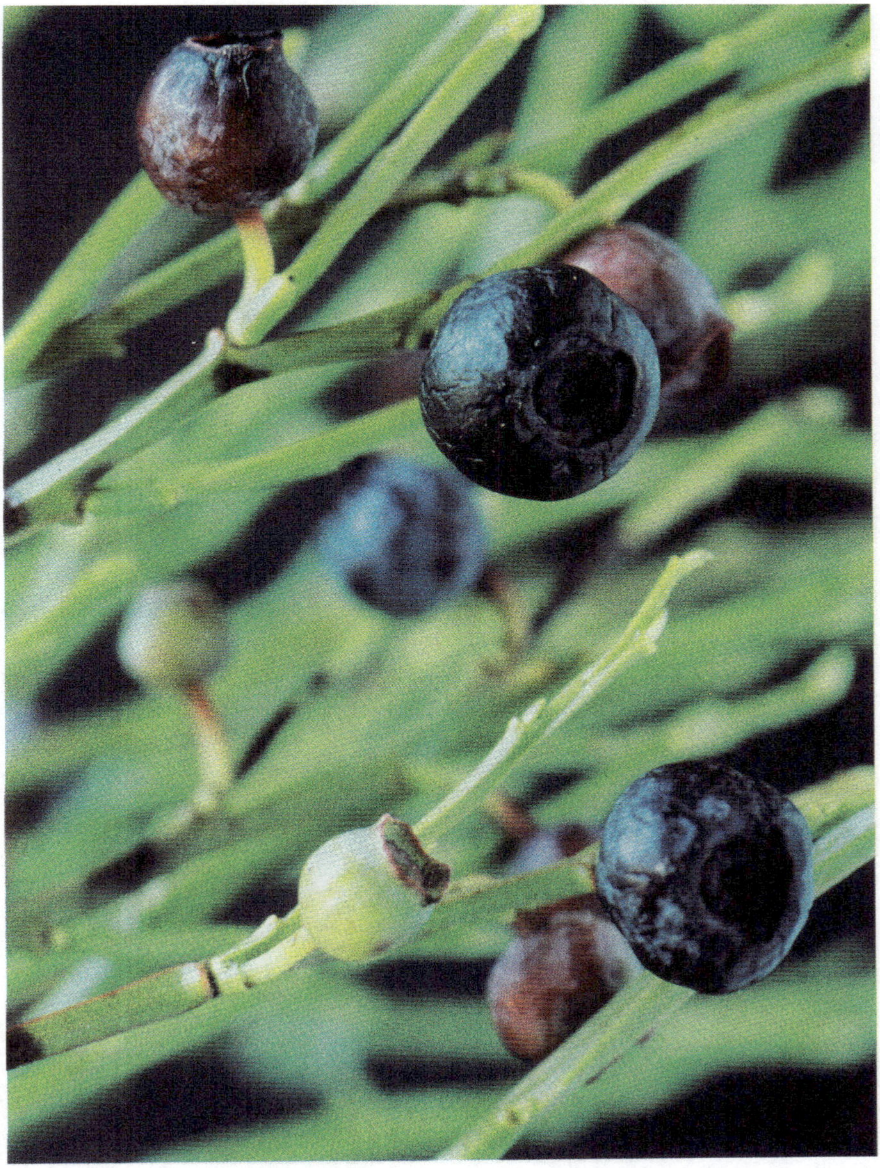

USDA researchers have found that blueberries can slow brain aging in recent clinical trials.

USDA-Forscher haben in neuesten klinischen Studien herausgefunden, dass Heidelbeeren die Alterung des Gehirns verlangsamen.

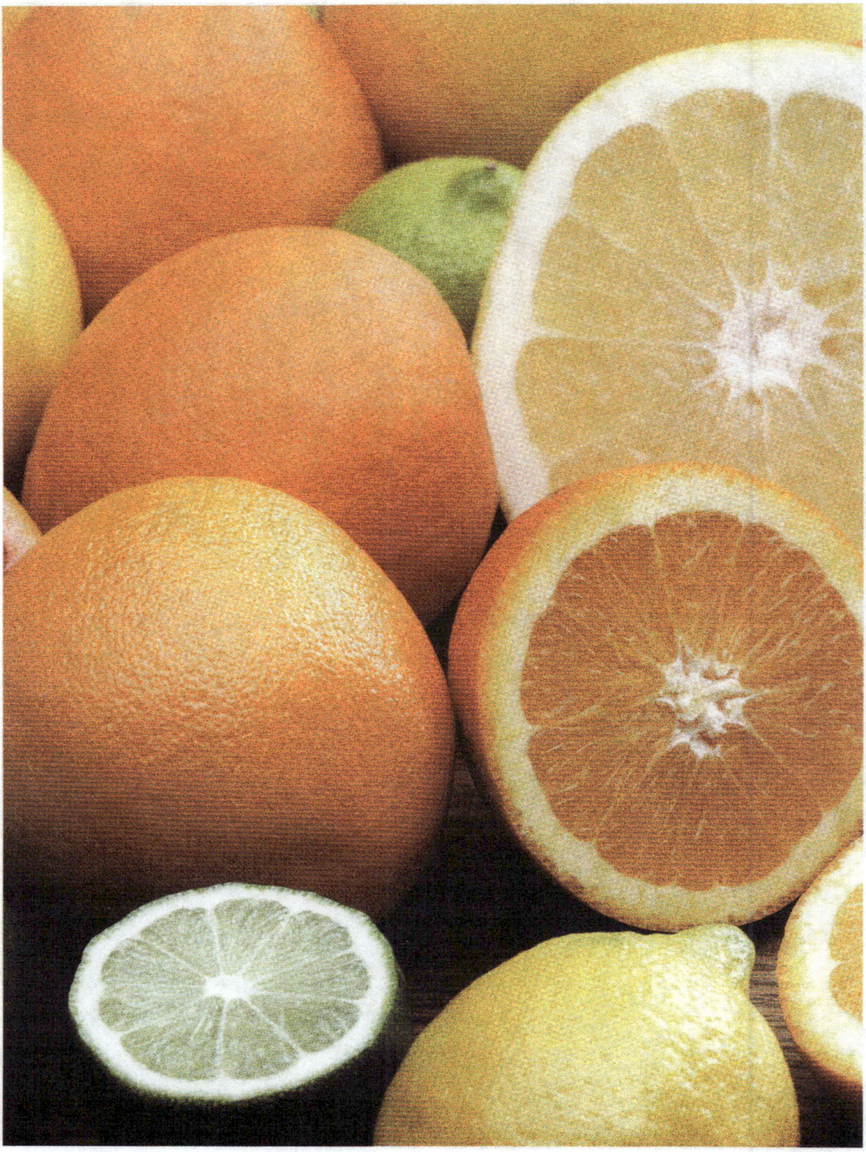

Citrus rinds are rich in a nutrient known as d-limonene which has been investigated in over 50 clinical studies all over the world for its anticancer properties.

Zitrusschalen enthalten große Mengen d-Limonen, einen Wirkstoff, der in über 50 klinischen, weltweiten Studien auf seine antikarzinogenen Eigenschaften untersucht wurde.

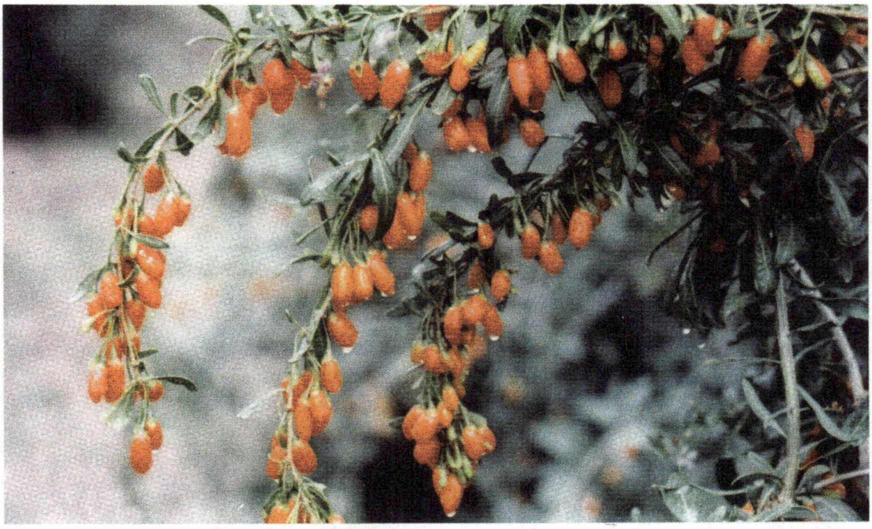

Ningxia wolfberries are ready to be picked

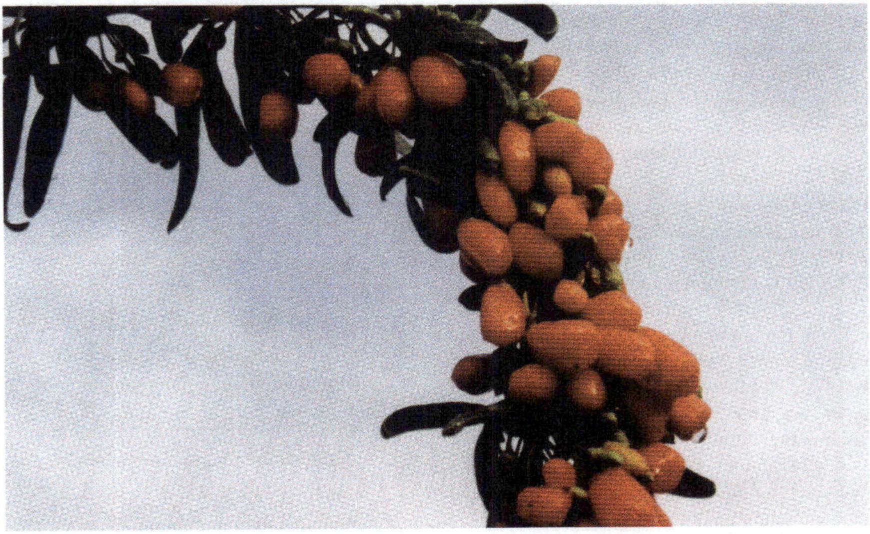

Ningxia wolfberries thickly cluster this branch. Trees are pruned to maximize fruit yield and berry size.

Ningxia Wolfsbeeren sind reif für die Ernte.

Ningxia Wolfsbeeren bedecken einen Ast zu Büscheln. Regelmäßiges Schneiden der Bäume maximiert die Fruchternte und Beerengröße.

Kapitel 7

Ningxia Wolfsbeere: Wirkung auf Arthritis und Entzündung

Arthritis vs Wolfsbeere

Aus der Zusammenarbeit der Universität von Manchester und dem Institut für öffentliche Gesundheit der Universität Cambridge im Vereinigten Königreich geht eine erstaunlich Studie hervor, die darauf hinweist, dass die Wolfsbeere spezielle Inhaltsstoffe, ähnlich dem B-Karotin, enthält. Diese Inhaltsstoffe sind als Xanthophylle bekannt, können Entzündungsprozesse eindämmen und in folgedessen eine positive Wirkung auf arthritische Prozesse ausüben.[1]

Über 1 Prozent der U.S.-amerikanischen Gesellschaft leidet an Arthritis. Am häufigsten betroffen sind und für gewöhnlich Menschen zwischen 20 und 50 Jahren. Die zwei Hauptarten von Arthritis sind die rheumatoide Arthritis und die Osteoarthritis. Sie werden durch eine unkontrollierte Immunantwort im Körper ausgelöst. Dabei greift das Immunsystem die körpereigenen Gelenke der Hand, des Handgelenks oder der Knie an.

Forscher der Universität Manchester identifizierten verschiedenen Antioxidantien aus der Nahrung, sogenannte Betakryptoxanthine und Zeaxanthine, die nachweißlich Entzündung vermindern und einen antioxidativen Schutz gegen alternde Gelenke und Knorpel bieten. Die Ningxia Wolfsbeere ist die bisher reichhaltigste bekannte Quelle für Zeaxanthin und eine signifikante Quelle für Betakryptoxanthin.

Wissenschaftlerin Dr.Ph. Dorothy Pattison: „Wir haben herausgefunden, dass die durchschnittliche Aufnahme von Betakryptoxanthin bei 88 Patienten mit entzündlicher Polyarthritis 40% niedriger liegt als bei Gesunden. Die Zeaxanthinaufnahme liegt etwa um 20% unter dem Normalwert.“ Pattison erwähnte, dass Vitamin C bei der Behandlung von Arthritis ebenso eine wichtige Rolle spielt. Nach einem Analysetest, in Denver Colorado durchgeführt, enthält die Ningxia Wolfsbeere dreimal soviel Vitamin C als Orangen.

2003 kamen Wissenschaftler der Mayo Klinik in Rochester, Minnesota, zu dem Schluss, dass Teilnehmerinnen der Iowa Women´s Health Studie, die weniger als 40 Mikrogramm Betakryptoxanthin pro Tag verzehren, ein viel höheres Risiko für rheumathoide Arthritis haben, als Frauen mit einem höheren Konsum.[2]

John Hopkins und Karotinoide

Wissenschaftler der John Hopkins Universität entdeckten, dass eine Mischung aller Karotine (inklusive Betakryptoxanthin) eine lebensverlängernde, antiinflammatorische Wirkung haben kann.

Dafür analysierten sie im Rahmen der Women´s Health and Aging Studie 1 das Blut von 619 Frauen (Baltimore, Maryland, 1992-1998. Das Ergebnis zeigte, dass die Gruppe mit dem niedrigsten Konsum an Zeaxanthin, Lutein und Alphakarotin die höchsten Spiegel an IL-6 (Interleukin 6), einem Immunmarker, und die höchste Mortalitätsrate hatte.[3]

> In der Untersuchungsgruppe, die am meisten Betakryptoxanthin zu sich nahm, entwickelten sich nur halb so viele inflammatorische Arthritiden als bei jenen mit einer niedrigeren Verzehrsrate.
>
> - Universität Cambridge, 2005

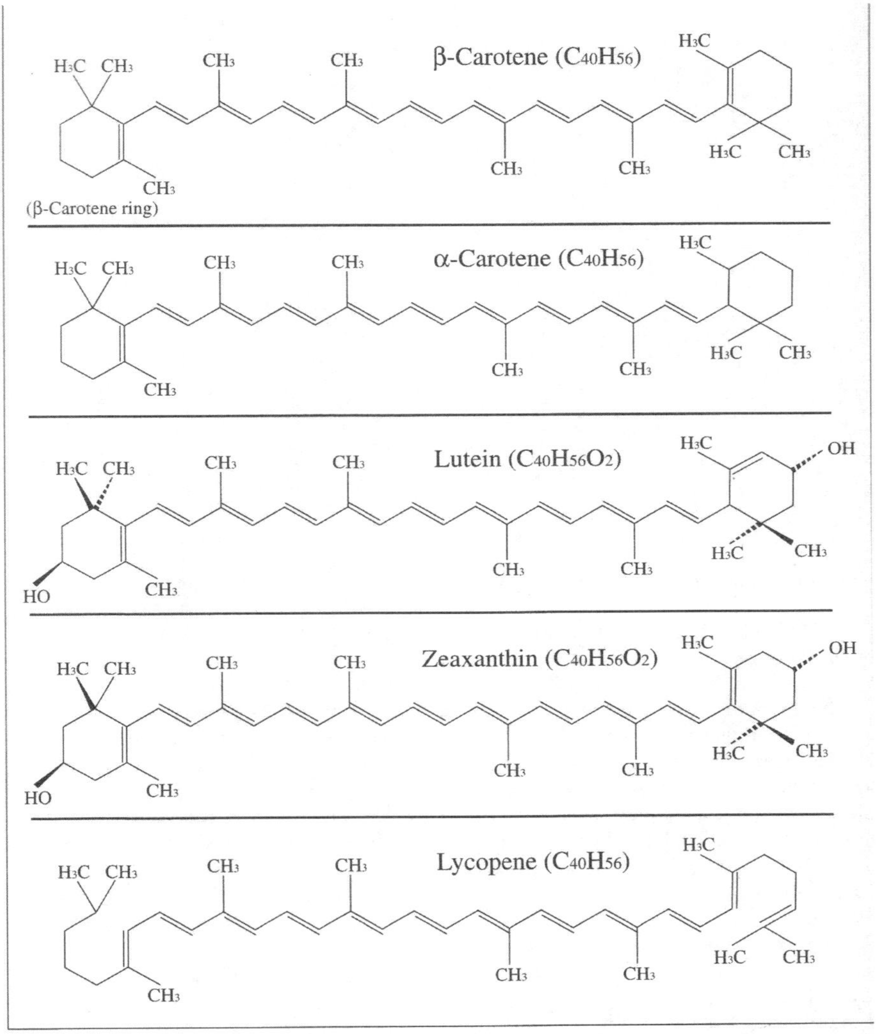

The family of molecules from which beta carotene is derived—carotenoids—includes over 700 carotene-like compounds in the plant and over 18 to 20 carotene-like compounds in the human blood. The best studied for combating inflammation, eye disease, cancer include zeaxanthin, beta-cryptoxanthin, lutein, and alpha carotene. Almost all of these are found in significant amounts in the Ningxia wolfberry.

Die Molekülgruppe, von der das Betakarotin abstammt, - die Karotinoide- enthält über 700 karotenähnlichen Bestandteile aus dem Pflanzenreich und über 18-20 aus dem menschlichen Blut. Zeaxanthin, Betakryptoxanthin, Lutein und Alpha-Karotin sind in Zusammenhang mit Entzündungsbekämpfung am besten untersucht. Fast alle dieser Karotine sind in der Ningxia Wolfsbeere in bemerkenswerten Mengen vorhanden.

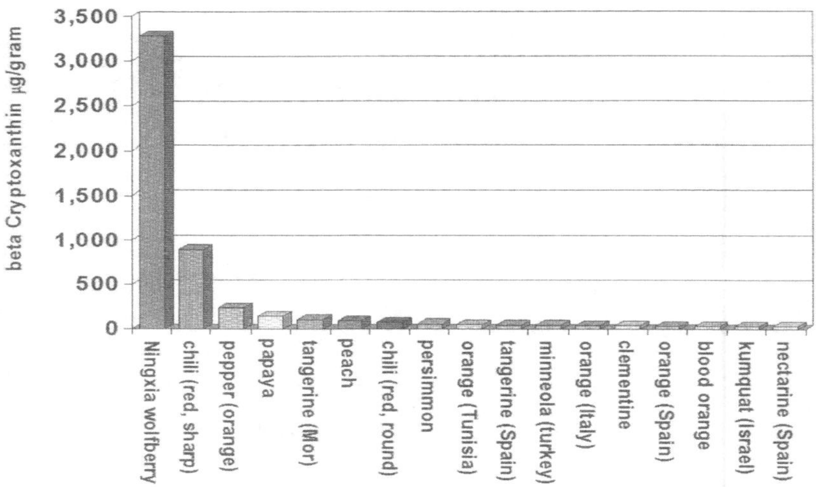

Ningxia Wolfsbeere: Traditionelle Verwendung vs moderne Einsatzmöglichkeit

Mediziner in ganz Asien schwören schon lange auf die Wolfsbeere und ihren Extrakten in der Behandlung von Arthritis.

Im Jahr 2003 wurde an der Shanghai Jiao Tong Universität in Shanghai eine Tierstudie durchgeführt, die zeigen konnte, dass eine Kräutermischung mit Wolfsbeeren die Entzündung, die durch Carrageen-induzierte Ödeme in den Pfoten verursacht wurde, reduzierten konnte. Die Forscher schlossen daraus, dass diese Rezeptur eine effektive Behandlung gegen rheumatoide Arthritis, eine andere entzündliche Krankheit, darstellen könnte.[4]

Eine Studie des General Air Force Hospitals in China zeigt, dass eine andere Pflanzenmischung aus der Traditionellen Chinesischen Medizin, die ebenfalls Ningxia Wolfsbeere enthält, einen „signifikant antiinflammatorischen Effekt" ausübt. Die Forscher stellten an allen drei getesteten unterschiedlichen Tiermodellen fest, dass der antiinflammatorische Effektdosisabhängig ist. Bei der Dosis von jeweils 0.2, 0.4 und 0.8 Gramm pro Kilogramm Körpergewicht wurden die Entzündungsmarker nach sechs Stunden um beachtliche 23.8%, 22.7% bzw. 39.7% gesenkt.[5]

Eine 2005 durchgeführte Studie des Pharmakologiekollegs, Sungkyunkwan Universität Südkorea, veranschaulicht eine stark abschwellende und anti-arthrititische Wirkung einer orientalischen Pflanzenextraktmischung mit Ningxia Wolfsbeeren bei Nagetieren.[6]

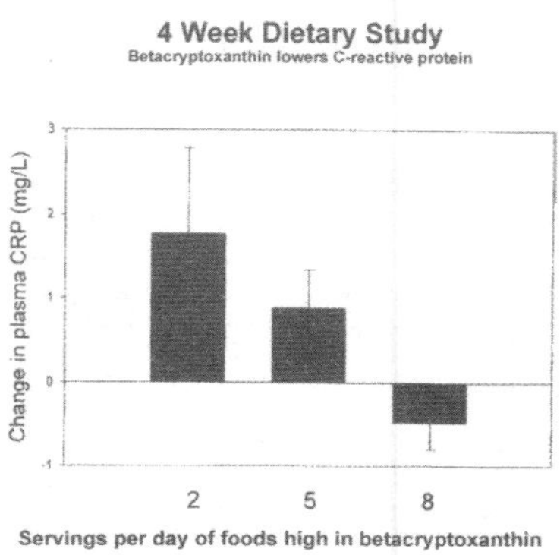

C-Reaktives Protein und Wolfsbeere

Deutsche Ernährungswissenschaftler haben vor kurzem herausgefunden, dass Nahrungsmittel mit einem hohen Gehalt an Betykryptoxanthin auch einen weiteren Entzündungsmarker namens C-reaktives Protein senken kann. Dieser Entzündungsmarker steht mit einer Entzündung der Blutgefäße und damit mit einen stark erhöhten Risiko für Herzkrankheiten in Verbindung.

Immunsystem und Entzündung

Mit dem Alter wird das Immunsystem immer schwächer und ungenauer. Es „vergisst" den Unterschied zwischen Freund und Feind und greift unter Umständen körpereigenes Gewebe an. Arthritis ist dafür ein typisches Beispiel- eine altersbedingte Krankheit, bei der Immunzellen den eigenen Gelenksknorpel angreifen. Andere sogenannte „Autoimmunkrankheiten" sind Lupus, amyotrophe Lateralsklerose, Addison Krankheit, Sklerodermie, Multiple Sklerose und Hashimoto Thyroiditis.

Wenn wir älter werden, entwickelt das Immunsystem eine inflammatorische „Zytokin-Dysregulation". Auch wenn die Niere und Lymphknoten nicht schrumpfen, produziert das Immunsystem mehr Entzündungszellen und weniger entzündungshemmende Zellen. Das heißt, dass sich die B-Zellen vermehren und die T-Zellen weniger werden. Eine gefährliche Umkehr. Die Soldaten des Immunsystems werden durch Scharfschützen mit Gewehren ersetzt.
Noch wichtiger ist, dass sich mit dem Alter das Verhältnis zwischen Th1 und Th2 Zellen dramatisch verändert. Die antiinflammatorischen Th1 Zellen werden weniger, die inflammatorischen Th2 Zellen mehr. Zusätzlich fallen die Interleukin-2-Spiegel und die CD8 T-Zellanzahl in der Milz.

Bernhard Watzl und seine Kollegen vom Federal Research Center for Nutrition an Food ins Karlsruhe, Deutschland, verabreichten einer Gruppe von 64 freiwilligen und zufällig ausgewählten nicht rauchenden Männern eine Nahrung mit einem sehr hohem Betakryptoxanthingehalt. Die Studiendauer von 8 Wochen teilte sich in eine 4-wöchige Kontrollperiode, während der verschiedenen Grundspiegel verschiedener Blutmarker gesammelt wurden, und eine 4-wöchige Versuchszeit, in der eine Nahrungsmodifikation mittels Obst und Gemüse mit hohem Betykryptoxanthingehalt durchgeführt wurde. Watzl stellte fest, dass die Entzündung im Blut der Versuchspersonen, die am meisten Karotinoide durch die Nahrung aufnahmen (8 Portionen pro Tag) deutlich geringer war, als bei jenen Personen mit nur 2 Portionen am Tag.[7]

Glykämischer Index vs Entzündung

Neue Forschungsergebnisse dokumentieren zum ersten Mal, dass der niedrige glykämische Index der Ningxia Wolfsbeere wichtige entzündungshemmende Wirkungen haben kann.

Dänische Forscher des Genthofte Krankenhaus der Universität Kopenhagen haben unlängst eine neue Studie veröffentlicht, die zeigt, dass hoch-glykämische Nahrungsmittel eine Vielzahl von Entzündungsmarkern im Körper erhöhen können. Diese Entdeckung erschien im August 2005 im *American Journal of Clinical Nutrition.* Es war das erste Mal, dass ein erschreckend starker Zusammenhang zwischen dem Verzehr von hoch-glykämischen Nahrungsmitteln und dem Anstieg dreier Entzündungsmarker im Blut- Haptoglobin, Transferrin und CRP- gezeigt werden konnte.

10 Wochen lang erhielten mehr als 40 übergewichtige Männer und Frauen entweder eine niedrig oder eine hoch-glykämische Diät. Die Wissenschaftler maßen die drei genannten Entzündungsmarker, sowie das Körpergewicht und die Veränderung im Nahrungsverhalten der Probanden. Die Gruppe mit der hoch-glykämischen Nahrung zeigte einen bemerkenswerten Anstieg der Marker um 13%, 5% und 6%. In der niedrig-glykämischen Gruppe nahmen alle drei Marker ab, nämlich um 16%, 2% und 26%.

Klinische Studien: Wolfsbeere und Immunsystem

- Anti-inflammatorische Aktivität von CML-1: eine pflanzliche Mischung.- HA Eum, et al. 2005
- Anti-inflammatorische Wirkung einer Kräutermedizin (Xuan-Ju Mischung) auf Carrageen- und Adjuvans-induzierte Ödeme in Rattenpfoten.- W Jia et al. 2003
- Studie zum anti-inflammatorischen Effekt einer TCM-Mixtur mit Ameisenextraktur im Tiermodell.- RB Wei et al. 2002
- Fortschritt der immunopharmakologischen Studie der Lycium barbarum L.- Y Xu et al., 2000
- Immunologischer Aspekt der Chinesischen Heilpflanzen als anti-aging Mittel.- PG Xiao ST Xing, LW Wang. 1993

Weiters nahmen die Versuchpersonen in der hoch-glykämischen Gruppe mehr als drei Pfund Körpergewicht zu, während hingegen die anderen Versuchspersonen mit der niedrig-glykämischen Ernährung mehr als zwei Pfund verloren.[8]

Referenzen:

1. Pattison DJ, Symmons DP, Lunt M, Welch A, Bingham SA, Day NE, Silman AJ. Dietary beta-cryptoxanthin and inflammatory polyarthritis: results from a population-based prospective study. Am J Clin Nutr. 2005 Aug; 82(2):451-5.
2. Cerhan JR, Saag KG, Merlino LA, Mikuls TR, Criswell LA. Antioxidant micronutrients and risk of rheumatoid arthritis in a cohort of older women. Am J Epidemiol.2003 Feb 15;157(4):345-54.
3. Walston J, Xue Q, Semba RD, Ferrucci L, Cappola AR, Ricks M, Guralnik J, Fried LP. Serum antioxidants, inflammation, and total mortality in older women. Am J Epidemiol. 2006 Jan 1;163(1):18-26. Epub 2005 Nov 23.
4. Jia W, Gao WY, Cui NQ, Xiao PG. Anti-inflammatory effects of an herbal medicine (Xuan-Ju agent) on carrageenan- and adjuvant-induced paw edema in rats. J Ethnopharmacol. 2003 Nov;89(1):139-41.
5. Wei RB et al., Study on antiinflammatory effect of a compound TCM agent containing ant extractive in animal models, ZhongguoZhong Yao Za Zhi. 2002Mar;27(3):215-8.
6. Eum HA, et al., Anti-inflammatory activity of CML-1: an herbal formulation. Am J Chin Med. 2005;33(1):29-40.
7. Watzl B, Kulling SE, Moseneder J, Barth SW, Bub A. A 4-wk intervention with high intake of carotenoid-rich vegetables and fruit reduces plasma C-reactive protein in healthy, nonsmoking men. Am J Clin Nutr. 2005 Nov;82(5):1052-8.
8. Sorensen LB, Raben A, Stender S, Astrup A. Effect of sucrose on inflammatory markers in overweight humans. Am J Clin Nutr. 2005 Aug;82(2):421-7.

Kapitel 8

Ningxia Wolfsbeere: Krebsrisiko eliminieren

Antioxidantien und Krebs

Entgegen der Annahme Vieler ist der Hauptrisikofaktor für die Entwicklung von Krebs nicht das Rauchen.

Es ist der Schaden durch freie Radikale, der sich mit der Zeit ansammelt.

Es ist gut dokumentiert, dass die Wahrscheinlichkeit, an Krebs zu erkranken, im direkten Zusammenhang mit dem Älterwerden steht. Das heißt, je älter man wird, umso höher ist das Krebsrisiko.

Die Wahrscheinlichkeit einer Krebserkrankung wächst exponentiell mit dem Alter. Laut Statistiken der *Amerikanischen Krebsgesellschaft* besteht bei einem über 39-jährigen Mann eine Wahrscheinlichkeit von 1:60, einen invasiven Krebs zu bekommen; Ab dem 60. Lebensjahr schießt diese Wahrscheinlichkeit um das 20-fache in die Höhe und beträgt demnach 1:3. Das heißt, dass einer von drei Männern im Alter von 60 bis 79 irgendeinen malignen, metastasierenden Tumor bekommt.[1]

Zusammenfassung der Ningxia Wolfsbeerenforschung:

Die Wolfsbeere schützt auf drei Wegen vor Krebs und vorzeitlichem Altern:

- Sie verbessert die Leberentgiftung. Forscher haben vor kurzem in der Ningxia Wolfsbeere kraftvolle Inhaltsstoffe entdeckt, die die Leber unterstützen. Die Leberenzyme sind für die Inaktivierung karzinogenen Toxinen wichtig.[2-4]

- Sie stärkt das Immunsystem. Die Polysaccharide in der Ningxia Wolfsbeere erhöhen die Zahl der Immunzellen, die dann die mutierten oder karzinogene Zellen töten.[5-9]

- Sie schützt die Zellen vor DNA-Schaden und Mutation. Als die beste bekannte antioxidative Nahrung schützt die Ningxia Wolfsbeere die zelluläre DNA vor Mutationen durch ROS- reaktive Sauerstoffspezies (freie Radikale). Über ein Dutzend Studien haben die klinische Aufgabe der Wolfsbeere in der Krebsbehandlung gezeigt.[10-13]

Gifte in der Nahrung

Neben dem Altern ist die stets vorhandene Exposition gegenüber chemischen Karzinogenen einer der größten Risikofaktoren, der die Krebsentstehung beschleunigt. Die Hauptquelle für karzinogene Chemikalien ist nicht etwa eine Giftmüllhalde nahe von New Jersey, sondern, je nach Zubereitung, unsere tägliche Nahrung. Gemäß dem Epidemiologen Lars Dragsted von der *National Food Agency* in Dänemark, „wird der Einfluss der Nahrung auf die momentanen Krebsraten in westlichen Ländern auf 40-60% geschätzt.“ [14]

Wahrscheinlichkeit für die Entwicklung eines invasiven Karzinoms			
	Geburt bis 39 Jahre	Alter von 40-49 Jahren	Alter von 60-79 Jahren
Männer	1 zu 60	1 zu 12	1 zu 3
Frauen	1 zu 52	1 zu 11	1 zu 6

Der Darm, die Leber und der Magen sind den Nahrungskarzinogenen am stärksten ausgesetzt. Deshalb manifestieren sich die Karzinome durch solche Gifte gehäuft an diesen Lokalisationen. Entgegen der Meinung Vieler ist der häufigste Krebs weltweit nicht der Lungen-, sondern der Magenkrebs. Der Magen ist nämlich das erste Organ, das den Einfluss von natürlichen oder synthetischen Nahrungschemikalien zu spüren bekommt. Umweltschadstoffe, die über den Magen in den Körper kommen, beschleunigen die genetische Mutationsrate in Geweben und Organen rasant. [15]

Nahrungsmittel mit vielen oxidationsfördernden Bestandteilen, z.B. ranzigen Fetten, können das Altern beschleunigen und die Krebsentstehung fördern. Erhitzen oder unsachgemäßes Lagern von ungesättigten pflanzlichen Ölen erzeugt Substanzen, die karzinogen wirken und die zelluläre DNA zerstören. Auf ähnliche Weise entsteht durch jegliches Andunkeln von tierischem Fleischprotein während der Zubereitung (z.B. frittieren, kochen, grillen) potente karzinogene Stoffe, namentlich heterozyklische und polyzyklische Amine.[16-17]

Auf der anderen Seite kann das Essen von antioxidativen Lebensmitteln vor Krebs schützen und frühzeitiges Altern verlangsamen. Über drei Jahrzehnte lange epidemiologische Studien zeigen, dass eine früchtereiche Nahrung die reaktiven Sauerstoffspezies (ROS) drastisch reduziert und damit das Risiko für viele Krebsarten.

Zusammenhang mit Krebs

Alleine durch Krebs starben im Jahr 2002 mehr als eine halbe Million Menschen (557,271), das entspricht etwa einem Viertel oder 23 Prozent aller Todesfälle. Andere Umweltfaktoren, die wir beeinflussen können und die zum Krebswachstum beitragen, sind Östrogenüberschuss, ionisierende Strahlung (X-Strahlen), Ultraviolettstrahlung (Sonne), karzinogene Chemikalien (Formaldehyd und Dieselabgase), Tabakrauch, Alkohol und karzinogene Nahrung (verkohltes Fleisch und Nitrite).

National Vital Statistics Report, Vol. 50, September 16, 2002

„Ein überwältigender Beweis", erklärt USDA-Forscher Dr. Guohoa Cao „[verdeutlicht] die Tragweite von ROS im Alterungsprozess und der Pathogenese vieler Krankheiten wie Krebs, Atheriosklerose, Schwächung des Immunsystems, Gehirndysfunktion, Katarakte, Geburtsdefekte, rheumatoide Arthritis und entzündliche Darmkrankheiten."[18]

Soll die Akkumulation von Oxidationsschäden, die zu Krebs und Degenerationskrankheiten führt, verlangsamt werden, muss der Antioxidantienspiegel im Körper unbedingt verbessert werden.

„Der Einfluss unserer Nahrung auf die momentanen Krebsraten in den westlichen Ländern wird auf 40-60% geschätzt."
-Lars Dragsted, National Food Agency von Dänemark

Leberenzyme und Krebs

Neben einer geschickten Nahrungswahl nimmt die Aufrechterhaltung eines starken Immunsystems und eine gesunde Leberfunktion ebenso eine wesentliche Rolle in der Verzögerung des Krebswachstums ein.

„Da reaktive Sauerstoffradikale in der Entstehung von Krebs und anderen menschlichen Krankheiten eine maßgebliche Rolle einnehmen, verdienen Antioxidantien aus Früchten, Gemüse und Getränken als chemopräventive Stoffe gegen Krebs erhebliche Beachtung."
- S. Lee, Universität von Illinois in Chicago

Phase II Enzyme der Leber, z.B. das Glutathion, sind für die Inaktivierung vieler krebsverursachender Chemikalien zuständig. Sie bauen Toxine in weniger schädliche Stoffe um, die über die Toilette hinuntergespült werden können. Nimmt die Entgiftungskapazität der Leber mit den Jahren ab oder wird sie von großen Giftmenge (z.B. Alkohol) oder Virusinfektionen (Hepatitis B) überwältigt, gelangen immer mehr Stoffwechselkarzinogene in den Blutstrom und können die Zell-DNA und Membranen schädigen.

Die Ningxia Wolfsbeere gehört zu den besten

leberschützenden ganzen Nahrungsmittel, die die Leberdetoxifikation auf Vordermann bringen. Forscher an der *Soeul Nationaluniversität* in Südkorea haben in der Wolfsbeere eine Anzahl an leberschützenden Stoffen identifiziert, die sogar zwei- bis viermal stärker wirken als Milchdistelextrakt.[19-22]

Mehr über die unterstützende Wirkung der Wolfsbeere auf die Leberfunktion finden Sie im Kapitel 10: Neues Leben für die Leber. Weitere Informationen über die Rolle der Wolfsbeere in der Entgiftung und der Deaktivierung von krebsverursachenden bekommen Sie im Kapitel 15: Ellagsäuren: Schutz gegen Toxine.

Zellerneuerung und Zellpsychose

Der Körper erneuert sich selber ständig. Die Haut wächst fortwährend, stirbt ab und wird abgestoßen, rote Blutkörperchen werden alle 120 Tage recycelt und Knochen werden nach 3 Jahren neu umgebildet. Hand in Hand mit zellulärem Wachstum und Reparatur erhöht sich das Risiko für Fehler in den Zellkopien. Die DNA wird leichter durcheinander gebracht und es entstehen Zellmutationen, die zu einem unerwünschten, unkontrollierten Wachstum namens Krebs führen.

Stellen Sie sich eine sehr detaillierte, architektonische, schematische Darstellung für ein 10000 m^2 großes Bürogebäude vor. Jede Messgröße, Fensteröffnung, Balkengröße und Nagellänge ist festgelegt. Jetzt breiten Sie den Plan aus und verdoppeln ihn, indem Sie die originale Größe von 120 cm auf 60 cm reduzieren und verkleinern es auf die 9 x 12 Standardgröße eines Photopapiers.

Jetzt geben Sie diese sehr ausgeklügelte und detaillierte Zeichnung einer Reihe von Unternehmen. Das Papier wird herumgereicht, zerknittert und gefaltet. Es wird am Armaturenbrett des Autos liegen gelassen, wo die Diagramme ausbleichen und ausgewaschen werden. Später wird das Papier photokopiert und verschiedenen Unter-Unternehmen weitergereicht, die es dann einer Reihe von Unter-Unter-Unternehmen weiterreichen. Jedes macht sich zusätzliche Kopien und gibt es dem nächsten Unternehmer.

Was glauben Sie, wie der Entwurf nach der 30sten Photokopie aussieht? Ist er überhaupt noch lesbar? Und Und wie glauben Sie, dass er ausschaut, wenn er ständig mit Kaffee befleckt und von der Sonne ausgebleicht worden ist?

Bei der Zellteilung wird die DNA ebenfalls kopiert. Mit steigender Anzahl an Zellteilungen multiplizieren sich die Fehler und beim Kodieren entstehen Lücken. Mit einer solchen Kopie werden die Zellen mehr und mehr unvollkommen. Als wäre dies noch nicht genug, vervielfachen sich die Fehler unter oxidativen Stress noch um einiges. Es kann leicht passieren, dass die Zellen verrückt werden und sich selbstständig machen, wenn die DNA fortlaufend durcheinander gebracht wird. Und nach kurzer Zeit ist eine Krebszelle geboren.

Immunsystem und Krebs

Ein gesundes Immunsystem ist die zweite Abwehrfront gegen die altersbedingte Flut aus mutierenden und karzinogenen Zellen. Spezialisierte natürliche Killerzellen (NK) sind Meister im Auffinden und Zerstören von anormalen Proteinstrukturen an der Oberfläche karzinogener oder viral-infizierter Zellen. Auf ähnliche Weise sind viele T-Lymphozyten speziell darauf ausgebildet, Krebszellen in ihrem Amoklauf zu suchen und zu töten.

Wenn das Immunsystem schwächer wird und die proinflammatorische Komponente überhand nimmt, ist die körpereigene Fähigkeit der Aufgabe, die stets wachsende Zahl an mutierten Tumorzellen in Schach zu halten, nicht mehr gewachsen.

Die Ningxia Wolfsbeere ist eine der vielversprechendsten natürlichen Stimulantien des Immunsystems. Mit seinen Polysacchariden stärkt sie beinahe alle Facetten eines gesunden Immunsystems. Weitere Details finden Sie im Kapitel 6: Stärkung des Immunsystems.[23-28]

Schutz der DNA, dem Zellbauplan

Bei jeder Zellteilung wird die DNA kopiert. Dabei werden die Zellen immer ein klein weniger fehlerhafter. Unter oxidativem Stress wird die Fehlerrate im Zellbauplan vervielfacht und erreicht womöglich den Punkt, an dem die Zellen Amok laufen und krebsartig werden. Die außergewöhnliche antioxidative Eigenschaft der Ningxia Wolfsbeere kann den oxidativen Schaden, der zur Zellschädigung, Mutation und Krebs beitragt, signifikant reduzieren.[29-30]

Viele klinische Studien über die Ningxia Wolfsbeere dokumentieren, dass sie tatsächlich zur Prävention des DNA-Schaden, dem Schritt eins in der Krebsentwicklung, dient.

- Eine Studie an der *School of Public Health* an der Wuhan Universität dokumentierte, dass die Wolfsbeere die Bildung von Strangbrüchen in der DNA, die durch das freie Radikal Hydrogenperoxid verursacht werden, verhindert. Für diese Versuche verwendete man Hodenzellen, die mit unterschiedlichen Konzentrationen des Wolfsbeerenpolysaccharids (50, 100, 200, 400 ppm) vorbehandelt wurden. Die Forscher zeigten, dass der Zellschaden, der durch die Attacken freier Radikale verursacht wurde, auf allen Stufen erfolgreich verhindert werden konnte.[31]
- Eine Studie an der *Sun Yat-Sen Universität der Medizinischen Wissenschaft in Guangzhou* zeigte, dass der Extrakt der Ningxia Wolfsbeere den DNA-Einzelstrangbrüchen, verursacht durch die toxische Chemikalie Alternariol, vorbeugen kann. Die Forscher schlossen daraus, dass „Substanzen der Fructus Lycii als DNA-Schutz verwendet werden können. Es ist möglich, dass sie eine wichtige Rolle in der Krebsprävention spielen."[32]

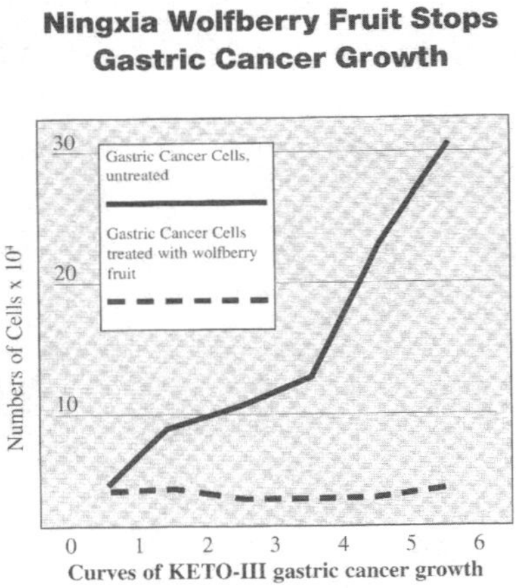

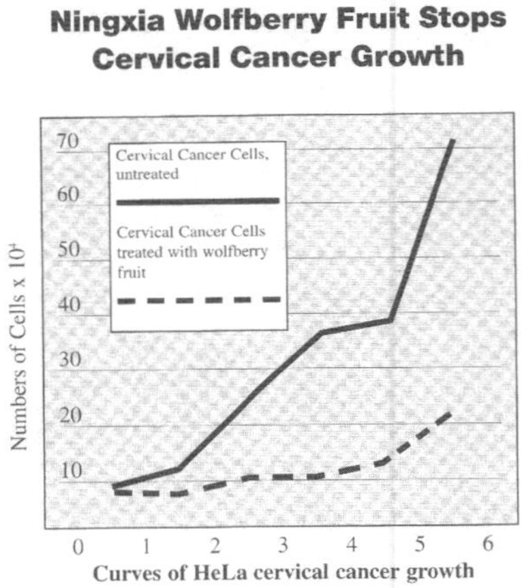

Klinische Forschung

In den Jahren von 1982 und 1985 wurden die ersten systematischen klinischen Experimente mit der Ningxia Wolfsbeere durchgeführt. Die Forscher konnten zeigen, dass die Frucht 42% der soliden Tumore in Mäusen unterdrückte, und beim Menschen das Wachstum von zwei verschiedenen Krebsarten verlangsamte. Sie bemerkten auch einen Anstieg aller Immunzellen.[33]

Eine umfangreichere Studie von 1989, veröffentlicht im *Journal of Traditional Chinese Medicine*, testete die Ningxia Wolfsbeere gegen zwei verschiedene humane Krebstypen. Die Krebszellen des humanen Magenadenokarzinoms und des humanen Gebärmutterhalskarzinoms wurden den Wasserextrakten aus Früchten, Blättern und Zweigen der Ningxia Wolfsbeerenfrucht ausgesetzt. Danach ermittelten die Forscher das Ausmaß, zu dem die Extrakte die Ausdehnung des Krebsgeschehens entschärfen konnten.

Im Falle der Magenkrebszellen hielten die Extrakte aus Früchten, Blättern und Zweigen der Ningxia Wolfsbeerenfrucht das Wachstum zu 88.4%, 93.38% und 78.19% auf. Das

Wachstum der Gebärmutterhalskrebszellen wurde durch die Wolfsbeerenextrakte zu 73.75%, 93.36% und 95.8% aufgehalten.[34]

Ein klinischer Menschenversuch an der *Zweiten Militärischen Medizinuniversität in Shanghai* verwendete Ningxia Wolfsbeerenpolysaccharide in der Behandlung von 79 Patienten, die an einer Varietät fortgeschrittenen Krebs' litten, einschließlich maligne Melanome, Nierenzellkarzinome, Colorektalkarzinome, Lungenkrebs, Nasenrachenkarzinom und malignen Hydrothorax.

Eine Patientengruppe wurde mit speziellen Immunboostern, den Lymphozyten-aktivierten Zytokinen (LAK) und einer Interleukin-2 (IL-2)-Therapie, behandelt. Diese wurde zur Stärkung des Immunsystems und zur Einschränkung der Krebsinvasion entwickelt. Die zweite Patientengruppe erhielt die Immuntherapie plus die Ningxia Wolfsbeerenpolysaccharide.

Lediglich 16% der Patienten, die nur die Immuntherapie erhielten, zeigten eine Verbesserung des Krebsleidens. 40.9% Patienten jedoch, die sowohl Immuntherapie als auch Ningxia Wolfsbeerenpolysaccharide erhielten, konnten eine Verbesserung im Krankheitsgeschehen aufweisen. Demzufolge konnte durch die zusätzliche Verwendung der Ningxia Wolfsbeere zum normalen Behandlungsschema die Wirksamkeit der Behandlung mit einer 2.5-mal besseren Antwortquote mehr als verdoppelt werden.[35]

- Eine Studie von November 2001 an der *Huazhong Universität für Wissenschaft und Technologie* veranschaulichte, dass die Ningxia Wolfsbeerenpolysaccharide das Wachstum der menschlichen HL-60 Leukämiezellen unterdrückt. Mit der Konzentrationsmenge erhöht sich auch die krebshemmende Wirkung der Polysaccharide. Trotzdem zeigen alle Konzentrationen (20, 100, 500, 1000 mg/L) einen bestimmten Grad an Wirksamkeit.[36]
- Wissenschaftler der *Zhejiang Akademie für Medizinische Wissenschaft* in Zhejiang zeigten auf, dass die Ningxia Wolfsbeere die PC3-Linie von Prostatakrebszellen abhält. Sie extrahierten den krebshemmenden Inhaltsstoff, Scopoletin, aus der Wolfsbeere und führten darauf die Schutzwirkung vor Prostatakrebs zurück.
- Forscher an der *Tianjin Universität für Wissenschaft und Technologie* in China bewiesen, dass Ningxia Wolfsbeerenpolysaccharide das Wachstum von Leberkrebszellen hemmen.[37]
- Gemäß einer Studie des *Krebsinstitut am Ningxia Medizinkollege in Yinchuan* können die Ningxia Wolfsbeerenpolysaccharide die Wirksamkeit der Strahlentherapie in der Behandlung von Lewis-Lungenkrebs bei Mäusen verdoppeln.[38]

Forschungsergebnisse zur Ellagsäure

1. Vermindert die Entwicklung von Speiseröhrenkrebs
2. Senkt die Lipidperoxidation
3. Wirkt effektiv als Radikalfänger
4. Senkt die Tumorinzidenz und -entwicklung
5. Schütz vor strahleninduziertem Chromosomenschaden
6. Beugt Leberkrebs vor
7. Beugt Lungenkrebs vor
8. Beugt Hautkrebs vor
9. Beugt toxininduzierten embryonalen Mutationen und Karzinogenese in Tiermodellen vor

Bioaktive Nährstoffe im Kampf gegen Krebs

Die Ningxia Wolfsbeere enthält zahlreiche Wirkstoffe, die nachweislich Karzinogene deaktivieren und die zelluläre DNA schützen. Dazu gehören die Ellagsäure, Beta-Karyophyllen und Kalium.

Ellagsäure und Krebs

In den Ningxia Wolfsbeeren findet man sehr viele Ellagitannine und Ellagsäuren. Ellagitannine sind Vorläufer der Ellagsäure, die im Verdauungssystem zu reiner Ellagsäure umgewandelt werden.

In über 100 Studien sind die starken antikarzinogenen und antimutagenen Eigenschaften der Ellagsäure festgehalten.

Die Ningxia Wolfsbeere enthält 86 mg Ellagsäure und 1,309 mg Phenole pro 100 Gramm. Auch Granatäpfel enthalten viele Ellagsäuren.[39]

Granatäpfel werden im Kapitel 17 besprochen, die Ellagsäuren in Kapitel 16 abgehandelt.

Beta-Kryptoxanthin und Krebs

Ein Schwall neuer epidemiologischer Evidenz deutet darauf hin, dass Beta-Kryptoxanthin von fünf gut bekannten Karotinoiden die besten krebspräventiven Eigenschaften besitzt. Zu diesen fünf Karotinoiden gehören auch Alpha-Karotin, Beta-Karotin, Lutein und Zeaxanthin.

Die Ningxia Wolfsbeere gehört zu den Nahrungsmitteln mit den meisten Beta-Kryptoxanthine, sehr seltene Karotinoide, ide unter Wissenschaftlern auch „oxydierte Xanthophylle" genannt werden.

Eine der größten Studien über die Wirkung des Beta-Kryptoxanthin ist eine Kollaboration zwischen dem *Norris Comprehension Cancer Center* an der *University of Southern California Keck School of Medicine* und der *National University* Singapur.

Die Forscher untersuchten den Zusammenhang zwischen verschiedenen Nahrungskarotinoiden und Lungenkrebs. 63,257 Männern und Frauen im Alter von 45-74 Jahren nahmen an diesem viel versprechenden klinischen Versuch teil, welcher im April 1993 begann und im Dezember 1998 endete.

In den ersten 8 Jahren des Follow-up tauchten in der Kohorte 482 Lungenkrebsfälle auf. Nach genauerer Datenanalyse konnten die Untersucher feststellen, dass die hohe Einnahme von Beta-Kryptoxanthin aus der Nahrung mit einer 28%igen Senkung des Lungenkrebsrisikos einherging. Das normale Beta-Karotin betreffend konnten keine positiven Auswirkungen festgestellt werden.[40]

Kalium und Krebs

PhD Birger Jansson, Biomathematiker an der Universität Texas, entdeckte, dass eine erhöhte Kaliumzufuhr direkt mit einer niedrigeren Krebsinzidenz korreliert.

Als Beispiel nannte er die niedrige Inzidenz maligner Tumore in Seneca County, New York, verglichen mit dem Rest des Staats New York. Von allen 58 Bezirken New Yorks hatte Seneca die wenigsten Krebsopfer zu beklagen.

Laut Dr. Jansson besteht eine direkte Beziehung zwischen der niedrigen Krebsrate in Seneca und dem außergewöhnlich hohen Kaliumgehalt des Leitungswassers, das von glazialen Seen stammt (aus der Finger Lakes Region).

„Überraschenderweise beschränkten sich die niedrigen Krebsraten in Seneca nicht nur auf Darm- und Mastdarmkrebs, sondern galt auch für fast alle anderen Krebsarten", so Dr. Jansson. Verglichen mit der normalen Bevölkerung des Staats New York gab es unter den Bewohnern von Seneca County um die Hälfte weniger Darm-, Brust-, Rektum-, Speiseröhren-, Magen- und Blasenkrebsopfer.

Dr. Jansson weitete seine Forschung auf ein weiteres Jahrzehnt aus. Sorgfältig durchforstete er die Daten einer Vielzahl anderer epidemiologischer, ernährungswissenschaftlicher, gerontologischer und klinischer Studien und schloss daraus, dass ein geringer Kaliumverzehr und große Mengen an Natrium signifikante krebsfördernde Wirkung haben. Umgekehrt wirkt eine kaliumreiche und natriumarme Kost bewiesenermaßen krebspräventiv.

„Beim Altwerden verlässt da Kalium die Zellen, Natrium tritt in sie ein und die Krebsraten steigen“, bemerkte Dr. Jansson. Er fügte weiters hinzu, dass „Patienten mit Hyperkaliämie (Parkinson, Addison, etc) niedrigere und Patienten mit Hypokaliämie (Alkoholismus, Stress, Adipositas) erhöhte Krebsraten hatten.“[41]

Synergie der ganzen Nahrung

So beeindruckend die einzelnen Nährstoff in der Ningxia Wolfsbeere auch sein mögen, wir nehmen dennoch an, dass die komplexe Synergie der vollständigen Nahrung für den eigentlichen anti-karzinogenen Wirkmechanismus der Ningxia Wolfsbeere verantwortlich ist. Der Versuch nur ein oder zwei antikanzerogene Nährstoffe aus der Wolfsbeere zu isolieren, würde immer eine schwächere antitumorale Wirkung hervorbringen. Gemäß einem Ernährungswissenschaftler der Cornell Universität, Riu Liu, liefert erst die komplexe Mischung von Phytochemikalien in ganzen Nahrungsmitteln beste Resultate.[42]

Referenzen:

1. www.cancer.org/statstics
2. Chin YW, et al., Hepatoprotectibe pyrrole derivatives of Lycium chinense fruits. Bioorg Med Chem Lett. 2003 Jan 6;13(1):79-81.
3. Huang Y, Lu J, Shen Y, Lu J. The protective effects of total flavonoids from Lycium Barbarum L. on lipid peroxidation of liver mitochondria and red blood cell in rats. Wei Sheng Yan Jiu. 1999 Mar 30;28(2):115-6.
4. Kim HP, et al., Zeaxanthin dipalmitate from Lycium chinense fruit reduces experimentally induced hepatic fibrosis in rats. Biol Pharm Bull. 2002 Mar;25(3):390-2.
5. Lu X, Xian X, Lu W, Wu X, Gu H. The regulation of Lycium barbarum on apoptosis of rat spleen in vitro. Zhong Yao Cai. 1999 May;22(5):250-1.
6. Luo Q, Yan J, Zhang S. Effects of pure and crude Lycium barbarum polysaccharides an immunopharmacology. Zhong Yao Chi. 1999 May;22(5):246-9.
7. Gan L, Zhang SH, Liu Q, Xu HB. A polysaccharide-protein complex from Lycium barbarum upregulates cytokine expression in human peripheral blood mononuclear cells. Eur J Pharmacol. 2003 Jun 27;471(3):217-22.
8. Wei RB et al., Study on anti-inflammatory effect of a compound TCM agent containing ant extractive in animal models. Zhongguo Zhong Yao Za Zhi. 2002 Mar;27(3):215-8.
9. Peng XM, Wang ZF, Tian GY. Physico-chemical properties and activity of glycoconjugate LbGp2 from Lycium barbarum L. Yao Xue Xue Bao. 2001 Aug;36(8):599-602.
10. Zhang M et al., Effect of lycium barbarum polysaccharide on human hepatoma QGY7703 cells: inhibition of proliferation and induction of apoptosis. Life Sci. 2005 Mar 18;76(18):2115-24.
11. Cao GW, Yang WG, Du P. Observation of the effects of LAK/IL-2 therapy combining with Lycium barbarum polysaccharides in the treatment of 75 cancer patients. Zhonghua Zhong Liu Za Zhi. 1994 Nov;16(6):428-31
12. Lu CX, Cheng BQ. Radiosensitizing effects of Lycium barbarum polysaccharide for Lewis lung cancer. Zhong Xi Yi Jie He Za Zhi. 1991 Oct11(10):611-2,582.
13. Hu Q, et al., A study on the anti-cancer effect of ningxia wolfberry. J Tradit Chin Med. 1989 Jun;9(2):117-24
14. Dragsted LO et al., Cancer-protective factors in fruits and vegetables: biochemical and biological background. Pharmacol Toxicol. 1993;72 Suppl 1:116-35.
15. Sugimura T. Nutrition and dietary carcinogens. Carcinogenesis. 2000 Mar;21(3):387-95.
16. Sinha R et al., Well-done, grilled red meat increases the risk of colorectal adenomas. Cancer Res. 1999 Sep 1;59(17):4320-4.
17. Knize MG et al., Food heating and the formation of heterocyclic aromatic amine and polycyclic aromatic hydrocarbon mutagens/carcinogens. Adv Exp Med Biol. 1999;459:179-93.
18. Cao G et al., Increases in human plasma antioxidant capacity after consumption of controlled diets high in fruit and vegetables. Am J Clin Nutr. 1998 Nov;68(5):1081-7.
19. Huang Y, Lu J, Shen Y, Lu J. The protective effects of total flavonoids from Lycium Barbarum L. on lipid peroxidation of liver mitochondria and red blood cell in rats. Wei Sheng Yan Jiu. 1999 Mar 30;28(2):115-6.
20. Chin YW,et al., Hepatoprotective pyrrole derivatives of Lycium chinense fruits. Bioorg Med Chem Lett. 2003 Jan 6;13(1):79-81.
21. Huang Y, Lu J, Shen Y, Lu J. The protective effects of total flavonoids from Lycium Barbarum L. on lipid peroxidation of liver mitochondria and red blood cell in rats. Wei Sheng Yan Jiu. 1999 Mar 30;28(2):115-6.
22. Kim HP, et al., Zeaxanthin dipalmitate from Lycium chinense fruit reduces experimentally induced hepatic fibrosis in rats. Biol Pharm Bull. 2002 Mar;25(3):390-2.

23. Gan L,Hua Zhang S, Liang Yang X, Bi Xu H. Immunomodulation and antitumor activity by a polysaccharide-protein complex from Lycium barbarum. Int Immunopharmacol. 2004 Apr;4(4):563-9.
24. Lu X, Xian X, Lu W, Wu X, Gu H. The regulation of Lycium barbarum on apoptosis of rat spleen in vitro. Zhong Yao Cia. 1999 May;22(5):250-1.
25. Luo Q, Yan J, Zhang S. Effects of pure and crude Lycium barbarum polysaccharides an immunopharmacology. Zhong Yao Cia. 1999 May;22(5):250-1.
26. Gan L, Zhang SH,Liu Q, Xu HB. A polysaccharide-protein complex from Lycium barbarum upregulates cytokine expression in human peripheral blood mononuclear cells. Eur J Pharmacol. 2003 Jun 27;471(3):217-22.
27. Wei RB et al., Study on antiiflammatory effect of a compound TCM agent containing ant extractive in animal models. Zhongguo Zhong Yao Za Zhi. 2002 Mar;27(3):215-8.
28. Peng XM, Wang ZF, Tian GY. Physico-chemical properties and activity of glycoconjugate LbGp2 from Lycium barbarum L. Yao Xue Xue Bao. 2001 Aug;36(8):599-602.
29. Wu SJ, Ng LT, Lin CC. Antioxidant activities of some common ingredients of traditional chinese medicine, Angelica sinensis, Lycium barbarum and Poria cocos. Phytother Res. 2004 Dec;18(12):1008-12.
30. Li G, Yang J, Ren B, Wang Z. Effect of Lycium barbarum L. on defending free radicals of mice caused by hypoxia. Wei Sheng Yan Jiu. 2002 Fab;31(1):30-1.
31. Huang X, Yang M, Wu X, Yan J. Study on protective action of lycium barbarum polysaccharides on DNA imparments of testicle cells in mice. Wei Sheng Yan Jiu. 2003 Nov;32(6):599-601
32. Xu DS, Kong TQ, Ma JQ. The inhibitory effect of extracts from Fructus Lycii and Rhizoma polygonati on in vitro DNA breakage by alternariol. Biomed Environ Sci. 1996 Mar;9(1):67-70.
33. Li Xueru et al., Clinical Experiment on Lycium, Bulletin on Achievements in Scientific and Technological Research, Serial 84, No. 4, 1988.
34. Hu Q, et al. A study on the anti-cancer effect of ningxia wolfberry. J Tradit Chin Med. 1989 Jun;9(2):117-24.
35. Cao GW, Yang WG, Du P. Oberservation of the effects of LAK/IL-2 therapy combining with Lycium barbarum polysaccharides in the treatment of 75 cancer patients. Zhonghua Zhong Liu Za Zhi. 1994 Nov;16(6):428-31
36. Gan L, Wang J, Zhang S. Inhibition the growth of human leukemia cells by Lycium barbarum polysaccharide. Wei Sheng Yan Jiu. 2001 Nov;30(6):333-5.
37. Zhang M et al., Effect of lycium barbarum polysaccharide on human hepatoma QGY7703 cells: inhibition of proliferation and induction of apoptosis. Life Sci. 2005 Mar 18;76(18):2115-24.
38. Lu CX, Cheng BQ. Radiosensitizing effects of Lycium barbarum polysaccharide for Lewis lung cancer. Zhong Xi Yi Jie He Za Zhi. 1991 Oct;11(10):611-2, 582.
39. Brunswick Laboratories, July 2001 analysis.
40. Yuan JM, Stram DO, Arakawa K, Lee HP,Yu MC. Dietary cryptoxanthin and reduced risk of lung cancer: the Singapore Chinese Health Study. Cancer Epidemiol Biomarkers Prev. 2003 Sep;12(9):890-8.
41. Jansson B, Potassium, sodium, and cancer: a review. J Environ Pathol Toxicol Oncol. 1996;15(2-4):65-73.
42. Liu RH. Potential synergy of phytochemicals in cancer prevention: mechanism of action. J Nutr. 2004 Dec;134(12 Suppl):3479S-3485S.

Kapitel 9

Erhaltung eines gesunden Herzen

Zusammenfassung der Forschungsergebnisse über die Ningxia Wolfsbeere

- **reduziert Serumtriglyzeride und Cholesterin um bis zu 80%[1]**
- **reduziert Entzündung[2]**
- **verlangsamt Oxidationsschäden des LDL-Cholesterin[3-6]**
- **senkt den Blutdruck[7]**
- **reduziert die Klebrigkeit der Blutblättchen und die Viskosität des Blutes; kann die Wirkung von Warfarin und Aspirin verstärken.[8]**

Die unerzählte Geschichte über die falschen Arzneimittel

Bevor wir verstehen können, auf welche Art und Weise die Wolfsbeere eine wichtige Rolle im Kampf gegen Herzkrankheiten einnimmt, müssen wir die Ursachen von Herzkrankheiten genau definieren.

Gemäß der *American Heart Association* leiden 34.2 Prozent der Amerikaner, das sind 70 Millionen Menschen, im Jahr 2002 an irgendeiner Form von Koronarerkrankungen. Die direkten (z.B. Hospitalisierung, Medikamente, Pflege) und die indirekten Kosten (z.B. Verlust der Leistungsfähigkeit) betragen über 403 Milliarden Dollar.

Die weltweit am besten verkauften Medikamente		
Medikament	**Behandlungsgrund**	**Jährlicher Absatz**
Lipitor	Hohes Cholesterin	12.9 Milliarden Dollar
Plavix	Herzkrankheit (verringert die Klebrigkeit der Blutblättchen, vermindert Blutgerinsel)	5.9 Milliarden Dollar
Zocor	Hohes Cholesterin (selber Mechanismus wie Lipitor)	5.3 Milliarden Dollar
Norvasc	Hoher Blutdruck	5.0 Milliarden Dollar

Wir wissen, dass eine falsche, ungesunde Ernährungsweise zu den epidemischen Herzinfarkten beiträgt. Wenn der Tag kommt, an der uns der Brustschmerz heimsucht, laufen wir sofort zum Arzt, der uns eine „Wunderpille" gegen unsere Krankheit verschreibt. Das Medikament der Wahl? Im Jahr 2005 wurde Lipitor im Wert von 12.9 Milliarden Dollar verkauft. Was aber nur wenige Leute wissen ist, dass Lipitor die Lebenserwartung nicht erhöht. Es hat gar keinen lebensverlängernden Vorteil. Es senkt zwar den Cholesterinspiegel sehr effektiv, senkt aber ironischerweise dennoch nicht das Risiko, früh zu sterben. WARUM?

Unlängst zeigte eine klinische Studie, dass ein hoher Cholesterinspiegel gar nicht der Hauptverursacher von Herzkrankheiten ist. Wenn das der Hauptschuldige wäre, würden nicht so viele Menschen mit normalem Cholesterinspiegel an Herzinfarkten sterben.

Von allen 1.1 Millionen Amerikanern, die im Jahr 2001 einen Herzinfarkt erlitten haben, hatten ganze 500,000 einen normalen bis niedrigen Cholesterinspiegel. Das bedeutet, dass hohes Cholesterin bei fast der Hälfte aller kardiovaskulären Krankheiten nicht die Ursache ist. Wenn nicht der hohe Cholesterinspiegel, was sind dann die wahren Gründe?

Die echten Gründe von Herzkrankheiten

Nach neuesten Forschungsergebnissen werden Herzinfarkte und Schlaganfälle durch die Kombination aus verschiedenen Faktoren verursacht. Hohes Cholesterin per se spielt nur eine kleine Rolle:

1. Durch oxidativem Stress entsteht ein klebriges, oxidiertes Cholesterin (Schaumzellen). Sie verkleben und schädigen die Arterienwände.

2. Hoher Blutzucker beschleunigt den oxidativen Stress und die Schädigung der Blutgefäße. Deshalb hat ein Diabetiker ein 4-mal höheres Risiko, an Herzkrankheiten zu sterben als ein Nicht-Diabetiker.
3. Entzündung (hohes C-reaktives Protein) und latente bakterielle Infektionen (*Chlamydia pneumoniae*).[9]
4. Bluthochdruck (verursacht durch spröde Arterien).
5. Hohes Cholesterin.
6. Zuviel Homozystein und Methionin aus der Nahrung.
7. Erhöhte Blutviskosität.

Hauptgründe für Todesfälle in der USA im Jahr 2002	
1 Krankheiten des Herzens (Herzinfarkte)	696,947
2 Maligne Neoplasmen (Krebs)	557,271
3 Zerebrovaskuläre Krankheiten (Schlaganfälle)	162,672
4 Chronische Atemwegserkrankungen	124,816
5 Unfälle (ungewollte Verletzungen)	106,742
6 Diabetes mellitus	73,249
7 Grippe und Pneumonie	65,681
8 Alzheimer	58,866
9 Nephritis, nephrotisches Syndrom und Nephrose	40,974
10 Infektionen	33,865
11 Beabsichtigte Selbstverletzung (Suizid)	31,655
12 Chronische Leberkrankheit und Zirrhose	27,257
13 Essentieller Bluthochdruck und hypertonische Nierenkrankheit	20,261
14 Anschläge (Homizid)	17,638
15 Pneumonitis durch Festkörper und Flüssigkeiten	17,593

Der Mythos der Herzkrankheit

Viele große Bevölkerungsstudien, die den Zusammenhang zwischen Cholesterin und Herzkrankheiten überprüfen, konnten keinen überzeugenden Beweis liefern, dass das Cholesterin der alleinige Grund für Herzkrankheit ist. Warum?

Eine Analyse der Framingham Herzstudie und anderer klinischer Versuche zeigte, dass andere Faktoren neben Cholesterin erheblich zu Herzkrankheiten beitragen. Eine cholesterin- und fettreiche Ernährung enthält für gewöhnlich auch einen geringen Frischkostanteil an antioxidativem Obst und Gemüse. So kann man nur schwer nachweisen, ob Herzkrankheiten durch hohes Cholesterin oder zu wenig Antioxidantien verursacht sind.

Problematischerweise führt man sich über eine cholesterin- und fettreiche Nahrung auch viele andere Nährstoffe im Überschuss zu- so zum Beispiel das Methionin- eine Aminosäure, die den Homozysteinspiegel und das Risiko für kardiovaskuläre Krankheiten anhebt. Methionin ist der direkte Vorläufer von Homzystein. Es kommt in hohen Konzentrationen in Nahrungsmitteln vor (Fleisch und Milchprodukte), die auch viel Fett und Cholesterin enthalten. Das schwächt die Cholesterintheorie für Herzkrankheiten noch weiter ab.

Die überraschende Wahrheit? Die ersten drei der oben genannten Ursachen für Herzkrankheiten stehen miteinander in direktem Zusammenhang: Schwerer oxidativer Stress und Schädigung durch freie Radikale vereinigen sich zu einer Destruktionswaffe.[10-11]

Nur die wenigsten Menschen realisieren, dass fast 50 Prozent aller Diabetiker an Herzkrankheiten sterben. Der Grund dafür ist, dass der Blutzucker die Schädigung an Arterien und Organen extrem verstärkt.

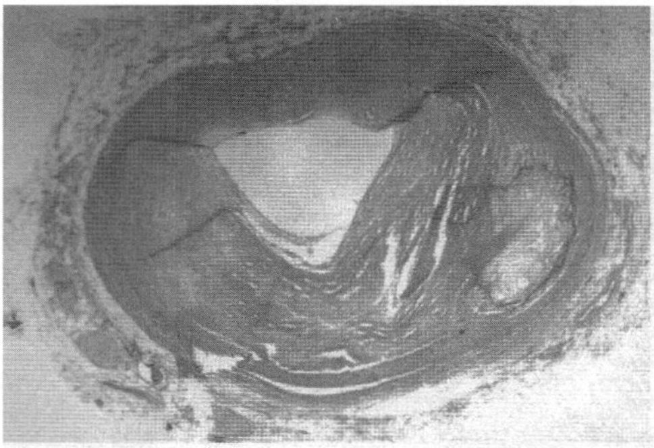

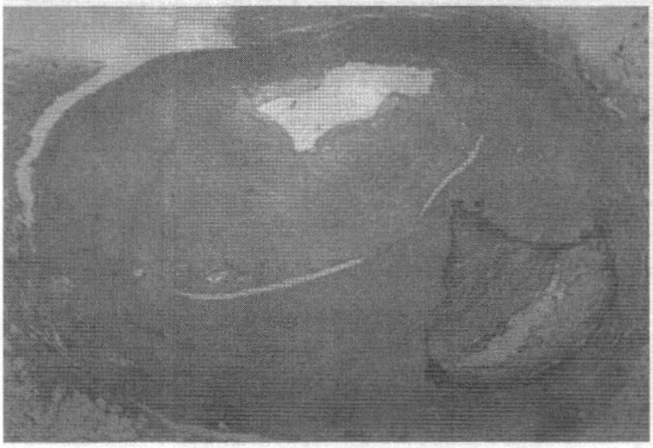

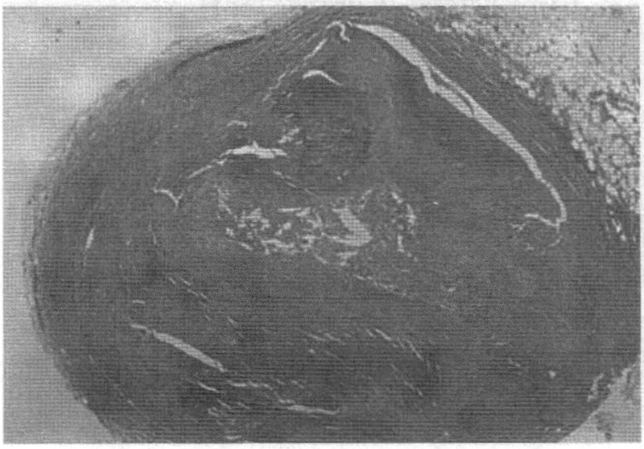

Medizinmythologie

Jahrelang waren sich die Mediziner einig, dass die Fettablagerungen entlang der Arterienwänden durch eine Nahrung verursacht wird, die reichlich gesättigte Fette und Cholesterin enthält. Über die Jahre häufen sich solche Fettanlagerungen an und kalzifizieren. Dieser Prozess wird durch Entzündung und immunologischen Abwehrreaktionen beschleunigt. Es kann passieren, dass die Arterien so eng werden, dass selbst kleine Blutklumpen (oder Emboli) einen fatalen Herzinfarkt oder Schlaganfall auslösen können.

Normalerweise versuchen die Ärzte dann, das Fettprofil ihrer Patienten zu verbessern. Sie verschreiben Medikamente (z.B. HMG-Koenzym-Reduktase-Hemmer), um das so genannte „schlechte" LDL-Cholesterin zu senken und das „gute" HDL-Cholesterin zu erhöhen. Das HDL bringt Cholesterin aus dem Gewebe über das Blut zurück in die Leber, wo es zu Gallensalzen umgewandelt wird. Eine Verminderung des LDLs geht mit einer niedrigeren Cholesterinmenge, die ins Blut freigelassen wird einher.

In den letzten zwei Jahrzehnten jedoch wurde die Cholesterinhypothese als Ursache für Herzkrankheiten von Forschern immer mehr in Frage gestellt. Langsam wird klar, dass ein erhöhter Cholesterinspiegel zwar zu Herzerkrankungen beiträgt, allerdings keineswegs die Hauptursache ist.

Neue Forschungsergebnisse deutet darauf hin, dass mehr als 80% aller koronarer Herzkrankheiten durch andere Faktoren als hohes Cholesterin verursacht werden. Die Hauptschuldigen sind: oxidiertes Cholesterin und oxidativer Stress.

Heute gilt der medizinischer Konsens, dass oxidiertes Cholesterin und Schädigung der Blutgefäße durch freie Radikale den Hauptgrund von Herzinfarkte darstellen.[13-14]

Arterien von Teenagern mit Typ-2 Diabetes ähneln denen von 41- bis 59-Jahre alten fettleibigen Erwachsenen

Eine vor kurzem veröffentlichte Studie (Mai 2005), geleitet von Dr.med Silvis Arslanian, Endokrinologin des Kinderspitals in Pittsburg, zeigte, dass die Karotis (Halsschlagader) von Teenagern mit Typ-2 Diabetes so wie bei sehr alten Leuten aussieht. Die Arterien von nicht-diabetischen fettleibigen Teenagern waren in einem nicht so schlechten Zustand, waren allerdings ebenfalls versteift und schienen älter als normal.

„Es war verblüffend" berichtete Dr. Arslanian. „Wir waren sehr überrascht, dass jemand mit 14 Jahren ähnliche Anzeichen [für kardiovaskuläre Beeinträchtigung] wie ein 60 Jahre alter Mann aufweisen kann."

In ihrer Studie mit 62 Jugendlichen—20 Typ 2 Diabetiker, 20 Übergewichtige und 22 Normalgewichtige- fand Dr. Arslanian heraus, dass die diabetischen Jugendlichen signifikant steifere Arterien hatten als die Über- und Normalgewichtigen. Die Karotis wurde mittels nicht-invasivem Utraschall monitiert.

Sie stellte eine Korrelation zwischen der Arterienverhärtung, dem Übergewicht, den exzessiv hohen Insulin- und Glukosespiegeln und dem erhöhten C-reaktiven Protein fest.

Laut Dr. Arslanian sei es zwar möglich, die geschädigten Arterien zu reparieren, allerdings konnte sie nicht sagen, welches nun die beste Methode dafür sei.

Laut der CDC sind 15% aller Kinder in den Vereinigten Staaten übergewichtig oder fettleibig, eine Zahl, die sich seit den 1980ern verdreifacht hat.[12]

Klinischer Nachweis

Die Wissenschaftlerin Ilona Staprans von der Universität Kalifornien illustrierte erstmals graphisch die schädigende Wirkung von oxidiertem Cholesterin. In den frühen 1990ern arbeitete sie in San Franzisko an einer Experimentenserie. Die Ergebnisse zeigten, um wie vieles mehr eine Ernährungsweise selbst mit geringen Mengen oxidierten Cholesterins die Arterien im Vergleich zu einer Ernährung ohne oxidiertem Cholesterin schädigen.

> Anhand der Höhe des C-reaktiven Proteins [Entzündungsmarker] kann ein kardiovaskuläres Ereignis viel besser vorausgesagt werden als mit dem LDL-Cholesterinspiegel.
>
> Paul Ridker, Dr.med,
> New England Journal of Medicine

In einem mehrfach wiederholten Experiment von Staprans erhielten zwei Gruppen neuseeländischer, weißer Hasen eine normale Kostform mit 33%igen Cholesterinanteil. In einer Gruppe jedoch wurde eine leichte Veränderung gemacht: fünf Prozent des unoxidierten Cholesterin wurden durch oxidiertes Cholesterin ersetzt. Also war die Nahrung der Tiere bis auf den Punkt identisch, dass die eine Versuchsgruppe 0.0165% oxidiertes Cholesterin enthielt.

Nach 12 Wochen untersuchte Straprans die Aorten (die Hauptschlagader, die vom Herzen wegführt) der Tiere auf Anzeichen von Arteriosklerose. Das Ergebnis war erstaunlich: Die Aorten jener Hasen, die mit der mikroskopisch kleinen Menge an oxidiertem Cholesterin gefüttert wurden, waren stark mit Fettstreifen und Plaques beschichtet.

Diese Tiere befanden sich auf dem direkten Weg zu einer voll ausgeprägten kardiovaskulären Krankheit. Im Gegensatz dazu erlitt die Kontrollgruppe, die nur mit nicht-oxidiertem Cholesterin gefüttert wurde, nur eine sehr geringfügige arterielle Beschädigung. Ihre Aorten wiesen nur wenige Fettstreifen und Plaques auf.[15]

Testnahrung	Widerstandsfähigkeit roter Blutzellen gegenüber oxidativem Schaden
Getrocknete Wolfsbeeren	51.55%
Lycium Barbarum Polysaccharid	35.05%
Wolfsbeerenrückstände	24.75%
Basische Rübenextrakte	0%
*(MDA verbesserte Widerstandsfähigkeit)	

Entzündung und C-Reatives Protein

Chronische Entzündung schädigt die Blutgefäße auf gleiche Weise, auf der freie Radikale Cholesterin oxidieren. Mit der Zeit werden die Blutgefäße durch die ständige Entzündung enorm oxidativ beschädigt. Das fördert die Schaumzellenbildung (oxidiertes Cholesterin).

Mit einem speziellen, hoch empfindlichen C-reaktiven Proteintest können Ärzte den Entzündungsgrad der Blutgefäße beurteilen. Forscher der *Havard Medical School* berichteten im November 2002in der *New England of Medicine*, dass erhöhtes C-reaktive Protein und Entzündung fatale Herzinfarkte viel präziser vorhersagen können als hohes Cholesterin.[17]

Klinische Studien zeigen, dass mit der Ningxia Wolfsbeere ein wertvolles Mittel zur Abwehren von Entzündungen und Radikalschäden in Venen und Arterien gegeben sein könnte.[18]

> Mit jedem Anstieg des glykosilierten Hämoglobins (Marker für Langzeitblutzucker) um 1 Prozent erhöht sich das Risiko für eine Herzerkrankung um 14 Prozent.
>
> - PhD Elizabeth Selvin
> *Johns Hopkins Bloomberg School of Public Health*[16]

Prävention gegen oxidiertes Cholesterin und entzündlichen Arterienschaden

Die vermutlich beste Methode, Herzkrankheiten vorzubeugen, dürfte darin liegen, die Bildung von oxidiertem Cholesterin (ranzigem Fett) im Blut zu verlangsamen und die oxidativen Schäden in den Blutgefäßen zu kontrollieren.

Das oxidierte Cholesterin kann im menschlichen Körper auf verschiedene Arten verringert werden:

1. Reduktion des oxidierten Cholesterins und Erhöhung des Antioxidantienbestands im Blut.
2. Verminderung der chronischer Entzündung
3. Vermeidung von hoch-glykämischen Nahrungsmitteln
4. Vermeidung von stark erhitzter Nahrung oder ranzigen Fetten

Schlechte Blutzuckerkontrolle

Medizinische Evidenz zeigt, dass der Blutzucker sich im Körper wie ein freies Radikal verhält. Er beschleunigt die chemischen Reaktionen zwischen Sauerstoff, Proteinen und Fetten. In einer großen Studie der *Havard Medical School* (der Framingham Offspring Studie) fanden Forscher heraus, dass eine schlechte Blutzuckerkontrolle mit einem dreifach erhöhtem Risiko für kardiovaskuläre Krankheiten (CVD) zusammenhängt.

Sie untersuchten vier Jahre lang 3,370 Versuchspersonen (1991-1995). Das Durchschnittsalter der Teilnehmer betrug 54. Zu Untersuchungsbeginn hatten alle Teilnehmer weder Anzeichen für klinische CVD noch einen medikamentös eingestellten Diabetes. Außerdem betrug der durchschnittliche Wert an glykosiliertem Hämoglobin dem Normalwert von 5.33. Die Ergebnisse: Nach vier Jahren hatten 118 Leute einen Schlaganfall oder Herzinfarkt erlitten. Durch einen rasch steigenden Blutzuckerspiegel (ab 7.0 mmol/l) vervielfachte sich die Wahrscheinlichkeit für eine Herzkrankheit um 280% oder 2.8-mal. Unter einer schlechten Blutzuckerkontrolle (sichtbar an den hohen und bleibenden Blutzuckerspitzen nach einer Mahlzeit), war das Herzerkrankungsrisiko noch zusätzlich 20% höher. Das ergibt ein Totalrisiko von gut dem Dreifachen (3.36-mal) von Patienten mit adäquater Blutzuckerkontrolle.[18]

Ähnliche Resultate erbrachten andere große klinische Versuchen, so auch die *Insulin Resistance Atherosclerosis Study* (IRAS) an der Universität von Texas und der *Fukui-ken Saiseikai Hospital Study* in Japan.[20-21]

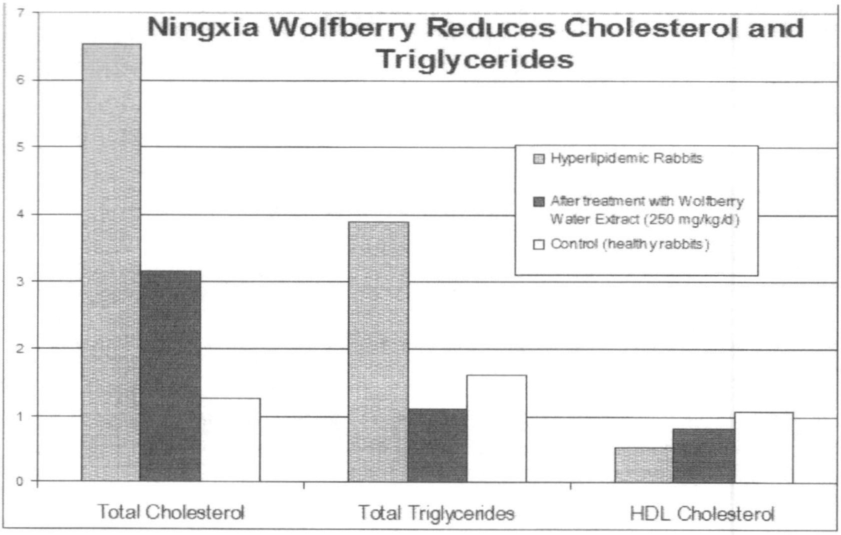

Ningxia Wolfsbeere vs. Herzerkrankung

Als vollständiges Nahrungsmittel dürfte die Ningxia Wolfsbeere zu den kraftvollsten, natürlichen Interventionsmöglichkeiten gehören, die das Risiko für Herzkrankheiten reduzieren können. Auch bei Menschen, die schon an Arteriosklerose und Hypertonie leiden, können sie die Risikofaktoren noch immer stark verringern.

Die Ningxia Wolfsbeere wurde schon hunderte Jahre lang in traditionellen, medizinischen Mixturen zur Senkung des Cholesterin- und Lipidspiegels und zur Entzündungshemmung eingesetzt.

- Eine Studie, die 1995 am *Liaoningkollege für Traditionell Chinesischen Medizin in Shenyang* durchgeführte wurde, dokumentiert den Nutzen der traditionellen „Yishoujiangzhi"-Tabletten, die neben anderen Pflanzen auch die Ningxia Wolfsbeere enthalten. Bei den 130 Fällen mit exzessiv erhöhten Blutfetten wurde durch dieses Arzneimittel ein 87%iger Abfall des Blutcholesterins und eine 80.8%ige Senkung der Bluttriglyzeride erzielt.[22]
- Eine Studie des *General Air Force Hospitals in Beijing*, März 2002, verzeichnet die starken entzündungshemmenden Effekte einer Traditionellen Chinesischen Arzneimischung, welche ebenso Ningxia Wolfsbeere enthält. In zahlreichen Studien konnte die starke Verbindung zwischen Entzündung und erhöhtem Risiko für kardiovaskuläre Krankheiten festgestellt werden.[23]
- Ein Report aus dem Jahr 1988 von der *State Scientific and Technological Commission Chinas* beschreibt einen klinischen Versuch mit 50 Personen im Alter von 64-80 Jahren, die 10 Tage lang je 50 Gramm Wolfsbeeren erhielten. Am Ende der Studie war der Lipidperoxidspiegel im Blut um 65% gefallen.[24]

Wolfsbeere als Schutz für Cholesterin und Fetten gegen oxidative Angriffe

Neueste Forschungsergebnisse über die Ningxia Wolfsbeere zeigen, dass diese Frucht die Oxidation von Cholesterin verhindert, den Blutdruck senkt und der Klebrigkeit der Blutblättchen vorbeugt und somit vor kardiovaskulären Krankheiten schützt.

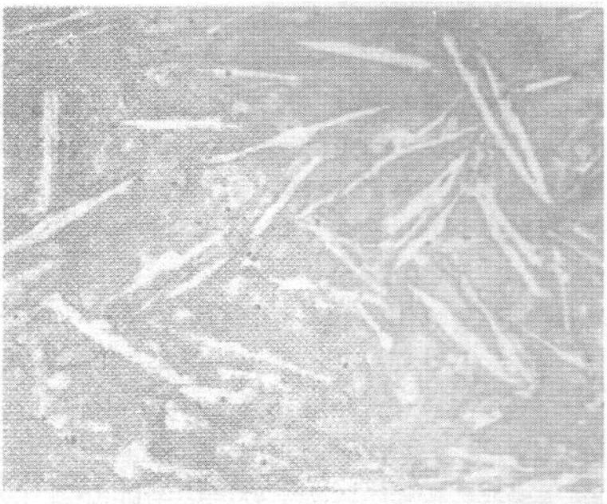
Cholesterol crystals in the blood

- Eine Studie der *Chinese Academy of Science*, im Jahr 2001 am Shanghai Institut für Organische Chemie durchgeführt, zeigt, dass die Polysaccharide der Ningxia Wolfsbeere die Oxidation des schädlichen wenigdichtem (LDL) Cholesterins beträchtlich eindämmt. Hohe Spiegel an oxidiertem Cholesterin stehen mit koronaren Herzkrankheiten in einem viel stärkeren Zusammenhang als hohe Blutfettwerte.[25]
- Eine Studie des *Ningxia Medical Colleges* fand 1999 heraus, dass die Ningxia Wolfsbeere der Schädigung von Fette der roten Blut- und Leberzellen durch freie Radikale vorbeugt. Diese schützende Eigenschaft korreliert direkt mit der Fähigkeit der Wolfsbeere, die Bildung von oxidiertem Cholesterin (bestehend aus Fett) und die Entstehung von Schaumzellen, die sonst die Arterien verstopfen würden, zu verhindern.[26]
- Experimentelle Forschungen am *Beijing Military General Hospital* von 1993 kamen zu dem Ergebnis, dass die Ningxia Wolfsbeerenpolysaccharide die oxidative Beschädigung der Zellmembranen von Eizellen Afrikanischer Kröten verhindert. Bemerkenswerterweise wirkte das Wolfsbeerenpolysaccharid in dieser Hinsicht ebenso effektiv wie die Superoxiddismutase (SOD).[27]
- In einer Studie am *Ningxia Medical College* konnte man im Jahr 1995 beobachten, dass die vollständige Ningxia Wolfsbeere und der Wolfsbeerenextrakt die oxidative Beschädigung der Membran roter Blutzellen durch Hydrogenoxid (ein sehr potentes freies Radikal) drastisch vermindern. Die Forscher entdeckten, dass die antioxidative Aktivität der getrockneten Ningxia Wolfsbeeren noch weit stärker ist als die von isolierten Wolfsbeerenpolysaccharide oder Wolfsbeerenextrakte. Sogar bei der niedrigen Konzentration von 0.021% konnte die getrocknete Wolfsbeere die Bildung ranziger, oxidierter Fette in roten Blutzellen um 51.55% senken. Im Vergleich dazu stellten basische Rübenextrakte keinen Schutz dar.[28]

Blutdrucksenkung

- Forschungen am *Department of Pathophysiology* an der Medizinischen Universität Beijing zeigte 1998, dass das Ningxia Wolfsbeerenpolysaccharid in Tiermodellen den systolischen Blutdruck um 23% und den diastolischen Blutdruck um 21% senkt. Nach weiteren Experimenten stellten die Forscher die Hypothese auf, dass die relaxierende Wirkung der Ningxia Wolfsbeerenpolysaccharide auf die Blutgefäße durch die Erhöhung des Endothel-derived Relaxation Faktors (EDRF) zustande kommt.[29]

Vermindertes Risiko für Blutgerinnsel

Mit dem Alter wird unser Blut immer klebriger. Unsere Blutplättchen- Zellfragmente, die Risse, Löcher und Wunden flicken und die Blutgerinnung unterstützen- beginnen damit, die Arterien zu verkleben und verhindern dadurch den Blutfluss.

Damit das Blut dünnflüssig bleibt, werden zur Behandlung Vitamin-K-Antagonisten wie Heparin verschrieben. Das Problem mit diesen Vitamin-K-Blockern ist, dass sie mit der Kalziumaufnahme interferieren und zu porösen, leicht-brüchigen Knochen führen.

Neue Forschungsergebnisse des *Beltsville Human Nutrition Research Center's Phytonutrients Laboratory* entdeckten bisher noch nie identifizierte Stoffe, die den Blutfluss erleichtern. Diese N-Kaffeoyldopamine, N-Coumaroyldopamine, N-Feruloyldopamine und N-Sinapoyldopamine sind natürliche Inhaltsstoffe der Wolfsbeeren, Schokolade und süßen Pfeffer.

USDA Forscher Jae Park nimmt an, dass diese Bestandteile der Wolfsbeere die Bildung des P-Selektins, eines Zelladhäsionsmoleküls, verlangsamt, das für die Formation von Blutgerinnsel wichtig ist.[30]

Eine Studie der Universität von Washington in Seattle berichtete vom Fall einer 61-jährigen orientalischen Patientin, die bei einer Prothrombinzeit (PT) von 2 bis 3 mit S-Warfarin eingestellt wurde. Nachdem sie sich 4 Tage lang täglich 3 bis 4 Gläser konzentrierten Wolfbeerenfruchttee getrunken hatte, erhöhte sich ihre PT auf 4.1.

Warfarin wird oft zur Vorbeugung von Blutgerinnselbildung verschrieben, vor allem bei Patienten, deren Arterien schon verengt sind. Dort könnten nämlich schon kleine Gerinnsel einen fatalen Herzinfarkt oder eine Embolie (Blutgerinnsel im Gehirn) auslösen. Unter anderem verdünnt S-Warfarin das Blut und vermindert die Klebrigkeit der Plättchen.

Mit der PT wird die Gerinnungszeit des Blutes gemessen. Eine hohe PT bedeuten, dass das Blut eher dünn ist und nicht leicht verklebt. Eine niedrige PT kommt durch dickflüssiges und leicht gerinnbares Blut zustande.

Diese Studie verdeutlicht, dass die Ningxia Wolfsbeere auf gleiche Weise wie Aspirin die Gerinnungsfähigkeit des Blutes vermindert. Das ist für Menschen über 45, die zu dickerem Blut neigen und ein erhöhtes Risiko für Infarkte haben, von enormer Bedeutung.

Menschen, die schon Warfarin oder einen anderen Blutverdünner nehmen, müssen allerdings beim dem Verzehr der Wolfsbeere vorsichtig sein, da das Blut eventuell zu dünn wird.[31]

Entzündungsreduktion

Eine neue Studie des *Federal Research Center for Nutrition and Food* in Deutschland identifizierte einen starken neuen Inhaltsstoff der Ningxia Wolfsbeere, der das C-reaktive Protein dramatisch senken kann. Dieses Protein ist im Rahmen von Herzinfarkten einer der wichtigsten Marker für Blutgefäßentzündung. Bernard Watzl und Kollegen entdeckten, dass jene Versuchsteilnehmer mit dem höchsten Anteil an Beta-Kryptoxanthin in der Nahrung (8 Portionen Obst und Gemüse täglich) innerhalb von nur 4 Wochen eine erstaunliche 78.3%ige Reduktion ihres CRPs hatten.[32]

Die Ningxia Wolfsbeere enthält unter allen bekannten Nahrungsmitteln den höchsten Gehalt an Beta-Kryptoxanthin. Die daraus resultierenden unschlagbaren antiinflammatorischen Eigenschaften sind bei traditionell chinesischen Heilern schon seit Jahrtausenden bekannt. Das dürfte der Grund sein, weshalb in der Traditionell Chinesischen Medizin die Wolfsbeere gegen Entzündungsprozesse, z.B. Asthma, gerne eingesetzt werden.

- In einem klinischen Versuch mit 66 Asthmatikern wurde ein pflanzlicher Absud aus Ningxia Wolfsbeeren getestet. Die maximale exspiratorische Volumenflusskurve (MEFV), ein Maß für die Atmungskapazität, verbesserte sich bei 66% der Patienten.[33]
- In einer Studie des *Institute of Pharmacy of the Huazhong University of Science and Technology* stellte man im Jahr 2003 fest, dass das Lycium barbarum-Polysaccharid die Ausschüttung von Interleukin-2 und die Proliferation der Lymphozyten, beides Akteure des nicht-inflammatorischen Immunsystems, erhöht.

Gerade im Fall von Herzerkrankungen, wo oft Bakterien (wie *Chlamydia pneumoniae)* die Wurzel der arteriellen Entzündung sind, ist dieses nicht-entzündliche Immunsystem von Wichtigkeit. Idealerweise sollte das Immunsystem gerade soviel gestärkt werden, um die unwillkommenen, mikrobiellen Gäste zu beseitigen, ohne dabei ein Entzündung zu entfachen. Der nicht-entzündliche Teil des Immunsystems säubert das Blut weit effektiver von Bakterien, und fügt dem Gewebe dabei keine ernsthafte Verletzungen zu.[34]

Mineralstoffe, Herzkrankheit und Bluthochdruck

Jahrelang waren medizinische Forscher auf der Spur zwischen dem Zusammenhang einer inadäquaten Mineralstoffzufuhr und Herzkrankheiten. Einige Forscher schlugen als Grund für die vielen kardiovaskulären Krankheiten in den Industrieländern einen Mangel an Mineralstoffen vor. Sie weisen auf die epidemische Verbreitung von Herzkrankheiten in den Vereinigten Staaten, Europa und Regionen hin, deren Böden zuwenig Mineralstoffe und Spurenelemente enthalten.[35-36]

Viele epidemiologische Studien schenken dieser Hypothese glauben, gestützt von der Tatsache, dass Menschen, die weiches oder demineralisiertes Wasser trinken, zu einem höheren Grad durch kardiovaskulärer Morbidität und Mortalität auffällig werden, verglichen zu Regionen mit hartem Wasser.[37-38]

Die Mineralstoffe, die einem weichen Wasser hauptsächlich fehlen, sind Kalium, Magnesium und Chrom. Zahlreiche Forschungsergebnisse zeigen, dass sich jeder dieser Mineralstoffe durch starke kardioprotektive Eigenschaften auszeichnen.

PhD Anne Kousa, Epidemiologin am *National Public Health Institut* in Helsinki, Finnland, hat schon seit langem vermutet, dass es einen Zusammenhang zwischen dem Mineralstoffbestand des Wassers und Herzkrankheiten gibt. Sie beschloss, diese Vermutung in einer anspruchsvollen Studie zu beweisen. Sie griff auch auf einige nationale, statistische Daten aus Finnland zurück.

Kousa untersuchte 18.946 Fälle, die in den Jahren 1983, 1988 und 1993erstmals eine fatalen oder nicht-fatalen Herzattacke erlitten. Als Datenquelle dienten unter anderem Entlassungsakten aus Spitälern und Totenscheine. Sie verglich diese Daten mit dem Mineralstoffbestand des Trinkwassers der Heimatregionen der Opfer. Die Daten über den Härtegrad stammten aus 12.407 Grundwasserproben, aus denen Kalzium-, Magnesium-, Zink- und Kupfergehalt bestimmt wurden (Durchschnittsgehalt: Kalzium 19.9 mg/l, Magnesium 4.8 mg/l, Magnesium 4.8 mg/l, Zink 51.4 µg/l und Kupfer 14.5 µg/l).

Kousas Studie wurde im Februar 2004 im *Journal of Epidemiology and Community Health* veröffentlicht. Sie folgerte, dass die "Härte" des Wassers direkt mit Herzattacken zusammenhängen kann. Mit jedem steigenden Härtegrad fiel das Risiko für Herzattacken um 1%.[36]

Die Ningxia Wolfsbeere hebt sich von anderen Nahrungsmittel dadurch derart ab, da sie nicht nur ein oder zwei sondern gleich alle drei kardioprotektiven Mineralstoffe in beträchtlichen Mengen bereitstellt. Das ist auf das mineralstoffreiche Gletscherwasser zurückzuführen, dass den Boden, auf dem die Ningxia Wolfsbeere wächst, speist. Dieses Wasser zeichnet sich durch die unschlagbare Ausstattung an Spurenelementen (z.B. Chrom) und Makromineralien (Magnesium und Kalium) aus. Die 18 Spurenelementen und der höchste Kaliumanteil aller Nahrungsmittel macht die Ningxia Wolfsbeere zu einem extrem kraftvollen Heilmittel für das Herz.

Kalium

Die westliche Ernährung baut großteils auf Weizenmehl, dem während des Verarbeitungsprozess das meiste Magnesium, Kalium und Vitamin B entzogen wird. Es werden zwar nachträglich noch einige Mineralien und Vitamine zugefügt, aber dennoch erreicht der Mineral- und Phytonährstoffgehalt des Getreides nie wieder den ursprünglichen, unverarbeiteten

Zustand. Zur Verbesserung von Geschmack und Haltbarkeit wird das demineralisierte Weizenmehl mit ungeheuren Mengen Salz zu einem Nahrungsmittel weiterverarbeitet. Dieser stark zuckrige oder salzige Gaumenkitzel fördert die Entstehung von kardiovaskulären Krankheiten.

Kalium (mg) in 100 Gramm Nahrung[1]			
Ningxia Wolfsbeere, getrocknet	**1600**	Wahlnüsse, Englisch	440
Aprikosen, getrocknet	1377	Limabohnen	411
Sonnenblumenkerne	850	Weizen, ganz	405
Rosinen	751	Kidneybohnen, rot	402
Mandeln	726	Bananen, roh	395
Feigen, getrocknet	713	Pflaumen, getrocknet	333
Datteln, natürlich, getrocknet	653	Rosenkohl, gefroren	325
Buchweizen, ganz	576	Brokkoli, roh	325
Haferkleie, roh	565	Gerste, roh	280
Spinat, roh	556	Löwenzahn	232
		Erdbeeren, roh	166

Umgekehrt enthalten die meisten vollwertigen, nicht-raffinierten Nahrungsmittel reichlich natürliches Kalium und Magnesium und wenig Natrium. Nahrung wird dann unheilbringend, wenn sie durch den Menschen durch Raffinierung, Zucker und Natrium verändert wird.

Wie wichtig ist Kalium für die Gesundheit? Kalium nimmt in der Stabilisation des Blutdrucks, der zelluläre Flüssigkeitsbalance und dem pH-Gleichgewicht - allesamt wichtige Grundsäulen für die Gesundheit - eine wichtige Rolle ein. Kalium ist auch in der Proteinsynthese sowie in der Umwandlung des Blutzuckers in Glykogen und in der Aktivierung zahlreicher Enzyme involviert. Ernährungsbedingter Kaliummangel kann diese Gleichgewichte stören und ein chemische Kaskade auslösen, die zu Hypertonie, Zellmutation und eventuell zum Tod führen.

Der Yale Forscher Steven Coco fasst den Wert des Nahrungskaliums folgendermaßen zusammen: „Erhöhungen des Nahrungskaliums wirkt sich positiv auf viele Krankheiten aus. So dient es auch zur Behandlung von Hypertonie, zur Schlaganfallprävention, Prävention von Herzrhytmusstörungen und zur Behandlung von congestiven Herzkrankheiten."[40]

Sinkt der Kaliumspiegel, können dadurch direkt vermehrt Alterserscheinungen entstehen. Eine langjährige Studie über das Altern wurde an der Universität von Missouri durchgeführt. Dabei wurden fast zwanzig Jahre lang die Kaliumspiegel von 650 Versuchspersonen gemessen. Die Forscher entdeckten, dass im Alter von 40 bis 60 der Kaliumspiegel im Körper um über 13 Prozent fiel.[41]

Da die Ningxia Wolfsbeere den höchsten bekannten Kaliumgehalt besitzt, kann sie dem Kaliumverlust beim Altern entgegenwirken.

Der starke Einfluss von Kalium als Gegenspieler vieler altersbedingter Krankheiten ist in zahlreichen medizinischen Journalen bestens dokumentiert; so auch im *Journal of Hypertension, The Lancet,* und *The New England Journal of Medicine.*

In einer doppelblinden, randomisierten, Placebokontrollierten Studie aus dem Jahr 1990 konnte bei einer Gruppe älterer Bluthochdruckpatienten ein beinahe 10%iger Abfall des systolischen und diastolischen Blutdrucks verzeichnet werden, nachdem sie nur vier Wochen lang eine Kaliumergänzung einnahmen. Forschungsleiter

> Gemäß epidemiologischen Studien aus den USA kann eine niedrige Kaliumzufuhr für die Entstehung von Hypertonie wichtig sein.
>
> - H.G. Langford, Journal of Postgraduate Medicine

Patki folgerte, dass „Kalium alleine oder in Kombination mit Magnesium zur einer signifikanten Abnahme des systolischen und diastolischen Blutdrucks führt."[42]

Ähnliche Ergebnisse erzielte eine andere randomisierte, Placebo-kontrollierte, doppelblinde Studie, die im *The Lancet* publiziert wurden. In diesem Fall erhielt eine Gruppe von Patienten mit mäßig erhöhtem Blutdruck vier Wochen lang eine Kaliumergänzung. Innerhalb dieser vier Wochen fiel im Vergleich zu Placebogruppe der Blutdruck um 4%.

Die Autoren kamen zum Schluss, dass eine „moderate Natriumrestriktion kombiniert mit einer erhöhten Kaliumzufuhr die Notwenigkeit einer medikamentösen Behandlung bei einigen Patienten mit mild bis mäßig ausgeprägter Hypertonie umgeht oder reduziert."[43]

Hypertonie entsteht durch eine Verschiebung des Verhältnis' zwischen Zellnatrium und Kalium (Na-K-Verhältnis) zu Gunsten des Natriums. Dieses Ungleichgewicht ist die Konsequenz einer natriumlastigen und kaliumarmen Kost.[44]

Magnesium und koronare Herzkrankheit

Genauso wie Kalium sinkt auch der Magnesiumgehalt im menschlichen Körper mit dem Altern stetig ab. Dieser Mangel wird durch einen hohen Verzehr an raffinierten Lebensmitteln noch zusätzlich verstärkt.

In der gewöhnlichen amerikanischen Ernährungsweise kommt Magnesium prinzipiell immer zu kurz. Die Durchschnittseinnahme liegt mit 143 bis 266 mg am Tag weit unter der vom Food and Nutrition Board empfohlenen Tagesmenge von 400 mg. Umfragen zufolge haben über 70 Prozent der Amerikaner einen Magnesiummangel. Dieses Problem wurzelt im hohen Verzehr von verarbeiteter Nahrung.

Magnesiummangel kann in medizinisch relevanten Alterserscheinungen eine Rolle spielen: vor allem was neuromuskuläre, kardiovaskuläre und renale Probleme anbelangt.

-Jean Dulach et al.

Magnesium (mg) in 100 Gramm Nahrung[1]			
Haferkleie, roh	235	Reis, braun, Langkorn	43
Melasse, Sirup	215	Avokados, roh	42
Walnüsse, Englisch	159	Roggenbrot	41
Ningxia Wolfsbeere, getrocknet[2]	**130**	Linsen	36
Pistaziennüsse, roh	121	Schweizerkäse	35
Meeresalgen, roh	120	Datteln, getrocknet	35
Pekannüsse	120	Rosinen	33
Spinat, roh	80	Wildreis, gekocht	32
Feigen, getrocknet, roh	58	Kohlrabiblätter	30
Pintobohnen	55	Brokkoli, roh	25
Pflaumen, getrocknet, roh	45	Naturjogurt, mager	19
Kidneybohnen	45	Himbeeren, roh	18

1. U.S. Department of Agriculture, Agricultural Research Service. 2004. USDA National Nutrient Database for Standard Reference, Release 17. Nutrient Data Laboratory Home Page http://www.nal.usda.gov/fnic/foodcomp
2. Vorabinformationen von getrockneten Früchten der Ningxia Wolfsbeere (Lycium barbarum), gelagert zwischen 1 bis 3 Jahren. Analyse durchgeführt von Industrial Labs, Denver, CO.

Der Magnesiummangel hat einen direkten Zusammenhang mit vielen Degenerationskrankheiten, die im Alter entstehen. Dazu zählen mitunter Immunsuppression, Herzkrankheiten, Arteriosklerose, Insulinresistenz und Diabetes. In klinischen Studien konnte gezeigt werden, dass Magnesium einen bemerkenswerten Einfluss auf die Lebensdauer ausübt. Eine Studie, die von einem Forschungsteam am *National Research Team* in Kanada durchgeführt wurde, veranschaulicht, dass ein langzeitlicher marginaler Magnesiummangel das Leben von Labortieren um fast 40% verkürzte.[46]

Atheroskleroserisiko in Gemeinschaftsstudien

Der Einfluss von Magnesium auf Krankheiten der Koronargefäße wurde auch in verschiedenen Populationsstudien untersucht. Die Versuchsteilnehmer mit der höchsten Magnesiumzufuhr konnten sich an einer viel niedrigeren Anfälligkeit für Herzerkrankungen erfreuen.

	Magnesiumspiegel			
	niedrig	**mittel**	**hoch**	**höchst**
Risiko für Herzkrankheit bei Frauen zwischen 45-64 Jahren	1.00	0.92	0.48	0.44

Mitte der 1990er wurde an der Universität von Minnesota in einer umfangreichen Studie der Zusammenhang zwischen der Magnesiummenge im Körper und dem Risiko für koronaren Herzerkrankungen und Hypertonie untersuchte. Nachdem sie 13,922 Erwachsene (46-64 Jahre alt) aus vier U.S. Staaten 4 bis 7 Jahre durchgehend begleitet hatten, stellten die Forscher fest, dass „niedrige Magnesiumkonzentrationen zur Entstehung von koronarer Atherosklerose oder akuter Thrombose beitragen kann." Bei Frauen zeigte sich dieser der Trend mit beängstigender Deutlichkeit: Mit Abnahme des Magnesiumspiegel wurden die Testpersonen progredient anfälliger für Herzkrankheiten.[47]

Niedrige Magnesiumspiegel korrelieren auch mit einer anormalen Plaquebildung in der Karotis. Entgleitet der Magnesiumspiegel so verschlechtert sich Schicht aus arteriellen Plaque.

Klinische Symptome von niedrigem Magnesiumspiegel in den Zellen	
Zelltyp	**Klinische Symptome**
Vaskuläre glatte Muskelzellen	Vasokonstriktion, hoher Blutdruck, Arterienversteifung
Fett/Skelettmuskelzellen	Insulinresistenz
Pankreas-Beta-Zellen	Erhöhtes Insulin
Herzmuskelzellen	Ausweitung der Linken Ventrikel
Blutblättchen	vermehrte Verklumpung, Tendenz für Blutgerinnsel
Nierentubuluszellen	Natriumretention

Forscher folgerten daraus, dass ein „niedriges Serum- und Nahrungsmagnesium mit der Ätiologie von CVD, Hypertonie, Diabetes und Atherosklerose assoziiert ist."[48]

Honolulu Herzstudie

In der Honolulu Herzstudie fanden Forscher an einer Gruppe von 7.172 Männern heraus, dass eine niedrige Zufuhr an Magnesium mit einem massiv höherem Risiko für koronarvaskulären Krankheiten zusammenhängt. Die Männer mit der niedrigsten Magnesiumzufuhr aus der Nahrung (50.3 bis 186 mg/Tag) hatten verglichen mit den Männern mit der höchsten Magnesiumzufuhr (340 bis 1.183 mg/Tag)ein bis zu 210% höheres Risiko.

„Bei Testpersonen mit niedrigem Magnesiumstatus gab es mehr Hypertonie, Hypercholesterinämie und Diabetes Mellitus."[45]

Magnesium vs Hypertonie

Eine Untersuchung der Oxford Universität im Jahr 2005 weist darauf hin, dass Magnesium eine der sichersten und effektivsten Behandlungsmethoden bei Schwangerschaftshypertonie

Magnesiumzufuhr		
Altersgruppe	**Empfohlene Magnesiummenge**	**Tatsächliche Zufuhr**
Frauen 13-30	310	211
Frauen 31-50	320	236
Frauen 51-70	320	239
Männer 19-30	400	343
Männer 31-50	420	341
Männer 51-70	420	305

(Präeklampsie) darstellt. Die Magnesiumsulfattherapie wird schon seit über 100 Jahren neben der Behandlung von Hypertonie auch zur Anfallsprophylaxe bei werdenden Müttern verwendet.

Der Oxford Universitätsforscher L. Duley fand folgendes heraus: „Aus systematischen Reviews von randomisierten Studien zeichnet sich heute eine starke Evidenz ab, die die Verwendung von Magnesiumsulfat zur Vorbeugung und Behandlung von Eklampsie unterstützt. Magnesiumsulfat senkt das Risiko für Eklampsien bei Frauen mit Preeklampsie um mehr als die Hälfte.“[49]

Eine doppelblinde klinische Studie von 1989 an der *Kobe University School of Medicine* in Japan fand heraus, dass die orale Magnesiumergänzung Hypertonie drastisch reduzieren kann. In diesem Fall brachte eine Tagesdosis von 600 mg Magnesium (entspricht 300 g getrockneten Ningxia Wolfsbeeren) in einer Zeitspanne von nur vier Wochen eine Reduktion des mittleren Blutdrucks (dem Mittel aus systolischem und diastolischem Blutdruck) von 111 auf 102. „Ausreichende orale Magnesiumzufuhr“, so Dr. Motoyama „stellt eine effektive, nicht- pharmakologische Behandlung von essentieller Hypertonie dar.“[50]

Die klinische Forschungsabteilung am *Center for Nutrition und Heart Research Laboratory Medical Hospital* untersuchte 1997 die Effekte von Magnesiumzufuhr bei 3,575 Versuchspersonen zwischen 24 und 64 Jahren. Die Daten verdeutlichten, dass eine niedrige Magnesiumzufuhr in direktem Zusammenhang mit erhöhter Prävalenz für Hypertonie, erhöhtem Cholesterin und Diabetes steht.

Eine Studie von 1998 am *National Cardiovascular Center in Osaka, Japan,* zeigt, dass 480 mg elementares Magnesium signifikant den systolischen und auch den diastolischen Blutdruck senken. Interessanterweise verbesserten sich unter Magnesiumzufuhr die Werte jenenr Testpersonen mit dem höchsten basalen Blutdruck am meisten. [51]

In einem klinischen Versuch von 1997 an der *Nakamura Gakuen Universität in Fukuoka, Japan,* entdeckte man, dass eine tägliche vierwöchige Einnahme von 228 mg und 171 mg elementarem Magnesiums bei gesunden männlichen und weiblichen Freiwilligen den Blutdruck signifikant senkte und das gute HDL-Cholesterin ansteigen ließ.[52]

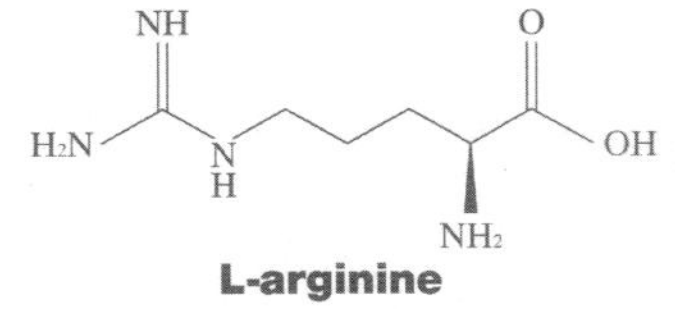

L-arginine

Magnesium ist in über 300 Enzymreaktionen im Körper involviert und nimmt somit eine zentrale Rolle in fast jedem biologischen Prozess ein, einschließlich der Proteinsynthese, der zellulären Elektrolytbalance, des Glukosestoffwechsels, der zellulären Energieerzeugung und der Aufrechterhaltung der Zellmembranintegrität. Durch den Verzehr von magnesiumreichen Nahrungsmitteln, wie der Ningxia Wolfsbeere, können die Magnesiumspeicher wieder aufgefüllt werden.

Das wichtige Gleichgewicht zwischen Kalzium und Magnesium

Kalzium- und Magnesiumzufuhr aus der Nahrung sollten sich unbedingt die Waage halten, da sich deren Effekte auf die Zellen gegensätzlich ausprägen. Magnesium entspannt die Muskeln- Kalzium kontrahiert sie. Das Gleiche gilt für die Blutgefäßen, wo Kalzium verengend und Magnesium erweiternd wirkt.

Diese Wirkung kann am Verdauungssystem gut nachvollzogen werden. Ein übermäßiger Verzehr an Kalzium resultiert in unangenehmen Verstopfungen, eine exzessive Zufuhr an Magnesium hingegen löst starke Durchfälle aus. In ähnlicher Weise kommt es bei einer Überdosis Magnesium, wenn sich das Kalzium nicht gleichzeitig erhöht, zur Verlangsamung der Atmung oder zu Herzrhythmusstörungen.

Ernährungswissenschaftlern zufolge beträgt das ideale Verhältnis von Kalzium und Magnesium 1:1, also immer gleiche Anteile an Magnesium und Kalzium. Die Wolfsbeere ist eines der wenigen Nahrungsmitteln, in denen der Magnesium- und Kalziumgehalt beinahe perfekt ausgeglichen ist.

Kalium und Magnesium

Ein Magnesiummangel kann auch einen Kaliummangel verursachen, der einen Bluthochdruck oft zur Exazerbation bringt. Das ist einer der zentralen Gründe für Arteriosklerose und Herzkrankheit.

Epidemiologische Studien untersuchten die Ernährungsweisen Tausender von Menschen und zeigten, dass der Konsum von kalium- und magnesiumreichen Nahrungsmitteln das Risiko für Herzkrankheiten drastisch senkt.[54-56]

Eine der größten Studien, die die antihypertensiven Eigenschaften der Mineralstoffe dokumentierten, wurde vom Havard Universitätsforscher PhD Alberto Ascherio durchgeführt. Nachdem er die Ernährungsgewohnheiten von 41.541 weiblichen und 30.681 männlichen Ärzten untersucht hatte, fand Dr. Ascherio heraus, dass ein höherer Magnesium- und Kaliumkonsum den Blutdruck drastisch senkt. „Magnesium, Kalium und Ballaststoffe“ so Ascherio „wirken allesamt signifikant indirekt proportional dem systolischen und diastolischen Druck entgegen.“[57]

Das Besondere an der Ningxia Wolfsbeere ist, dass sie *beide* Mineralstoffe, sowohl Magnesium als auch Kalium, in großen Mengen enthält. In Kombination ist die Wirkung der beiden auf die Gesundheit und die Langlebigkeit noch imposanter. Studien, die im *British Journal of Medicine* und anderen medizinischen Journalen veröffentlicht wurden, zeigten ebenso die kraftvollen synergetischen Effekte von Kalium-Magnesiumergänzung.[59]

L-Arginin

Der beträchtliche Proteingehalt der Ningxia Wolfsbeere zeichnet sich durch eine große Menge an L-Arginin aus, einer Aminosäure, die in neuesten Forschungen präventive Wirkung gegen Herzkrankheiten vorweist, indem sie den Blutdruck senkt und das Immunsystem stärkt. Die Ningxia Wolfsbeere enthält fast 1% Arginin und kann somit als ausgezeichnete Quelle für diese wichtige Aminosäure herangezogen werden.

Die kardioprotektiven Eigenschaften von L-Arginin sind in der wissenschaftlichen Literatur gut beschrieben. L-Arginin ist ein direkter Vorläufer von Nitridoxid (NO). NO spielt eine grundlegende Rolle im kardiovaskulären, Immun- und Nervensystem. Viele Wirkmechanismen des Arginins können durch NO erklärt werden.

Als Antioxidanz kann L-Arginin die Arterien vor Entzündungsschaden und Angriffen durch Radikale schützen.[60]

L-Arginin aus der Nahrung ist besonders für ältere Leute mit verengten Arterien, hohem Blutdruck und unbeherrschbaren Entzündungsleiden wichtig.

Niacin vs Herzerkrankung

Die Ningxia Wolfsbeere ist unter den vollständigen Nahrungsmitteln die reichste Niacinquelle (Vitamin B3). Eine handvoll getrockneter Beeren (ungefähr 100 Gramm) enthält mehr als das Dreifache der empfohlenen Tagesmenge dieses essentiellen Nährstoffs.

Niacin hat in zahlreichen Peer-reviewed-Studien seine schützende Wirkung gegen Herzerkrankungen und den positiven Effekt auf den HDL (guten)- Cholesterinspiegel gezeigt.

Im Jänner 2005 untersuchten die Forscher am *Department of Vascular Medicine* am *Academic Medical Center* in Amsterdam, Niederlanden, die Anwendung von Niacin in 30 randomisiert- kontrollierten Studien, welche zwischen 1966 und Februar 2004 veröffentlicht wurden. Sie fanden heraus, dass Niacin im allgemeinen das Risiko für Herzinfarkte um 27% reduziert.[61]

Das *Standford Prevention Researchcenter* hat vor kurzem der Ärzteschaft nachdrücklich zum verstärkten Einsatz der Niacintherapie geraten. In einem Statement vom Dezember 2004 betonte Kathy Berra, Stanford Universitätsexpertin für Ernährung, dass „sich Niacin vorteilhaft auf alle Hauptlipide auswirkt, besonders auf HDL-Cholesterin und Triglyzeride. Niacin reduziert auch das Low-densitiy Lipoprotein (LDL)- Cholesterin; Lipoprotein (a); und eine Vielzahl hoch artherogenen kleiner LDL-Partikel."

Weiters empfiehlt Berra weiter eine Auswahl an Niacinrezepturen und Arzneimittelkombinationen. Das beste Mittel wurde allerdings vergessen: Die Ningxia Wolfsbeere.[62]

Homozystein vs Herzkrankheit

Methioninreiche und antioxdiantienarme Nahrungsmittel (Milch- und Fleischprodukte) führen zu einem erhöhten Homozysteinspiegel im Blut. Dadurch entstehen genauso wie durch hohen Cholesterinspiegel Plaques und fibrinöse Ablagerungen entlang der Arterienwände.

Auf diesem Gebiet leistete Dr.med Kilmer McCully mit seinen Studien Pionierarbeit. Er zeigte erstmals anhand von Patienten mit einem seltenen genetischen Defekt, genannt Homozystinurie, den Zusammenhang zu Arteriosklerose. Patienten mit dieser Krankheit sterben sehr jung (unter 10 Jahren) an Arteriosklerose, da eines ihrer Leberenzyme fälschlicherweise das Homozystein vor dessen Abbau schützt.

In einer Studie mit 194 konsekutiven Autopsien an Kriegveteranen zeigte McCully, dass nur 8% der Leichen mit der am stärksten ausgeprägten Arteriosklerose einen hohen Cholesterinspiegel hatten (McCully, 1990).

Dr. McCully stellte die Arteriosklerose, die durch Homozystein verursacht wurde, mit einem Mangel der Vitamine B6, B12 und Folsäure und exzessivem Nahrungsmethionin in Zusammenhang. Er konnte nachweisen, dass sogar schon die alleinige Verabreichung eines dieser Vitamine das Risiko für akute kardiale Brustschmerzen oder Myokardinfarkt um 27% senkte.

Die Homozysteintheorie für kardiovaskuläre Krankheiten gewann in den letzten Jahren unter Kardiologen immer mehr Anhänger. (Foody et al., 2000; Psceri et al., 1999; Whincup et al., 1999; Taylor et al., 1999; Bots et al., 1997; Ubbink et al., 1995; Boushey et al., 1995).

Chrom und Cholesterin

Dank des hohen Gehalts an dreiwertigem Chrom kann die Ningxia Wolfsbeere auch das Serumcholesterin senken. Cholesterinerhöhung stellt zwar nicht die Hauptursache für Herzkrankheiten dar, eine Cholesterinsenkung wirkt sich aber dennoch positiv auf das kardiovaskuläre Mortalitätsrisiko aus.[63]

Während des Alterungsprozesses sinkt der Chromspiegel und der Cholesterinspiegel steigt. Eine Studie von 1987 zeigt, dass 60% der älteren Studienteilnehmer mit hohem Cholesterinspiegel auch an einem hohen Insulinspiegel, gepaart mit insuffizienter Blutzuckerkontrolle, litten. (Diese so genannte Insulinresistenz ist auch ein Kennzeichen für Menschen in mittlerem Lebensalter mit einem X Syndrom). Blutanalysen aus Serum und weißen Blutzellen (Granulozyten) zeigten, dass sich der Chromspiegel bei diesen Personen signifikant erschöpft hat.

Gleich nachdem die Beziehung zwischen Chrommangel und hohem Cholesterin gesichert war, erschienen in medizinischen Journalen Berichte. Einer der ersten war der von Fulop und Kollegen. Sie beschrieben ihre Entdeckung des Chrom-Cholesterinzusammenhangs detailliert im *Archives of Gerontological Geriatics,* einer Zeitschrift, die sich rein auf die Wissenschaft des Alterns und altersbedingter Krankheiten spezialisiert hat.[64]

Eine Vielzahl anderer Studien hat diesen Zusammenhang zwischen Chrommangel mit Hypercholesterinämie (hohem Cholesterin) ebenso hergestellt.[65-66]

Anhand von Tierstudien konnte gezeigt werden, dass die Versuchsgruppen mit dem niedrigsten Chromgehalt in der Nahrung an erhöhtem Cholesterinspiegel litten und eine ausgeprägtere Plaquebildung der Aorten aufwiesen.[67]

H.A. Schroeder entdeckte, dass die Aorten von Personen, die an Herzkrankheiten gestorben waren, grundsätzlich wenig Chrom enthielten als die Aorten von gesunden Unfallopfern. Er postulierte, dass ein Chrommangel direkt mit kranken Arterien zusammenhängen kann.[68]

Eine Studie, die 1997 am *Beltsville Research Center* von Richard Anderson, Wissenschaftler des *US- Departments of Agriculture*, durchgeführt wurde, ging auf die Wirkung von Chromergänzungen bei 180 diabetischen Männern und Frauen ein. Anderson und Kollegen fanden heraus, dass eine tägliche Dosis von 200 mcg Chromsupplementen den Serumcholesterinspiegel signifikant senken konnte.[69]

„Bei älteren Menschen wird von einem hohen Chromverlust über den Urin berichtet. Diese Daten suggerieren, dass die Chromspeicherung im Alter abnimmt, wodurch sich der Chromstoffwechsel ändert. Vieler gesunde, ältere Menschen nehmen mit der Nahrung weniger als 30 Mikrogramm am Tag auf.“

-E.G.Offenbacher,
Columbia Universität[53]

Raymond Press erzielte in einer Studie mit freiwilligen Erwachsenen (zwischen 25 und 80 Jahren) am *Mercy Hospital and Medical Center* in San Diego ähnliche Ergebnisse. In einer doppelblinden crossover Studie wurden je 32 Versuchspersonen über 42 Tage hinweg entweder ein Placebo oder 200 mcg Chrom verabreicht.

„Das Gesamtcholesterin, LDL-Cholesterin und Apolipoprotein-B-Spiegel waren allesamt signifikant gesunken“, sagte Dr. Press. Der Totalcholesterinspiegel war um rund 7% niedriger, der Abfall des LDL (schlechten)- Cholesterinspiegel betrug um die 10%. Umgekehrt erhöhte sich unter der Chromergänzung das Apolipoprotein A-I, Hauptprotein im HDL (guten)- Cholesterin, signifikant [70]

Bemerkenswerterweise blieb nach Studienende ein nachwirkender Effekt der Chromergänzung bestehen; denn der Serumcholesterinspiegel verharrte weiterhin auf dem niedrigen Spiegel.[71]

Ballaststoffe und Herzerkrankungen

Neben ihrem Gehalt an wichtigen Vitaminen, essentiellen Aminosäuren und kraftvollen Antioxidanzien kann die Ningxia Wolfsbeere mit mehr als 21% löslichen und unlöslichen Ballaststoffen eine zusätzliche kardiovaskuläre Schutzwirkung aufweisen. Eine klinische Studie, die 1992 von der *Havard School of Public Health* durchgeführt wurde, deutet darauf hin, dass der tägliche Verzehr von über 24 Gramm Ballaststoffen verglichen mit weniger als 12 Gramm das Risiko für Hypertonie um 37% senkt. Schon 105 Gramm (weniger als ½ Tasse) getrocknete Ningxia Wolfsbeeren enthalten über 24 Gramm Ballaststoffe.

„Der Verzehr von Ballaststoffen zeigt eine signifikante inverse Beziehung zu systolischem und diastolischem Blutdruck.“[58]

Referenzen:

1. Guan Y, Zhao S, Yishou jjangzhi (de-blood-lipid) tablets in the treatment of hyperlipemia. J Tradit Chin Med. 1995 Sep;15(3):178-9
2. Wei RB et al., Study on anti-inflammatory effect of an compound TCM agent containing ant extractive in animal models. Zhongguo Zhong Yao Za Zhi. 2002 Mar;27(3):215-8.
3. Huang LJ, Tian GY, Wang ZF, Dong JB, Wu MP. Studies on the glycoconjugates and lgycans from Lycium barbarum L. in inhibiting low density lipoprotein (LDL) peroxidation. Yao Xue Xue Bao. 2001 Feb;36(2):108-11.
4. Huang Y, Lu J, Shen Y, Lu J. The protective effects of total flavonoids from Lycium Barbarum L. on lipid peroxidation of liver mitochondria and red blood cell in rats. Wei Sheng Yan Jiu. 1999 Mar 30;28(2):115-6.
5. Zhang X. Experimental research on the role of Lycium barbarum polysaccharide in anti-peroxidation. Zhongguo Zhong Yao Za Zhi. 1993 Feb;18(2):110-2, 128.
6. Ren B, Ma Y, Shen Y, Gao B. Protective action of Lycium barbarum L. (Lbl) and betaine on lipid peroxidation of erythrocyte membrane induced by H2O2. Zhongguo Zhong Yao Za Zhi. 1995 May;20(5):303-4.
7. Jia YX et al., The effect of lycium barbarum polysaccharide on vascular tension in two-kidney, one clip model of hypertension. Sheng Li Xue Bao. 1998 Jun;50(3):309-14.
8. Lam AY, Elmer GW, Mohutsky MA. Possible interaction between warfarin and Lycium barbarum L. Ann Pharmacother. 2001 Oct;35(10):1199-201.
9. Mehta JL, Saldeen TG, Rand K. Interactive role of infection, inflammation and traditional risk factors in atherosclerosis and coronary disease. J Am Coll Cardiol. 1998 May;31(6):1217-25.
10. Staprans I, Pan XM, Rapp JH, Feingold KR. Oxidized cholesterol in the diet is a source of oxidized lipoproteins in human serum. J Lipid Res. 2003 Apr;44(4):705-15. Epub 2003 Feb 1.
11. Staprans I et al., Oxidized cholesterol in the diet accelerates the development of atherosclerosis in LDL receptor- and apolipoprotein E-deficient mice. Arterioscler Thromb Vasc Biol. 2000 Mar;20(3):708-14.
12. Meigs JB et al. Framingham Offspring Study: Fasting and postchallenge glycemia and cardiovascular disease risk: the Framingham Offspring Study. Diabetes Care. 2002 Oct;25(10):1845-50.
13. Diaz MN et al., Antioxidants and atherosclerotic heart disease. N Engl J Med. 1997 Aug 7;337(6):408-16.
14. Staprans I, Hardman DA, Pan XM, Feingold KR. Effect of oxidized lipids in the diet on oxidized lipid levels in postprandial serum chylomicrons of diabetic patients. Diabetes Care. 1999 Feb;22(2):300-6.
15. Staprans I, Pan XM, Rapp JH, Feingold KR. Oxidized cholesterol in the diet accelerates the development of aortic atherosclerosis in cholesterol-fed rabbits. Arterioscler Thromb Vasc Biol. 1998 Jun;18(6):977-83.
16. Selvin D, Coresh J, Golden SH, Brancati FL, Folsom AR, Steffes MW. Glycemic control and coronary heart disease risk in persons with and without diabetes: the atherosclerosis risk in communities study. Arch Intern Med. 2005 Sep 12;165(16):1910-6.
17. Ridker PM, et al. Comparison of C-reactive protein and low-density lipoprotein cholesterol levels in the prediction of first cardiovascular events. N Engl J Med. 2002 Nov 14:347(20):1557-65.
18. Memon RA et al., Infection and inflammation induce LDL oxidation in vivo. Arteriscler Thromb Vasc Biol. 2000 Jun;20(6):1536-42.
19. Festa A et al., Differences in insulin resistance in nondiabetic subjects with isolated impaired glucose tolerance or isolated impaired fasting glucose. Diabetes, 2004 Jun;53(6):1549-55.
20. Bando Y et al. The relationship of fasting plasma glucose values and other variables to 2-h postload plasma glucose in Japanese subjects. Diabetes Care. 2001 Jul;24(7):1156-60.
21. Gungor et al. Early Signs of Cardiovascular Disease in Youth With Obesity and Type 2 Diabetes. Diabetes Care. May 2005, vol. 28, No. 5, p.1219-1221.
22. Guan Y, Zhao S. Yishou jjangzhi (de-blood-lipid) tablets in the treatment of hyperlipemia. J Tradit Chin Med. 1995 Sep;15(3):178-9.
23. Wei RB et al., Study on anti-inflammatory effect of a compound TCM agent containing ant extractive in animal models. Zhongguo Zhong Yao Za Zhi. 2002 Mar;27(3):215-8.
24. Li Xueru et al., Clinical Experiment on Lycium, Bulletin on Achievements in Scientific and Technological Research, Serial 84, No. 4, 1988.
25. Huang LJ, Tian GY, Wang ZF, Dong JB, Wu MP. Studies on the glycoconjugates and glycans from Lycium barbarum L in inhibiting low density lipoprotein (LDL) peroxidation. Yao Xue Xue Bao. 2001 Feb;36(2):108-11.
26. Huang Y, Lu J, Shen Y, Lu J. The protective effects of total flavonoids from Lycium Barbarum L. on lipid peroxidation of liver mitochondria and red blood cell in rats. Wei Sheng Yan Jiu. 1999 Mar 30;28(2):115-6.
27. Zhang X. Experimental research on the role of Lycium barbarum polysaccharide in anti-peroxidation. Zhongguo Zhong Yao Za Zhi. 1993 Feb;18(2):110-2, 128.
28. Ren B, Ma Y, Shen Y, Gao B. Protective action of Lycium barbarum L. (LbL) and betaine on lipid peroxidation of erythrocyte membrane induced by H2O2. Zhongguo Zhong Yao Za Zhi. 1995 May;20(5):303-4.
29. Jia YX et al., The effect of lyceum barbarum polysaccharide on vascular tension in two-kidney, one clip model of hypertension. Sheng Li Xue Bao. 1998 Jun;50(3):309-14.

30. Park JB. N-coumaroyldopamine and N-caffeoyldopamine increase cAMP via beta 2-adrenoceptors in myelocytic U937 cells. FASEB J. 2005 Apr;19(6):497-502.
31. Lam AY, Elmer GW, Mohutsky MA. Possible interaction between warfarin and Lycium barbarum L. Ann Pharmacother. 2001 Oct;35(10):1199-201.
32. Watzl B, Kulling SE, Moseneder J, Barth SW, Bub A. A 4-wk intervention with high intake of carotenoid-rich vegetables and fruit reduces plasma C-reactive protein in healthy, non-smoking men. Am J Clin Nutr. 2005 Nov;82(5):1052-8.
33. Fu JX. Measurement of MEFV in 66 cases of asthma in the convalescent stage and after treatment with Chinese herbs. Zhong Xi Yi Jie Ha Za Zhi. 1989 Nov;9(11):658-9, 644.
34. Deng HB, et al., Inhibiting effects of Achyranthes bidentata polysaccharide and Lycium barbarum polysaccharide on nonenzyme glycation in D-galactose induced mouse aging model. Biomed Environ Sci. 2003 Sep;16(3):267-75.
35. Masironi R, Pisa Z, Clayton D. Myocardial infarction and water hardness in European towns. Environ Pathol Toxicol 1980;4:77-87.
36. Karppanen H, Pennanen R, Passinen L. Minerals coronary heart disease and sudden coronary death. Adv Cardiol 1978;25:9-24.
37. Masironi R. Geochemistry, soils and cardiovascular diseases. Experientia. 1987 Jan 15;43(1):68-74.
38. Luoma H, Aromaa A, Helminen S, et al. Risk of myocardial infarction in Finnish men in relation to fluoride, magnesium and calcium concentration in drinking water. Acta Med Scand 1983;213:171-6.
39. Kousa A, et al., Geochemistry of ground water and the incidence of acute myocardial infarction in Finland. J Epidemiol Community Health. 2004 Feb;58(2):136-9.
40. Coca SG, Perazella MA, Buller GK. The carciovascular implications of hypokalemia. Am J Kidney Dis. 2005 Feb;45(2):233-47.
41. Flynn MA et al., Total body potassium in aging humans: a longitudinal study. Am J Clin Nutr. 1989 Oct;50(4):713-7.
42. Pakti PS et al., Efficacy of potassium and magnesium in essential hypertension: a double-blind, placebo controlled, crossover study. BMJ. 1990 Sep 15;301(6751):521-3.
43. MacGregor GA, et al., Moderate potassium supplementation in essential hypertension. The Lancet. 1982 Sep 11;2(8298):567-70.
44. Rosanoff A. Magnesium and hypertension Clin Calcium. 2005 Feb;15(2):255-60.
45. Singh RB, et al., Magnesium status and risk of coronary artery disease in rural and urban populations with variable magnesium consumption. Magnes Res. 1997 Sep;10(3):205-13.
46. Heroux O, Peter D, Heggtveit A. Long-term effect of suboptimal dietary magnesium on magnesium and calcium contents of organs, on cold tolerance and on lifespan, and its pathological consequences in rats. J Nutr. 1977 Sep;107(9):1640-52.
47. Liao F, Folsom AR, Brancati FL. Is low magnesium concentration a risk factor for coronary heart disease? The Atherosclerosis Risk in Communities (ARIC) Study. Am Heart J. 1998 Sep;136(3):480-90.
48. Ma J, et al. Association of serum and dietary magnesium with cardiovascular disease, hypertension, diabetes, insulin, and carotid arterial wall thickness: the ARIC study. Atherosclerosis Risk in Communities Study, J Clin Epidemiol. 1995 Jul;48(7):927-40.
49. Duley L. Evidence and practice: the magnesium sulfate story. Best Pract Res Clin Obstet Gynaecol. 2005 Feb;19(1):57-74.
50. Motoyama T, Sano H, Fukuzaki H. Oral magnesium supplementation in patients with essential hypertension. Hypertension. 1989 Mar;13(3):227-32.
51. Kawano Y et al., Effects of magnesium supplementation in hypertensive patients: assessment by office, home, and ambulatory blood pressures. Hypertension. 1998;32:260-65.
52. Itoh K, Kawasaki I, Nakamura M. The effects of high oral magnesium supplementation on blood pressure, serum lipids and related variables in apparently healthy Japanese subjects. Br J Nutr. 1997;78:737-750.
53. Press RI, Geller J, Evans GW. The effect of chromium picolinate an serum cholesterol and apolipoprotein fractions in human subjects. West J Med. 1990 Jan;152(1):41-5.
54. Liu S, Stampfer MJ, Hu FB, Giovannucci E, Rimm E, Manson JE, Hennekens CH,
55. Willett WC. Whole-grain consumption and risk of coronary heart disease: results from the Nurses´ Health Study. American Journal of Clinical Nutrition 1999;70:412-9.
56. Jacobs DR, Meyer DA, Kushi LH, Folsom AR. Whole-grain intake may reduce the risk of ischemic heart disease death in postmenopausal women: the Iowa Women´s Health Study. American Journal of Clinical Nutrition 1998;68:248-57.
57. Ascherio Alberto, Prospective study of nutritional factors, blood pressure, and hypertension among US women. Hypertension. 1996 May;27(5):1065-72.
58. Ascherio Alberto, Prospective study of nutritional factors, blood pressure, and hypertension among US women. Hypertension. 1996 May;27(5):1065-72.
59. Joffres MR, Reed DM, Yano K. Relationship of magnesium intake and other dietary factors to blood pressure: the Honolulu heart study. Am J Clin Nutr. 1987 Feb;45(2):185-97.

60. de la Riva I.J. Effect of Oral L-Arginine Administration for Three Weeks in Two Kidney-two Clip Hypertensive Rats Archives of Physiology and Biochemistry. December 2000, vol. 108, no. 5, pp. 415-421(7).
61. Birjmohun RS, Effiacy and safety of high-density lipoprotein cholesterol-increasing compounds: a meta-analysis of randomized controlled trials. J Am Coll Cardiol. 2005 Jan 18;45(2):185-97.
62. Berra K. Clinical update on the use of niacin for the treatment of dyslipidemia. J Am Acad Nurse Pract. 2004 Dec;16(12):526-34.
63. Mossop RT. Trivalent chromium, in atherosclerosis and diabetes. Cent Afr J Med. 1991 Nov;37(11):369-74.
64. Fulop T Jr, et al., Glucose intolerance and insulin restistance with aging-studies on insulin receptors and post-receptor events. Arch Gerontol Geriatr. 1987 Jul;6(2):107-15.
65. Anderson RA. Trace elements and cardiovascular diseases. Acta Pharmacol Toxicol (Copenh.). 1986;59 Suppl 7:317-24.
66. Masironi R, Wolf W, Mertz W. Chromium in refined and unrefined sugars-possible nutritional implications in the etiology of cardiovascular diseases. Bull World Heath Organ. 1973;49(3):322-4.
67. Offenbacher EG, Pi-Sunyer FX. Chromium in Human Nutrition. Annual Review of Nutrition. July 1988, Vol. 8, 543-563.
68. Schroeder HA. The role of trace elements in cardiovascular diseases. Med Clin North Am. 1974 Mar;58(2):381-96.
69. Anderson RA et al. Elevated Intakes of Supplemental Chromium Improve Glucose and Insulin Variables in Individuals With Type 2 Diabetes. Diabetes, Vol 46(Nov. 1997), p. 1786.
70. Press RI, Geller J, Evans GW. The effect of chromium picolinate on serum cholesterol and apolipoprotein fractions in human subjects. West J Med. 1990 Jan;152(1):41-5.
71. Offenbacher EG. Chromium in the eldery. Biol Trace Elem Res. 1992 Jan-Mar;32:123-31.

Kapitel 10

Starke Sehkraft

Mit ihrer einzigartigen Kombination aus Mineralstoffen und Karotinoiden bietet die Ningxia Wolfsbeere einen bemerkenswerten Schutz gegen altersbedingte Sehverschlechterung.

1982 wurde am Beijing Forschungsinstitut eine Studie durchgeführt, die die Fähigkeit der Wolfsbeeren in puncto Dunkeladaption testen sollte. Im Alter passt sich das menschliche Auge der Dunkelhaut immer langsamer an (so genannte Dunkeladaption). Das heißt, je älter wir werden, desto länger brauchen unsere Augen sich von hell auf dunkel umzustellen. Das äußert sich als Verschlechterung oder Verlängerung unserer Dunkelsadaption.

Chinesische Forscher verabreichten jeder der 27 Testpersonen 34 Tage lang täglich 50 Gramm Wolfsbeeren. Die Teilnehmer der Gruppe waren zwischen 18 und 25 Jahre alt. Am Ende der Studie erhoben die Forscher die Zeit der Dunkeladaption und bemerkten eine signifikante Verbesserung bei allen Testpersonen.[1]

Eine andere Alterungserscheinung der Augen ist durch oxidative Beschädigung verursacht und lässt sich anhand des Grads der okularen Lipidperoxide (geschädigtes Fett) messen. Eine Studie aus 1998 vom *First People's Hospital von Liu Zhou City* an diabetischen Ratten fand heraus, dass durch den täglichen, 14-tägigen Verzehr von 1 Gramm Wolfsbeeren die Lipidperoxide in ihrer Retina um mehr als 20% reduziert werden konnten. Außerdem erhöhte sich die Menge der retinalen Antioxidanz SOD um über 80% und das übrige Vitamin C stieg um 30%.[2]

Zeaxanthin und Lutein

Lutein und Zeaxanthin sind Hauptmitglieder der Karotinfamilie. Sie können gegen Augenkrankheiten eine kraftvolle Schutzwirkung ausüben. Auch bekannt als oxygenierte Xanthophylle (im Gegensatz zu unoxygenierten Xanthophyllen wie Beta-Karotin), kommen Lutein und Zeaxanthin in hohen Konzentrationen in der Ningxia Wolfsbeere vor.

Forscher nehmen heute an, dass ein übermäßiger Nährstoffmangel in den Augen die Entstehung von AMD beschleunigt. So erscheinen die Symptome einer Teilblindheit schon mit 50 anstatt erst mit 65 Jahren.

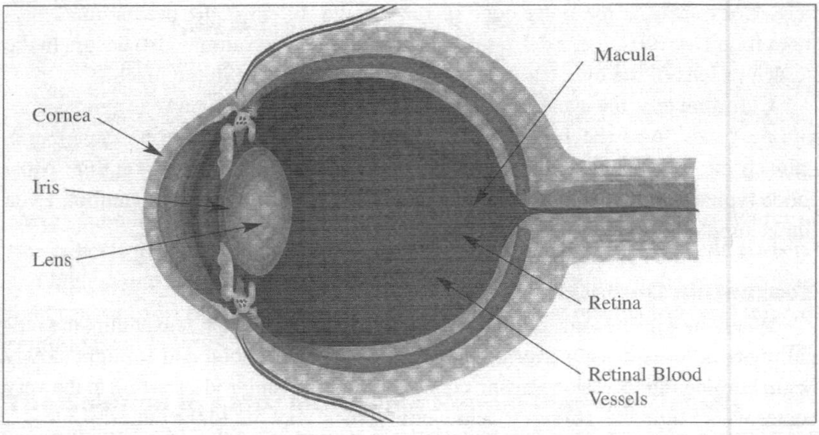

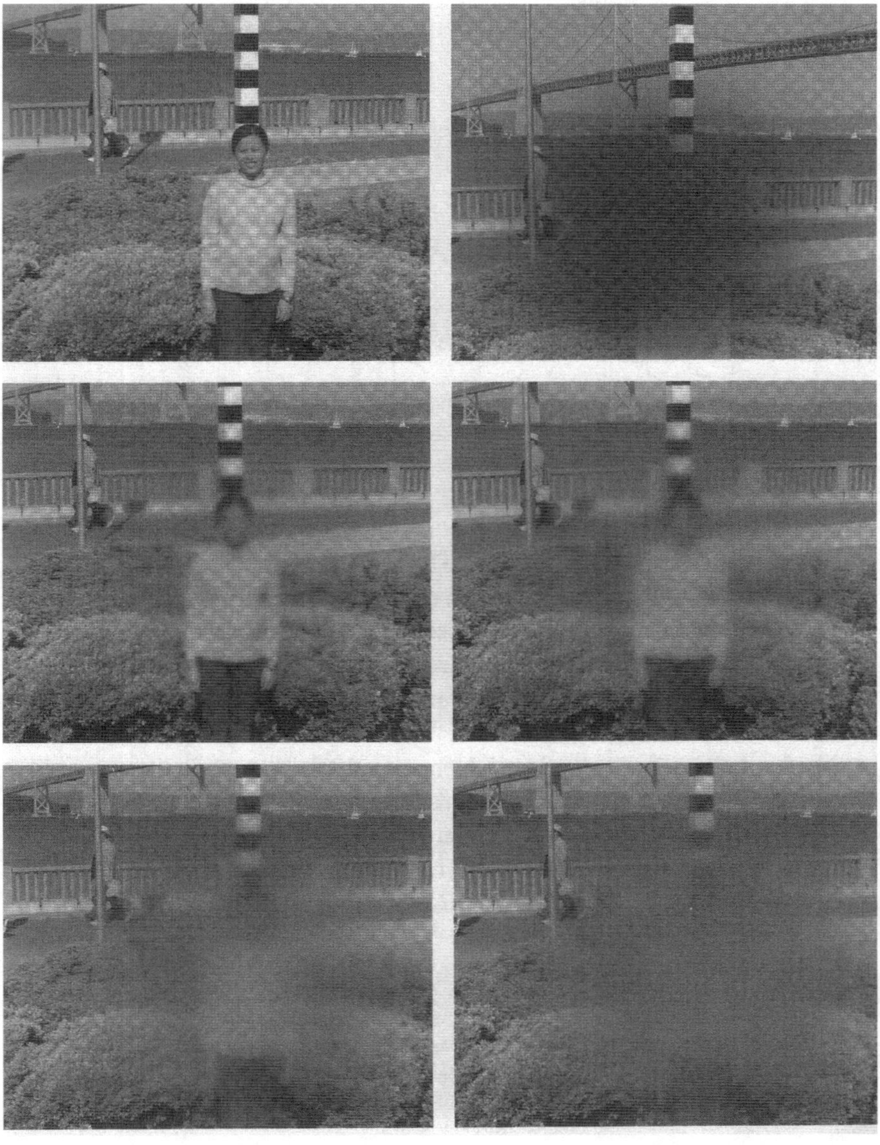

Ein Panorama, wie die zentrale Sicht mit trockener altersbedingter Makuladegeneration abnimmt. Makuladegeneration ist der Hauptgrund für Blindheit bei Menschen über 55 und betrifft mehr als 10 Millionen Amerikaner. Supplemention mit Zeaxanthin und Lutein aus der Ningxia Wolfsbeere kann die Verschlechterung der Sehkraft eindämmen.

Selbsttest für Makuladegeneration am Amsler-Gitter

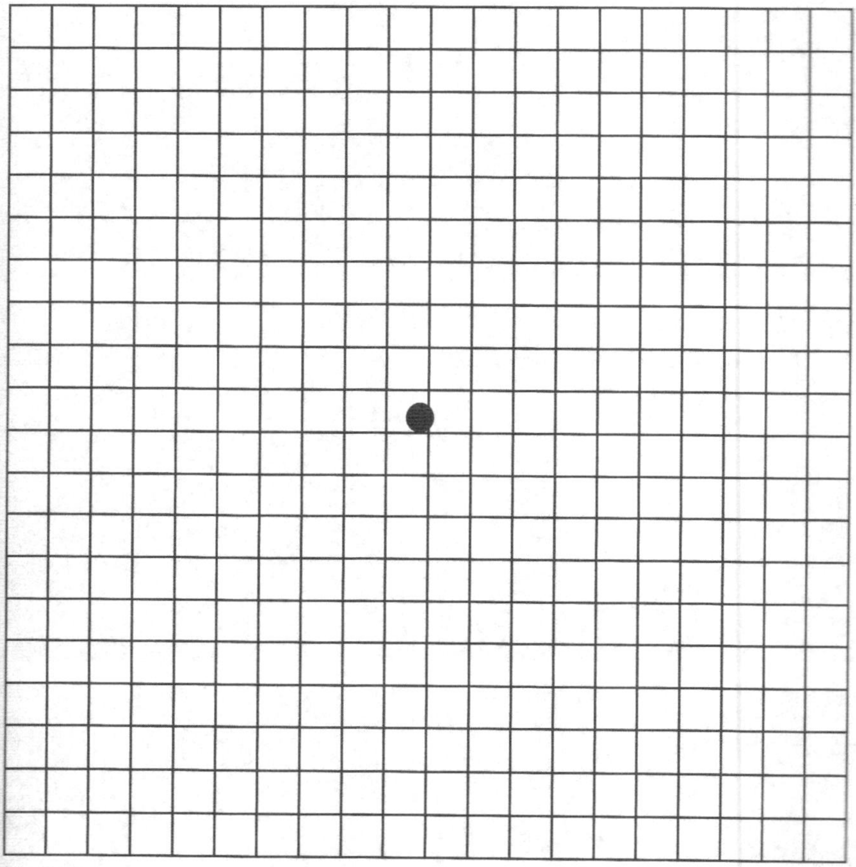

1.) Sorgen Sie für eine ausreichende Beleuchtung.
2.) Wenn Sie Brillen- oder Linsenträger sind, können Sie sie bei diesem Test auch tragen.
3.) Halten Sie das Gitter im normalem Leseabstand (ungefähr 30-40 cm).
4.) Bedecken Sie das eine Auge mit der Handfläche.
5.) Blicken Sie starr auf den zentralen Punkt der Tafel.
6.) Wichen Sie mit dem Auge nicht vom Zentralpunkt ab.
7.) Kontrollieren Sie beide Augen separat:
    a. Sehen Sie manche Linien geknickt oder gebogen?
    b. Sind manche Kästchen in Größe oder Form von den anderen verschieden?
    c. Gibt es Linien, die sie wellenförmig, fehlend, verschwommen oder andersfärbig sehen?

Zeaxanthin und Lutein

Die Ningxia Wolfsbeere enthält zwei augenschützende Karotinoide - Zeaxanthin und Lutein - in großen Mengen. Beide sind für die Augen unbedingt wichtig, da sie eine Schutzfunktion gegen Radikalschaden, Proteindestruktion und altersbedingte Blindheit haben. Durch diese zwei fettlöslichen Nährstoffe, zusammen mit dem unvergleichlichem Antioxidanzienprofil der Wolfbeeren, kann die wertvolle nutritive Intervention der Ningxia Wolfsbeere bei altersbedingter Makuladegeneration (AMD), Katarakten und diabetische Retinopathie erklärt werden.

Was das Zeaxanthin der Wolfsbeeren noch um einiges spezieller macht ist seine Esterbindung. Dadurch kann des vom Körper viel besser assimiliert werden.[3]

Eine 15-Gramm-Dosis Ningxia Wolfsbeeren enthält fast 3 mg Zeaxanthin. Gemäß Forschungsergebnissen der *Hong Kong Polytechnic University von Kowloon* reicht diese Menge aus, den Zeaxanthinspiegel im Blut um 2-5-mal zu steigern. Die Pigmentdichte der Retina als Schutzschild gegen oxidativen Augenschaden kann dadurch beachtlich vergrößert werden.

Zeaxanthin vs Lutein: Die wahre Geschichte

Am Beginn der Zeaxanthin- und Luteinforschung hatten die Wissenschaftler damit zu kämpfen, beide Wirkstoffe separat voneinander zu untersuchen.

1945 konnte der amerikanische Biochemiker Dr. George Wald, der auch einen Nobelpreis für die Beforschung der augenstärkende Rolle des Vitamin A bekam, als erster die Verbindung zwischen Lutein, welches er im Mukularpigment identifizierte, und Augengesundheit herstellen. Zu diesem Zeitpunkt hatte er aber keine Ahnung, dass es sich bei diesem „Lutein" in Wirklichkeit eine Kombination aus Lutein und Zeaxanthin handelte. Weitere 40 Jahre vergingen, bevor Bone und Landrum endgültig das exakte Zusammenspiel der Zeaxanthin-Lutein-Mixtur, zuvor nur Lutein genannt, bewiesen.[4]

Zeaxanthin (mcg) in 100 Gramm Nahrung[1]	
Ningxia Wolfsbeere, getrocknet[2]	**27,800**
Eidotter	1,253
Gelbes Maismehl	457
Spinat, roh	331
Kohlrabiblätter	267
Blattkohl	266
Salat, Römischer, roh	187
Spinat, gekocht	179
Kohl	173
Mandarinen, roh	112
Orangensaft, gefrorenes Konzentrat	80
Orangen, roh	74
Salat, roh	70
Erbsen, gekocht	58
Bohnen, gekocht	40
Brokkoli, gekocht	23
Babykarotten, roh	23
Pfirsiche, roh	6
Sellerie, roh	3

1. American Macular Degeneration Foundation, Northhampton, MA 01061-0515
2. Vorabinformation von getrockneten Früchten der Ningxia Wolfsbeere (Lycium barbarum), gelagert 1 -3 Jahre. Analyse durchgeführt von Eurofins Scientific, Petaluma, CA.

Auch wenn immer noch einige von Experten begutachtete Papers die starke augenschützende Wirkung des Luteins betonen, entwickelte sich in den späten 1990ern langsam ein Umdenken in der medizinischen Gesellschaft. Immer mehr Ophthalmologen erkannten, dass

Zeaxanthin noch weit besser und protektiver als Lutein ist. Das ließ den nächsten Forschungsschwall über die physiologische Aktion des Zeaxanthins im Körper entstehen.[5]

Heutzutage wird allgemein anerkannt, dass Zeaxanthin eine weit stärkere biologische Aktivität als Lutein hat, besonders was die Schutzfunktion für die zentrale Sehkraft anbelangt. Biochemiker postulieren dafür folgenden Grund: Zeaxanthin ist ein symmetrisches Molekül, das biologisch viel aktiver ist als Lutein, welches wegen der extra Doppelbindung asymmetrisch ist.[6]

Leider stellen viele Nahrungsanalysen Lutein und Zeaxanthin noch immer in einzelnen Werten dar und noch immer glauben einige medizinische Wissenschaftler fälschlicherweise, dass das Lutein der eigentlich wirkende Teil der Lutein-Zeaxanthin-Kombination ist. Sogar in einer neuen USDA Nährstoffdatenbank werden die Lutein- und Zeaxanthinwerde getrennt dargestellt. Möchten Sie also zum Beispiel den gesamten Karotinbestand von „Gelben Maismehl" herausfinden, werden Sie vermutlich eher eine eigene Tabelle, in der beide zusammengefasst sind finden, als die jeweiligen Einzelwerte finden.

Wirkungsvolle Zeaxanthinmengen

Gemäß epidemiologischen Studien beträgt die durchschnittliche therapeutische Dosierung zur Risikoreduktion von Makuladegeneration und Katarakten ungefähr 6 mg Lutein und Zeaxanthin täglich.
Bei Menschen, die sich vorwiegend von Happy Meal ernähren und wenig frisches Obst und Gemüse essen, ist eine Menge von 20-30 mg am Tag gerade noch akzeptabel.
Bei Menschen, die viele karotinhältige Nahrungsmittel konsumieren, reichen oftmals 3-4 mg täglich völlig aus.

Da Zeaxanthin und Lutein fettlöslich sind, kann ihr Speicher mit jeweils kleinen Mengen langsam aufgebaut werden.[19-26]

Zeaxanthinspiegel im Auge vs in der Nahrung

Das menschliche Auge enthält die höchste Konzentration an Lutein und Zeaxanthin im Körper. Analysen des Retinalpigments im Rahmen von Autopsiestudien *der Staatlichen Universität Floridas in Miami* weisen darauf hin, dass sich der höchste Zeaxanthingehalt im Auge in der Fovea (zentrale Makula), Zentrum des schärfste Sehen, befindet. Dort ist zwei- oder dreimal mehr Zeaxanthin als Lutein vorhanden. Umgekehrt findet man am äußeren Rand der Makula als Pigment vorwiegend Lutein, und zwar im Verhältnis von 2:1 zu Zeaxanthin. Zeaxanthin gibt es auch in der Kornea und der Linse des Auges, aber in niedrigeren Konzentrationen als in der Makula.[7-9]

Leider werden durch die durchschnittliche amerikanische Ernährung viel zu wenig Karotinoide aufgenommen. Und bei den Nahrungsmitteln, die Karotinoide enthalten würden (wie Karotten, Kantalupe, Spinat, etc.) ist das Verhältnis zu luteinlastig. Die meisten Nahrungsmittel haben normalerweise 10- bis 15-mal mehr Lutein als Zeaxanthin. Sogar Luteinsupplementationen aus Ringelblumen enthalten nur 5% Zeaxathin.

Zeaxanthin vs Lutein

In der Makula sind Lutein und Zeaxanthin fast 1,000 Mal konzentrierter vorhanden als sonst wo im Körper. Die Makula (auch „Macula densa") ist der gelbe Fleck im Zentrum der Retina- dort ist die Sehkraft am schärfsten, Zäpfchen und Stäbchen sind sehr reichlich vorhanden. In der Fovea (dem gelben Fleck), besteht ungefähr 70% des Karotinpigments aus Zeaxanthin und nur 30% aus Lutein.

Wieviel Karotin wird wirklich absorbiert?

Neuen Forschungsergebnissen der *University of Complutense* in Madrid, Spanien, zufolge werden durch die Verdauungsenzyme zwischen 22 und 67% bzw zwischen 27 und 77% des Beta-Karotins bzw des Luteins, aus der Nahrungsmatrix gelöst. Durch die Fermentationsprozesse im Darm werden 2 bis 11% der Karotinoide freigesetzt.[18]

Zeaxanthinverarmung

Erhalten die Augen chronisch zu wenig Zeaxanthin aus der Nahrung, so verliert das Retinapigment mit der Zeit seine Dichte. Die freien Radikale aus Blut und Sonnenlicht beginnen nun langsam damit, farbempfindliche Zäpfchen und lichtempfindliche Stäbchen zu zerstören. Dieser Vorgang beginnt direkt im Zentrum, wo das Licht am stärksten einfällt und arbeitet sich bis zu den Ecken vor.[10]

Faszinierenderweise verwenden einige Pflanzen dieselben Karotinpigmente gegen starkes Licht und als Schutz gegen die schädigende UV-Strahlung der Sonne.[11]

Forscher aus Japan und vom *Schempes Eye Institute* an der Havard Universität bewiesen experimentell, dass ein nahrungsbedingter Mangel an Zeaxanthin und Lutein auf die Augen die gleiche schädigende Wirkung wie Katarkate haben. Sie verwendeten Japanische Wachteln und Primaten als Versuchsobjekte und entdeckten, dass ein langzeitiger Zeaxanthin- und Luteinmangel im ausgedehnten Zerfall der Photorezeptoren und progredienter Sehverschlechterung resultiert. An Tieren, die über die Nahrung mit dem höchsten Gehalt an Zeaxanthin versorgt waren, war die Beschädigung um deutliches geringer ausgeprägt und die Retina wies viel weniger leere Stellen auf, an denen Photorezeptoren abgestorben waren.[12-14]

Der häufigste Grund für Blindheit

Der häufigste Erblindungsgrund bei Menschen ab 55 Jahren in den westlichen Industrieländern ist die altersbedingte Makuladegeneration (AMD). Sie betrifft über 1.8 Millionen Amerikaner ab 40. Weiters besitzen zusätzliche 7.3 Millionen eine hohes Risiko für diese Krankheit.[15]

Die häufigste Form der AMD ist die trockene (nicht-exudative) AMD. Sie wird durch eine Kombination aus altersbedingtem Oxidationsstress und jahrelanger Exposition gegenüber hochenergetischem blauem Licht aus der Sonne verursacht. Dieses Blaulicht erzeugt eine Masse an freien Radikalen, die die Makula schädigen und somit den für die Sehkraft und hohe Bildauflösung wichtigen Teil der Retina. Wenn die schützenden Karotinpigmente im Auge weniger werden, verursacht das Licht einen irreversiblen Schaden der Makula. Ist die Makula einmal verletzt, geht die Sehkraft für immer verloren.

Die Lösung für AMD: Verdichtung des Retinapigments

Die Beschädigung der Augen durch AMD ist zwar nicht wieder behebbar, die Verschlechterung der Sehkraft jedoch kann drastisch verlangsamt werden, indem die Dichte des optischen Pigments in der Retina erhöht wird. Forscher meinen, dass dies am besten mit einer erhöhten Zufuhr von Lutein und Zeaxanthin und antioxidativen, polyphenolischreiche Nährstoffe über das Essen funktioniert. Kein Nahrungsmittel eignet sich dafür besser als die Ningxia Wolfsbeere.

Forscher der *Havard Medical School* fanden heraus, dass Leute über 60 Jahre mit hoher Mukularpigmentdichte die gleiche visuelle Sensitivität haben wie jüngere Menschen. Ältere Personen mit niedriger Makulapigmentdichte zeigten eine niedrigere visuelle Sensitivität als jüngere Menschen.[16]

Das besondere an der Ningxia Wolfsbeere ist nicht nur, dass sie eine äußerst gute Zeaxanthinquelle ist, sondern auch dass dieses Zeaxanthin in einer veresterten Form vorliegt. Dadurch wird die Fähigkeit zur effektiven Gegenmaßnahme für AMD verstärkt. Dieses esterifizierte Zeaxanthin hat eine viel größere Bioverfügbarkeit als das normale Zeaxanthin.[17]

Im Unterschied zu anderen Nahrungsmittel, in denen der Zeaxanthingehalt nur maximal 5% der Luteinkonzentration beträgt, enthält die Ningxia Wolfsbeere ganze 278 Mikrogramm Zeaxanthin pro 100 Gramm getrockneter Frucht. Deshalb ist die Ningxia Wolfsbeere die beste Nährstoffquelle zum Wiederaufbau des Pigments in alternden Augen und eignet sich auch ausgezeichnet als Gegenmittel im Frühstadium von AMD und Katarakten.

Eines der wenigen Nahrungsmittel, die mehr Zeaxanthin enthalten, ist roher Spinat (gekochter Spinat enthält viel weniger Zeaxanthin). Leider ist das Zeaxanthin im Spinat nicht esterifiziert. Das Hauptproblem beim Spinat ist aber auch die hohe Menge an Oxalaten. Diese binden essentielle Nährstoffe, z.B. Zink und Magnesium, die für die Augen wichtig wären, und machen sie für den Körper unnutzbar.

Wolfsbeere vs Katarakte

Schäden der Augenlinsen durch freie Radikale, die zum Beispiel durch Diabetes, UV-Licht, Galaktosämie (Milchzuckerunverträglichkeit) und Altern entstehen, sind Ursache von Katarakten. Vernetzen sich Proteine in die Linsenflüssigkeit, trüben die Augenlinsen langsam wie beschlagenes Glas ein.

Wie die Makula enthalten auch die Linsen wertvolle Mengen an Zeaxanthin und Lutein, welche dort als kraftvolle Antioxidanzien fungieren. Mit dem Alter, schlechter Ernährung und hoher Sonnenlichtexposition fällt die Konzentration dieser Karotine ab.

Auf gleiche Weise schützt das Zeaxanthindipalmitat der Wolfsbeere die Makula, ihre Karotine und den Vitamin-C-Bestand, und auch die Linsen. Neben der enorme Ladung an Karotinoiden liefert die Ningxia Wolfsbeere auch eine große Menge der Nährstoffe Zink, Magnesium, Vitamin C und Taurin, für die eine gute klinische Evidenz betreffend ihrer augenschützenden Wirkung vorliegt.

Zink und Augenschutz

Zink ist mit einem Totalgehalt von ungefähr zwei Gramm das zweithäufigste Spurenelement des Körpers. Zink ist für die Funktion von über 100 Enzymen wichtig und hat somit eine zentrale Aufgabe bei Antioxidanzien wie Katalasen und Superoxiddismutasen. In den Augen ist Zink in ungewöhnlich hohen Mengen konzentriert, besonders in und um die Retina und den Pigment- enthaltenden Strukturen.[18-19]

Zinkkonzentration im Menschlichen Gewebe	
Totales Körperzink	1.4-2.3 Gramm
Gesamtes Blut	8.8 µg/ml
Plasma	1.2 µg/ml
Meisten Organe	20-30 µg/g
Augenzink	
Kornea	41 µg/g
Wimpern	227 µg/g
Linsen	21µg/g
Retina	464 µg/g
Aderhaut	472 µg/g
Lederhaut	148 µg/g
Sehnerv	170 µg/g
Karcioglu ZA, Sarper MR: Zinc and Copper in Medicine, Springfield, Charles C. Thomas, 1980	

Eine der interessantesten Beziehungen zwischen Zink und der Gesundheit der Augen wurde durch die Arbeit von Dr.med Edward K. Wong, Jr. illustriert. Er stellte einen bisher unbekannten Zusammenhang zwischen Nahrungszink und Verbesserung des Augenlichts bei Patienten mit neurologischen Krankheiten fest. Dr. Wong, außerordentlicher Professor an der Ophthalmologie der Universität von Kalifornien in Irvine, verfasste in der Medizinliteratur den ersten Bericht darüber, wie ein niedriger Plasmazinkspiegel zur Blindheit und Doppelsichtigkeit bei Multiple Sklerose (MS)- Patienten beiträgt. In diesen Fällen können Zinkinterventionen den Krankheitsfortschritt gänzlich verhindern.[20]

Vitamin C und Katarakte

90 Gramm getrockneter Wolfsbeeren decken über das Doppelte der empfohlenen Tagesmenge Vitamin C ab. Dieses Vitamin ist eines der wertvollsten Antioxidantien für die Augen.

Vitamin C ist normalerweise in der wässrigen Augenflüssigkeit sehr stark konzentriert vorhanden. Verschiedene Studien haben gezeigt, dass eine Supplementation mit hohen Vitamin-C-Dosierungen die Kataraktprogression stoppen kann.[21]

Einer Forschung zufolge, die 2004 am *Chung-Ang Universitätsspitals* durchgeführt wurde, verhindert Vitamin C auch den Tod der retinalen Perizyten, dem Anzeichen für diabetische Retinopathie.[21]

Diabetische Retinopathie und Magnesium

Diabetische Retinopathie ist der dritte Hauptgrund für Blindheit ab 50 Jahren. Ein chronisch erhöhter Blutzuckerspiegel beschleunigt den Schaden durch freie Radikale am Auge, da Zucker mit Proteinen verschmelzen und die Retina schädigen.

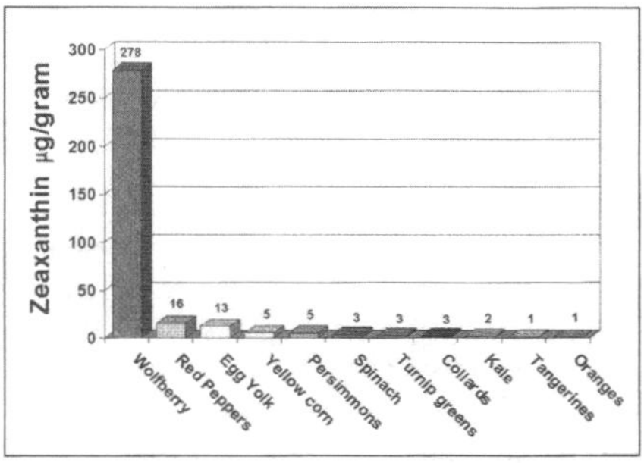

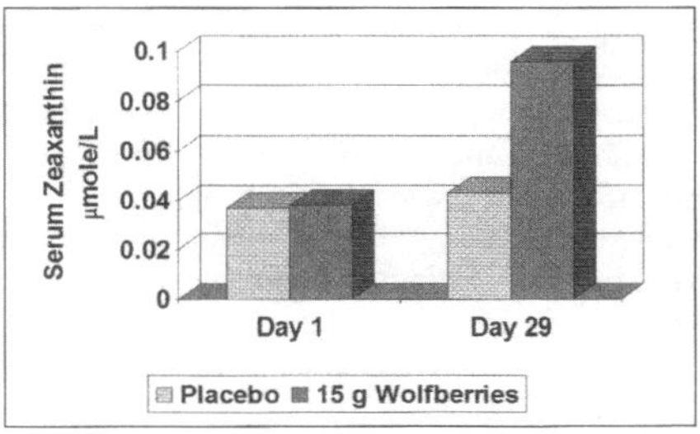

Ophthalmologen wissen schon seit Jahrzehnten, dass unzureichende Magnesiummengen im Gewebe das Fortschreiten der Retinopathie beschleunigen. Diabetiker sind besonders für diese Art von Augenschädigung anfällig, weil ihr niedriger Magnesiumspiegel kombiniert mit einem hohen Blutzuckerspiegel sehr schnell die Krankheitsentwicklung vorantreiben kann.[23-24]

Einige Querschnittsstudien haben gezeigt, dass Patienten mit einer fortgeschrittenen Retinopathie einen niedrigeren Magnesiumspiegel im Blut haben als Patienten ohne Retinopathie.[25-27]

Eine neue Studie, 1999 an der Universität von Utrecht in den Niederlanden durchgeführt, untersuchte den Zusammenhang zwischen der Konzentration des Plasmamagnesiums und der Progression der Retinopathie in einer Gruppe von Insulin-abhängigen Typ I und Typ II Diabetikern. Insgesamt 33 Männern und 28 Frauen mit einem Altersdurchschnitt von 44.1 Jahren nahmen an der Studie teil. Forschungsleiter Dr.med, PhD Harold de Valk, entschied sich für insulinpflichtige Patienten, da die Krankheitsprogression bei diesen Patienten viel stärker ausgeprägt ist als bei solchen ohne Insulin. Nach 43 Monaten konnte de Valk sehen, dass die Patienten mit dem niedrigsten Magnesiumspiegel (0.742 mmol/l) eine Verschlechterung der Krankheit zeigten; die Gruppe mit den höchsten Magnesiumwerten (0.798 mmol/l) hatten sich stabilisiert und die Krankheit entwickelt sich nicht weiter.[28]

De Valk erklärte, dass die Assoziation zwischen der Magnesiumkonzentration im Plasma und der Progression der Krankheit auch unter Berücksichtigung von HbA_{1C} und Krankheitsdauer bestehen blieb.

Als ein Nahrungsmittel mit hohem Antioxidantiengehalt und niedrig glykämischem Index stellt die Ningxia Wolfsbeere eine unschätzbare nährstoffliche Unterstützung für die Augen dar.

Wolfsbeere: Taurin und Augen

Die Wolfsbeere ist eines der wenigen pflanzlichen Nahrungsmittel, die die Aminosäure Taurin enthalten. In den letzten Jahren wurde Taurin als wichtiger Nährstoff für die Augengesundheit identifiziert.[39]

Jahrelange klinische Beobachtungen verschiedener Tiere, unter anderen auch Katzen, zeigten, dass die Tiere durch einen langzeitlichen Taurinmangel blind werden können. In diesen Fällen konnte mit Taurinsupplementationen die Progression der Krankheit gestoppt werden.

Eine neue klinische Studie an Menschen zeigte, dass mit dem Abfall des Taurinspiegels im Auge direkt eine Verschlechterung von Katarakten einhergeht.

Anhand einer großen Querschnittstudie im Juli 2004 wurden sowohl die Linsen von Patienten mit einer Kataraktoperation als auch von Augenbankspendern analysiert. Man entdeckte einen anhaltenden Trend zwischen niedrigem Tauringehalt der Linsen und der Krankheitsprogression. Weiters fand man heraus, dass der Schweregrad der Katarakte bei 30- bis 40-jährigen Diabetikern ähnlich ausgeprägt war wie bei 60- bis 70-jährigen Nicht-Diabetikern.[29]

Glaukom und Polyphenole

Die Ningxia Wolfsbeere enthält viele Polyphenole, zum Beispiel die Ellagsäure. Diese Pflanzenstoffe üben eine enorme schützende Wirkung auf die Sehkraft aus. Eine Studie, die 1999 am *Agnes Scott Kolleg Department for Chemistry* in Decatur, Georgia, durchgeführt wurde, überprüfte die Fähigkeit von phenolischen Antioxidanzien, den inneren Augendruck zu senken. Erhöhter Augeninnendruck ist der Hauptgrund für viele verschiedene Ausprägungen des Glaukoms.

Schätzungen nach leiden 3 Millionen Amerikaner am häufigsten Glaukomtyp, dem primären Offenwinkelglaukom. Wenn die Tränenkanäle der Augen blockiert werden, steigt der innere Augendruck. Eine internationale Studie, gesponsert von der *Glaucoma Research Foundation*, fand heraus, dass durch Senkung des inneren Augendrucks die meisten Glaukomenarten gut zu behandeln sind - auch bei Glaukomen mit normalem Druck. Andere Glaukome, die durch Unfälle, Tumore oder Diabetes (pigmentäres Glaukom, traumatisches Glaukom, pseudoexfoliatives Glaukom, neovaskuläres Glaukom) verursacht wurden, können durch ein Senken des Augendrucks auch verbessert werden.

Der Forscher LC Hodges testete eine Anzahl verschiedener Phenolantioxidanzien-Zimtsäure, Flavole, Anthocyane, Isoflavone und Tanninsäure- auf ihre Fähigkeit den Augendruck bei Hasen zu senken. Die Ergebnisse zeigten, dass eine Anzahl der phenolischen Bestandteile den inneren Augendruck sehr gut senken konnten. Tannin zeigte sich am effektivsten.[39]

Schlussfolgerung

Die häufigsten Ursachen von Blindheit- AMD, Katarakte, diabetische Retinopathie-sind Defekte, die durch freie Radikale oder chronisch hohen Blutzuckerspiegel verursacht werden. Diese Krankheiten werden im Alter häufiger, das sich ein kumulative Schaden freier Radikale und ein exzessiver Blutzuckerspiegel aufbauen. Mit seinen vielen Antioxidanzien und wertvollen Augennährstoffen ist die Ningxia Wolfsbeere mehr als nur Nahrung für die Augen- sie ist ein Augenlichtretter.

Referenzen:

1. Li Xueru et al., Clinical Experiment on Lycium, Bulletin on Achievements in Scientific and Technological Research, Serial 84, No. 4, 1988.
2. Feng, HJ, The Effect of Lycium barbarum (Wolfberry) on Antioxidant Activity in the Retina of Diabetic Rats. 1998. Experimental results of the Rich Nature Nutraceutical Lab.
3. Weller P, Breithaupt DE. Identification and quantification of zeaxanthin esters in plants using liquid chromatography-mass spectrometry. J Agric Food Chem. 2003 Nov 19;51(24):7044-9.
4. Bone RA, Landrum J, Hime GW, Cains A, Zamor J. Stereochemistry of the human macular carotenoids. IOVS. 1993 May:34(6):2003-40.
5. Bone RA, Landrum JT, Tarsis SL. Preliminary Identification of the human macular pigment. Vision Res. 1985;25(1):1531-5.
6. Khachik F, Bernstein PS, Garland DL. Identification of lutein and zeaxanthin oxidation products in human and monkey retinas. Invest Ophthalmol Vis Sci. 1997 Aug;38(9):1802-11.
7. Landrum JT et al. Analysis of zeaxanthin distribution within individual human retinas. Methods Enzymol. 1999;299:457-67.
8. Bone RA, et al., Analysis of the macular pigment by HPLC: retinal distribution and age study. Invest Opththalmol Vis Sci. 1988 Jun;29(6):843-9.
9. Khachik F et al., Identification, quantification, and relative concentrations of carotenoids and their methabolites in human milk and serum. Anal Chem. 1997 May 15;69(10):1873-81.

10. Krinsky NI, Landrum JT, Bone RA. Biologic mechanism of the protective role of lutein and zeazanthin in the eye. Annu Rev Nutr. 2003:23:171-201.
11. Reinsberg D et al., Effects of chlorophyll a, chlorophyll b and xanthophylls on the in vitro assembly kinetics of the major light-harvesting chlorophyll a/b complex, LHCIIb. J Mol Biol. 2001 Apr 20;308(1):59-67.
12. Toyoda Y, Thomson L, Langner A, et al. Effect of dietary zeaxanthin on tissue distribution of zeaxanthin and lutein in quail. IOVS. 2002 Apr;43(4):1210-21.
13. Thomson L et al. Long term dietary supplementation with zeaxanthin reduces photoreceptor death in light-damaged Japanese quail. Exp Eye Res. 2002
14. Dorey CK, Cheng KM, Gierhart DL, Craft NE. Dietary manipulation of lens zeaxanthin in quail. ARVO. 2003;abstract #207/B182.
15. Klein R, Klein BE, Linton KL. Prevalence of age-related maculopathy. The Beaver Dam Eye Study. Ophthalmology. 1992 Jun;99(6):933-43.
16. Hammon BR Jr, Wooten BR, Snodderly DM. Preservation of visual sensitivity of older subjects: association with macular pigment density. Invest Ophthalmol Vis Sci. 1998 Feb;39(2):397-406.
17. Breithaupt DE, Comparison of plasma responses in human subjects after the ingestion of 3R,3R′-zeaxanthin dipalmitate from wolfberry (Lycium barbarum)and non-esterified 3R,3R′-zeaxanthin using chiral high-performance liquid chromatography. Br J Nutr. 2004 May;91(5):707-13.
18. Karcioglu ZA. Zinc in the eye. Surv Ophthalmol. 1982 Sep-Oct;27(2):114-22. Review.
19. Newsome DA, Swartz M, Leone NC, Elston RC, Miller E. Oral zinc in macular degeneration. Arch Ophthalmol. 1988 Feb;106(2):192-8.
20. Wong, E.K., Enomoto, H., Leopold, I.H. Zinc Supplementation in a Case of Recurrent Double Vision. Ann. Soc.Mex.Oftal. (53):173-177, 1979.
21. Meyer CH, Sekundo W. Nutritional supplementation to prevent cataract formation. Dev Ophthalmol. 2005;38:103-19.
22. Kim J. Pericytes and the prevention of diabetic retinopathy. Diabetes Res Clin Pract. 2004 Dec;66 Suppl 1:S49-51.
23. Klein R., et al. The relation of retinal vessel caliber to the incidence and progression of diabetic retinopathyL XIX: the Wisconsin Epidemiologic Study of Diabetic Retinopathy. Arch Ophthalmol. 2004 Jan;122(1):76-83.
24. LeMets DL: The Wisconsin epidemiologic study of diabetic retinopathy. II: Prevalence and risk of diabetic retinopathy when age at diagnosis is less than 30 years. Arch Ophthalmol 102:520-526, 1984.
25. Ceriello A et al., Hypomagnesemia in relation to diabetic retinopathy. Diabetes Care. 1982 Sep-Oct;5(5):558-9.
26. McNair P, et al. Hypomagnesemia, a risk factor in diabetic retinopathy. Diabetes. 1978 Nov;27(11):1075-7.
27. Hatwal A et al. Association of hypomagnesemia with diabetic retinopathy. Acta Ophthalmol (Copenh.). 1989 Dec;67(6):714-6.
28. de Valk HW et al., Plasma magnesium concentration and progression of retinopathy. Diabetes Care. 1999 May;22(5):864-5.
29. Anthrayose CV, Shashidhar S. Studies on protein and taurine in normal, senile and diabetic cataractous human lenses. Indian J Physiol Pharmacol. 2004 Jul;48(3):357-60.
30. Hodges LC, Kearse CE, Green K. Intraocular pressure-lowering activity of phenolic antioxidants in normotensive rabbits. Curr Eye Res. 1999 Sep;19(3):234-40.

Kapitel 11

Neues Leben für die Leber

Eine gesunde Leber und die Lebenserwartung stehen miteinander in direkter Wechselwirkung. Wenn die Leberfunktion abnimmt, folgt der Tod unerbittlich danach. In der Leber findet man mehr Glutathion (ein enzymatisches Antioxidanz vom Sulfur-Typ) als in irgendeinem anderen Organ, denn die Leber muss die tägliche Flut freier Radikale, die bei der Detoxifizierung entstehen, in Schach halten. Superoxiddismutase (SOD), ein wasserlösliches, antioxidatives Enzym, ist in der Leber ebenfalls stark konzentriert vorhanden. Studien von Richard Cutler am *Federally-funded Gerontology Research Center am National Institute of Aging* kamen zu dem Ergebnis, dass der SOD-Gehalt der Leber und die Lebensspanne direkt miteinander zusammenhängen.[1]

Eine Studie der *Stanford University* vom Jänner 2005 zeigt, dass ein niedriger SOD-Spiegel eine primäre Ursache für altersbedingte Leberdegeneration und Leberkrebs ist. Bei Mäusejungen mit niedrigen SOD-Spiegeln wurde schon bei Versuchtieren, die jünger als 3 Monate waren, ein extensiver Zellschaden sichtbar. Während des Alterungsprozesses dieser Tiere schnellte die Mortalitätsrate überdurchschnittlich in die Höhe. Es starben sogar 70% der Mäuse vorzeitlich an Leberkrebs.[2]

Das kann ein Grund sein, warum sich regelmäßiges Fasten oder Kalorienlimitation in zahlreichen Studien als drastisch lebensverlängernd gezeigt hat; wird die Kalorienzufuhr gedrosselt, reduziert sich der Stress auf die Leber merklich.

Alle Nahrungsmittel nehmen zu unterschiedlichem Ausmaß die Leber als Entgiftungs- und Verarbeitungsorgan in Anspruch. Wenn die Leber also Umweltgifte und freie Radikale, die aus dem normalen Stoffwechsel entstehen, gut verarbeiten kann, resultiert das wiederum messbar in einer Lebensverlängerung.

Laut Wissenschaftlern der Johns Hopkins Universität, die für das Nationalinstitut für Gesundheit arbeiten, ist „die Kalorienrestriktion die am umfassendste studierte und wirksamste Intervention, um die schädlichen Wirkung des Alterns abzuwehren."[3]

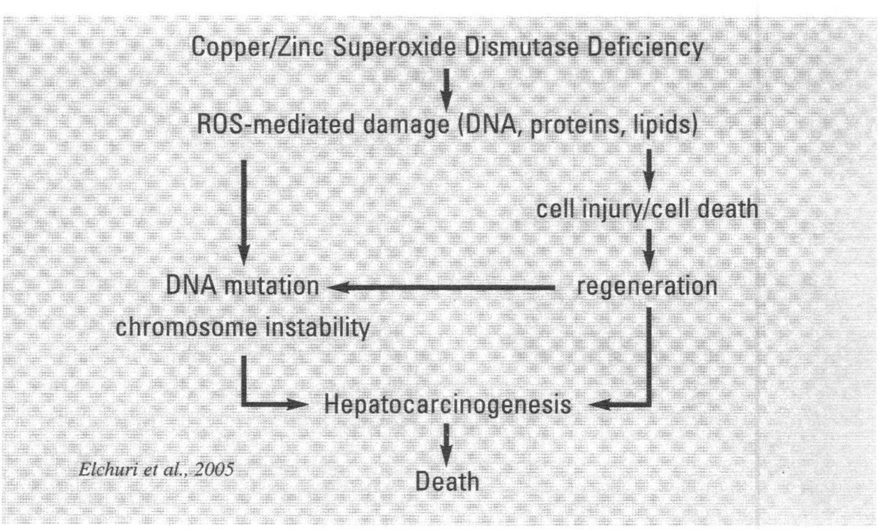

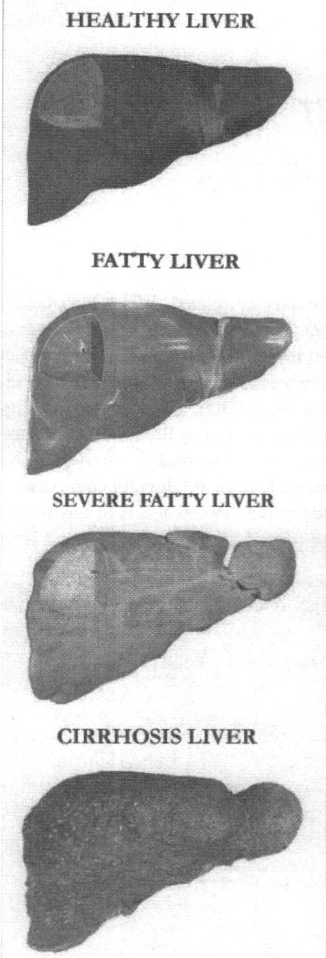

Ebenso sind der antioxidative Wert unserer Nahrungsmittel und die Art ihrer Zubereitung von großer Bedeutung. Es gibt natürlich-vorkommende Gifte in fast allen Nahrungsmitteln, angefangen vom Solanin in den Kartoffeln bis hin zum Gossypol im Baumwollsamenöl. Eines der häufigsten und tödlichsten Karzinogene ist Aflatoxin B1, das fast immer in Erdnüssen, Sojabohnen, Walnüssen und anderen Nahrungsmitteln enthalten ist.

Durch verschiedene Zubereitungsarten unserer Nahrung können ebenfalls weitere Gifte entstehen. Hohe Kochtemperaturen erzeugen eine Menge natürlicher Gifte, angefangen von Akrylamiden bis hin zu heterozyklischen Aminen.

Leberenzyme, z.B. das Glutathion, die Peroxidase und Reduktase sind für die Neutralisierung dieser Gifte entscheidend. Wenn die Leberentgiftungskapazität mit dem Alter abnimmt oder überfordert wird, entstehen durch die steigende Giftstoffkonzentration – seien es nun natürliche oder auch synthetische Stoffe- eine Menge Mutagene, die das Krebsrisiko erhöhen.

Wolfsbeeren und Leberentgiftung

Es ist nichts Neues, das die Ningxia Wolfsbeeren als stärkste antioxidative Nahrungsmittel, die man kennt, signifikante leberschützende Eigenschaften aufweisen. Traditionell wird die Ningxia Wolfsbeere in Asien für die leberstärkenden Eigenschaften hochgeschätzt und von in vielen populären Arzneimitteln eingesetzt.[4]

Zusätzlich zu seiner antioxidativen Wirkung haben Wissenschaftler in der Wolfsbeere zahlreiche, neue und einzigartige Phytochemikalien entdeckt, die für die Leber eine unübertroffene Schutzfunktion bieten und ihre Entgiftungskraft enorm stärken.

Ein Forschungsteam an der *Seoul National University* in Korea begann in den späten 1990ern mit einer Serie von Forschungsstudien. In *in-vitro*-Experimenten konnten sie zeigen, dass einige einzigartige Nährstoffe in der Ningxia Wolfsbeere die Fähigkeit besitzen, die Leber gegen Umweltkarzinogene und gegen Hepatitisviren schützen.

Entdeckung neuer leberschützender Inhaltsstoffe

Die erste Studie am *College of Pharmacy an der Seoul National University* fokussierte sich im Jahr 1996 auf das Extrahieren und Identifizieren zweier dieser Inhaltsstoffe und testeten dann ihre Auswirkungen auf Leberzellkulturen. Forschungsleiter Sun Kim klassifizierte die bioaktiven Moleküle als Zerebroside, eine spezielle Art von Glykolipid (Zucker-Fett Kombination). Als Kim sie an Leberzellen testete, die einem toxischen Gift, Karbontetrachlorid (CC14), ausgesetzt waren, entdeckter er, dass alle Zerebroside aus dem Milchdistelextrakt (Silybin) die Zellen schützten.[5]

1998 erweiterte Kim seine Studie, um genau zu definieren, welche Konzentrationen an Wolfsbeerenzerebrosiden am wirkungsvollsten die Leberzellen vor CC14-induzierte Schädigung schützen. Er verwendete drei Konzentrationen (1 mM, 5 mM, 10 µTE/100g) und fand heraus, dass alle Dosierungen die schützende Glutathionkonzentration anhoben. Aber die mittlere Konzentration war am wirkungsvollsten. Er maß auch die oxidierte Fettmenge (MDA), um zu bestimmen, wie viel das CC14 die Leberzellmembranen geschädigt hat. Hohes MDA zeigt einen ausgedehnten Zellschaden an; niedrige Mengen signalisierten das Gegenteil. Er verwendete die gleichen drei Zerebrosidkonzentrationen wie bei seinen früheren Studien und stellte fest, dass die höchsten Dosierungen den MDA-Spiegel auf den Spiegel von gesunden Kontrollzellen herabsenken konnten.[6]

Wissenschaftler aus Südkorea identifizierten in der Chinesischen Wolfsbeere einige verschiedene leberschützende Zerebroside.

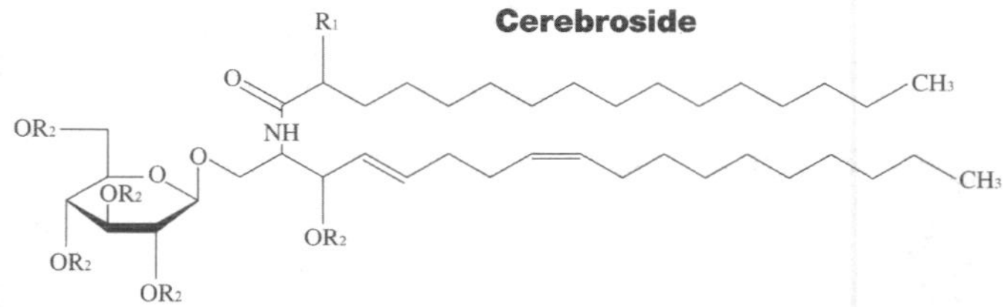

South Korean researchers have identified several different liver-protecting cerebrosides in the Chinese wolfberry.

In einer dritten Versuchsreihe an der Seoul Nationaluniversität im Jahr 2001 testete Sun Kim die Fähigkeit der Wolfsbeerenzerebroside, die Leberzellen gegen die Attacken von Galaktosamin (GalN), einer Chemikalie, die einen Hepatits-ähnlichen Schaden hervorruft, zu schützen. Und wieder zeigten die Ergebnisse, dass bei der höchsten Menge (10mM) die Wolfsbeerenzerebroside einen 78%igen Schutz gegen Hepatitis-ähnliche Leberschädigungen gewährleistete.[7]

Wolfsbeere und Leberentgiftung

In den folgenden Jahren kam es zu einem weiteren Durchbruch, als der Biochemiker Young-Won Chin an der Seoul Nationaluniversität eine andere Art von Leberschutzstoffen aus der Wolfsbeere extrahierte: Pyrrole. Vier verschiedene Pyrrole- sehr seltene Moleküle mit einem Stickstoffatom in ihren zentralen Ring- wurden identifiziert und extrahiert. Als diese an den mit CC14 manipulierten Leberzellkulturen getestet wurden, entdeckte Chin, dass alle vier sogar stärkere leberregenerierende Eigenschaften hatten, als die Wolfsbeerenzerebroside.[8]

Ein anderer Forscher der Seoul Nationaluniversität, Hong Kim (nicht verwandt mit Sun Kim), enthüllte im Jahr 2003 wieder einen anderen Leberschutzstoff aus der Wolfsbeere: Zeaxanthindipalmitat. Dies ist die gleiche okuloprotektive Komponente, die schon im Kapitel 9 erläutert wurde. Gemäß Hong Kims Studie kann dieser kraftvolle Zeaxanthinenster (ZD) nicht nur Retinaschaden vorbeugen, sondern auch die Leber gegen Oxidationsschaden schützen.

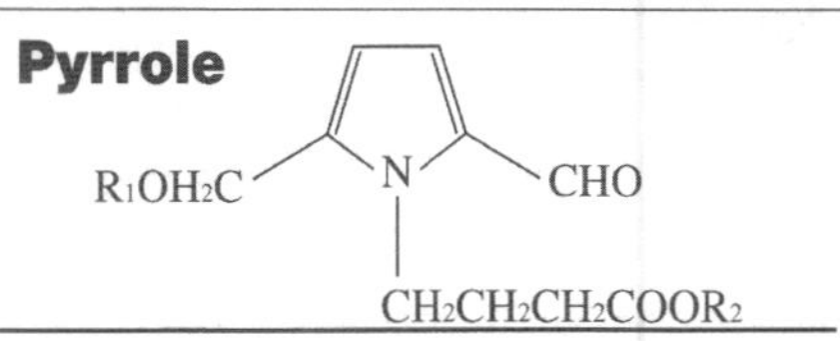

In 2003 biochemists at the Seoul National University identified new liver-protecting "pyrroles" in the wolfberry

Im Jahr 2003 identifizierten Biochemiker der Soul National University neue leberschützenden Pyrrole in der Wolfsbeere.

Ein Extrakt von Wolfsbeeren schützt die Leber von CCl_4

Wolfberry Extract Protects the Liver against CCl_4

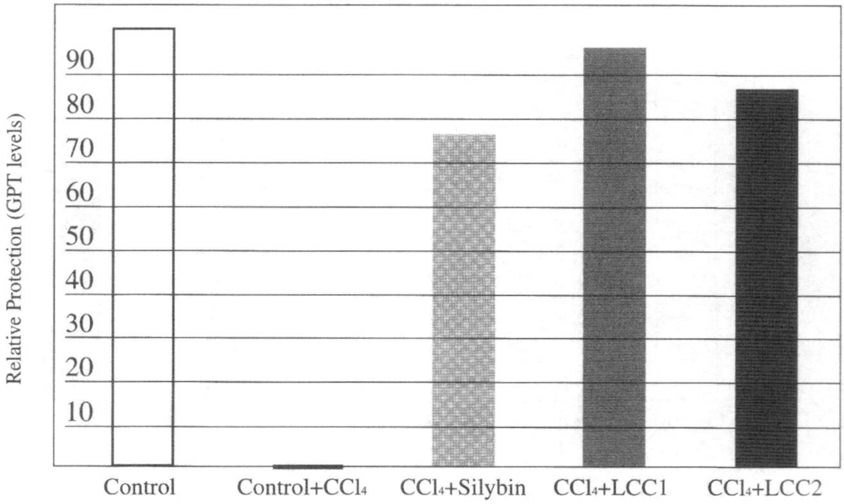

Wolfberry Extract Reduces MDA in Liver

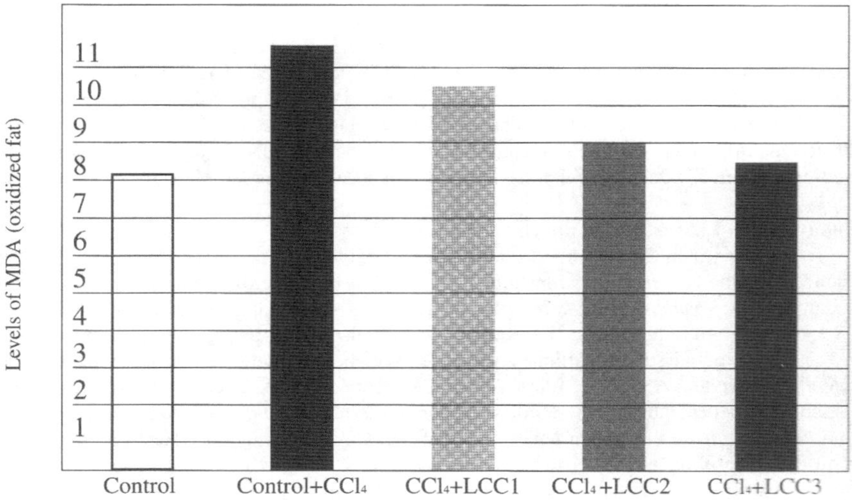

Wolfberry Extract vs Hepatitis Damage

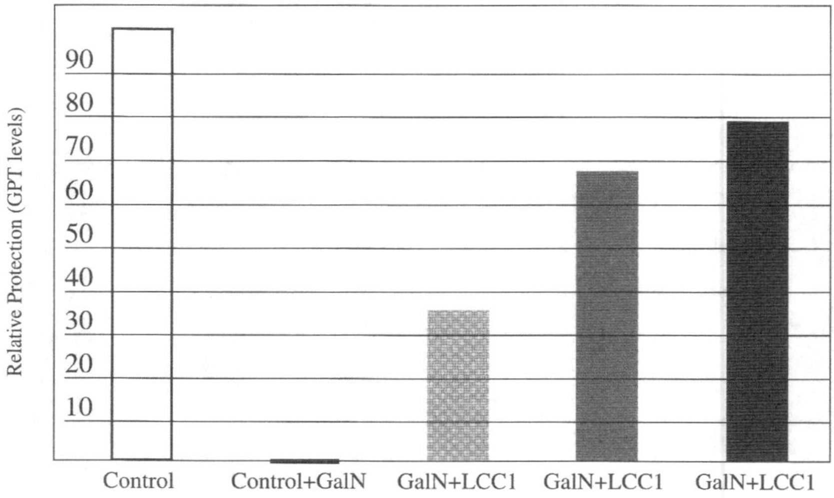

Hepatitisschaden rückgängig machen

Hong Kim setzte bei weiblichen Wistar Ratten nicht durch CCl_4, sondern durch eine Methode namens Gallengangsligation (Blockierung des Gallengangs), einen Leberschaden. Dadurch wird die gleiche Art von Leberschaden auslöst wie durch Hepatitisviren. Er erhob eine Menge verschiedener Enzyme, die die Leberfunktion messen: Glutathion (GSH), Glutathiontransferase (GST), AST, ALT, ALP und Superoxiddismutase (SOD).

In der Studiengruppe, die mit ZD (Zeaxanthindipalmitit) gefüttert wurde, verbesserte sich jeder dieser Lebermarker- ganz im Gegensatz zu den Tieren ohne Supplementation. Kim verwendete zwei Dosierungen von ZD (12.5 mg und 25 mg pro Kilo Körpergewicht) und konnte so fast alle Anzeichen von Leberschaden rückgängig machen. Die höhere Menge zeigte sich als effektiver. Im Fall des Glutathion- dem wichtigsten Enzym für die Lebergesundheit- wurde mit ZD der Glutathiongehalt auf den Wert von gesunden Mäusen gebracht.[9]

Schutz gegen Leberschaden durch Carbontetrachlorid

Die neuesten Studien über leberschützende Qualitäten der Wolfsbeere wurden in der Jänner Ausgabe von 2005 im *Journal of Ethnopharmacology* veröffentlicht. Hier testeten Forscher vom *Department of Pathology* an der Dongguk Universität in Seoul die Wirkung auf CCl_4-induzierten Leberschaden bei Ratten, die mit ganzheitlichen Früchten gefüttert wurden.

Die Ergebnisse verdeutlichen, dass die Wolfsbeerenfrucht drei Anzeichen für Leberleiden erniedrigten: AST, ALT und ALP. Eine Erhöhung dieser Leberenzyme signalisiert eine Beschädigung der Leber. Nach dem Experiment entfernten die Forscher den Tieren ihre Leber und überprüften sie unter dem Mikroskop auf den CC14-induzierten Gewebeschaden. Während die Lebern der CC14- Gruppe starke Nekrosen und Zerstörung aufwiesen, zeigten die mit Wolfsbeeren gefütterten Tiere viel weniger Narbenbildung.[10]

Es besteht nur wenig Zweifel, dass die Wolfsbeere zu den kraftvollsten und komplexesten bekannten Nahrungsmitteln, die die Leber unterstützen, gezählt werden müssen. Diese klinischen Studien sollen als Erinnerung daran dienen, dass wir nur ein wenig in die altertümliche Chinesischen Medizin hineinschnuppern brauchen, um viele sinnvolle therapeutische Ansätze zu finden.

Referenzen:

1. Cutler RG. Genetic stability and oxidative stress: common mechanisms in aging and cancer. EXS. 1992;62:31-46.
2. Elchuri S, Oberley TD, Qi W, Eisenstein RS, Jackson Roberts L, Van Remmen H, Epstein CJ, Huang TT. CuZnSOD deficiency leads to persistent and widespread oxidative damage and hepatocarcinogenesis later in life. Oncogene. 2005 Jan 13;24(3):367-80.
3. Roth GS, Ingram DK, Lane MA. Calorie restriction in primates: will it work and how will we know? J Am Geriatr Soc. 1999 Jul;47(7):896-903.
4. Ram VJ. Herbal preparations as a source of hepatopretective agents. Drug News Perspect. 2001 Aug;14(6):353-63.
5. Kim SY, et al., New antihepatotoxic cerebroside from Lycium chinense fruits. J Nat Prod. 1997 Mar;60(3):274-6.
6. Kim SY, et al., A novel cerebroside from lycii fructus preserves the hepatic glutathione redox system in primary cultures of rat hepatocytes. Biol Pharm Bull. 1999 Aug;22(8):873-5.
7. Kim SY, Lee EJ, Kim HP, Lee HS, Kim YC. LCC, a cerebroside from Lycium chinense, protects primary cultured rat hepatocytes exposed to galactosamine. Phytother Res. 2000 Sep;14(6):448-51.
8. Chin YW, et al., Hepatoprotective pyrrole derivatives of Lycium chinense fruits. Bioorg Med Chem Lett. 2003 Jan 6;13(1):79-81.
9. Kim HP, et al., Zeaxanthin dipalmitate from Lycium chinense fruit reduces experimentally induced hepatic fibrosis in rats. Biol Pharm Bull. 2002 Mar;25(3):390-2.
10. Ha KT et al., Protective effect of Lycium chinense fruit on carbon tetrachloride-induced hepatotoxicity. J Ethnopharmacol. 2005 Jan 15;96(3):529-35. Epub 2004 Dec 8.

Kapitel 12

Gesunde Haut fördern

Der Gesundheitszustand von Leber und Haut hängen oft zusammen. Viele Ärzte wissen, dass Leberschädigung oft mit Dermatits oder Pruritis einhergeht, ein Bild, das man oft bei Patienten mit chronischer Hepatitis sieht.

Die leberschützende Fähigkeit der Wolfsbeere kann positive Auswirkungen auf die Haut haben. Aber Wolfsbeeren haben zusätzlich auch positiven Einfluss auf sonnengeschädigte und alternde Haut. Vor allem die speziellen Nährstoffe in der Wolfsbeere können zu einer Erhöhung des Antioxidanziengehalts der Haut führen und so gegen Ultraviolettstrahlen schützen und den normalen Alterungsprozess verlangsamen.

Wolfsbeere vs Hautkrebs

Jedes Jahr gibt mehr als eine Million Neuerkrankungen an basalem und squamösen Hautkrebs.[1]

Die Ningxia Wolfsbeere enthält viele oxygenierte Xanthophylle (Karotinoide), die vor basalen und squamösen Hautkrebs schützen und das Risiko für Melanome reduziert. In der gleichen Art, wie Zeaxanthin und Lutein die Augen schützen, können Sie auch als Sonnenschutz arbeiten und die Haut vor schädlichen UVA- und UVB- Strahlung schützen.[2]

Als eine der besten bekannten natürlichen Quellen für Alpha-Karotine und Zeaxanthin schützt die Wolfsbeere die Haut auf dieselbe Weise wie die Pflanze sich selbst schützt. Sie verwendet die Karotinoide, um sich vor hoch- energetischen Lichtwellen der Sonne zu schützen.

Eine Studie am *National Cancer Institute at the National Institutes of Health in Bethesda*, Maryland, fand heraus, dass Menschen mit einem hohen Verzehr an karotinoidreichen Nahrungsmitteln, die auch viel Alpha-Karotin, Beta-Kryptoxanthin und Lutein enthalten, ein viel niedrigeres Risiko (33% weniger) für malignen Melanome hatten. Das malignes Melanom ist eine der tödlichsten und am schwersten behandelbaren Krebsarten und die Prävalenz in den Vereinigten Staaten steigt sehr schnell an.[3]

Eine Studie an der Cornell Universität fand im Mai 2005 heraus, dass das Lutein aus der Nahrung die Entzündung und Immunsuppression in UV-B-exponierter Haut drastisch reduzierte. Diese Art von Sonnenlicht ist für die Zellstruktur sehr schädlich und kann sowohl basalen als auch squamösen Zellkrebs verursachen. Forscher postulieren, dass „Lutein die Hautreaktion auf UV-Strahlung umkehrt und zu einer Abwehr gegen einige der gesundheitsschädlichen Wirkungen von solarer Strahlung beitragen kann."[4]

Hautkrebsstatistiken

- 1 von 6 Amerikanern entwickelt zu irgendeinem Zeitpunkt seines Lebens Hautkrebs.
- Hautkrebs macht 1/3 allen Krebs in den USA aus.
- Die meisten Hautkrebse sind keine Melanome.
- Basalzellenkarzinom ist weltweit der häufigste Krebs.
- Squamöses Zellkarzinom ist der zweit häufigste.
- Maligne Melanome sind die seltensten, aber tödlichsten, Hautkrebse, mit einer Todesrate über 70%. Er ist für 75 Prozent aller hautkrebs-bedingten Todesfälle verantwortlich.[1]

Vitamin A und Krebs

Viele klinische Versuche der Universität von Arizona, Tucson, zeigten, dass die Ningxia Wolfsbeere wegen ihrer Vitamin-A-Aktivität auch einen bemerkenswerten Schutz gegen

Hautkrebs darstellen. Mit nur 100 Gramm, das sind 252% der empfohlenen Tagesdosis an Vitamin A, kann die Wolfsbeere einen enormen Einfluss auf die Gesundheit der Haut haben.

Karotinoide in Ningxia Wolfsbeeren pro Gramm	
Alpha-Karotin	101 mg
Beta-Karotin	23 mg
Lutein	2,1 mg
Zeaxanthin	278 mg
Beta-Kryptoxanthin	32 mg

Bei der ersten randomisierten, placebokontrollierten Studie im *Arizona Cancer Center*, verabreichten Brenda Cartmel und Kollegen 2297 zufällig ausgewählten Patienten, die an sonnengeschädigter Haut und präkarzinösen Beschwerden, nämlich der „aktinischen Keratose", litten, eine tägliche Dosis von 25000 IU Vitamin A. Nach 40 Monaten kontrollierten die Untersucher die Haut der Patienten. Nachdem die Daten tabularisiert worden waren, stellte Cartmel fest, dass die Häufigkeit von Hautkrebs während der Therapie um 32% verglichen mit der Kontrollgruppe gefallen war.[5]

Der Forscher David Alberts vom *Arizona Health Sciences Center* war so beeindruckt von diesen Entdeckungen, dass er eine zweite Studie in die Wege leitete, in der er die tägliche Dosis an Vitamin A von 50,000 IU auf 75,000 IU erhöhte. Nach 12 Monaten untersuchte Alberts die Haut der Patienten auf Veränderungen ihrer präkarzinösen Beschwerden. Die Ergebnisse zeigten, dass die zwei höheren Dosierungen sogar noch einen größeren Krebsschutz darstellten.[6]

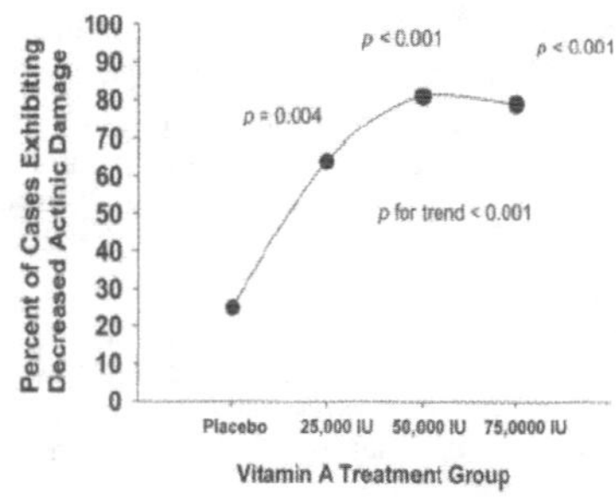

65% hatten weniger präkarzinöse Hautschäden bei 25,000 IU
81% hatten weniger präkarzinöse Hautschäden bei 50,000 IU
79% hatten weniger präkarzinöse Hautschäden bei 75,000 IU

Ellagsäure und Hautkrebs

Die Ningxia Wolfsbeere ist eine wichtige Quelle für das Polyphenol Ellagsäure, deren präventive Wirkung auf DNA-Mutationen in einer Vielzahl von klinischen Versuchen gezeigt wurde. 1993 fanden Forscher an der *Kansas State University* heraus, dass die Ellagsäure die Inzidenz der Hauttumore, die durch die karzinogene Chemikalie TPA gefördert wurde, verhindert. TPA schädigt die Haut auf fast die gleiche Art wie exzessive Sonnenexposition.[7]

Fettsäurenprofil der Wolfsbeerensamen	
Palmitinsäure	6.10%
Stearinsäure	3.00%
Ölsäure	19.10%
Linolensäure	68.10%
Gamma Linolensäure	2.80%
Arachidonsäure	0.68%
Vitamin E	27 mg/100g

Polysaccharide und Hautgesundheit

Neueste Forschungsergebnisse aus Oakland, Kalifornien, zeigen auf, dass das Ningxia Wolfsbeerenpolysaccharide die Anzahl von kollagen- und proteinzerstörenden Enzyme, die auch Hautkrebs fördern, reduziert.

Wird die menschliche Haut chronisch UV-Licht ausgesetzt, werden dadurch vermehrt hautschädigenden Proteasen, die Matrix-Metalloproteinase-1 (MMP-1), freigesetzt. Sie werden auch als interstitielle Kollagenase bezeichnet und sind ein kollagenauflösende Enzyme, die für einen Großteil des Hautschadens verantwortlich sind, den Dermatologen als „Photoaging" bezeichnen.[8-9]

MMP-1 wir auch von vielen Krebsarten erzeugt, um in anderes Gewebe hineinzuwachsen und zu besiedeln. Die Krebszellen selektieren MMP-1 und andere schädliche Enzyme, um gesundes Gewebe angreifen und dort einwandern zu können.

In dieser Oaklandstudie entdeckten H Zhao und seine Kollegen, dass das Wolfsbeerenpolysaccharid die Haut deutlich vor einem Anstieg der Lipidperoxide (ranzige Fette) in der Haut schützt, die durch MMP-1 verursacht werden.[10-11]

Wolfsbeerenkernöl zur Äußeren Anwendung

Die Wolfsbeerenkerne besitzen auch einen einzigartigen Bestand an Fettsäuren. Damit werden zu idealen Feuchtigkeitsspender und Stimulans der Kollagenproduktion in der Haut.

Einige der gesundheitsfördernden Fettsäuren im Wolfsbeerensaatöl enthalten die Gamma Linolensäure, die man auch im Öl der Boretschkerne und sogar in der Primrose findet. Dieses Öl hat entzündungshemmende Eigenschaften. Wolfsbeerenkerne enthalten auch eine große Menge an Ölsäure, dem häufigsten einfach ungesättigten Fett des Olivenöls.

Referenzen:

1. Jerant Af, Johnson JT, Sheridan CD, Caffrey TJ. Early detection and treatment of skin cancer. Am Fam hysician. 2000 Jul 15;62(2):357-68, 375-6, 381-2.
2. Nishino H, Cancer prevention by natural carotenoids. Biofactors. 2000;13(1-4):89-94.
3. Millen AE, Diet and melanoma in a case-control study. Cancer Epidemiol Biomarkers Prev. 2004 Jun;13(6):1042-51.
4. Lee EH, Dietary lutein reduces ultraviolet radiation-induced inflammation and immunosuppression. J Invest Dermatol. 2004 Feb;122(2):510-7. Erratum in: J Invest Dermatol. 2005 May;124(5):1092.
5. Cartmel B, Moon TE, Levine N. Effects of long-term intake of retinol on selected clinical and laboratory indexes. Am J Clin Nutr 1999;69:937-43.
6. Alberts D, et al., Safety and efficacy of dose-intensive oral vitamin A in subjects with sun-damaged skin. Clin Cancer Res. 2004 Mar 15;10(6):1875-80. Erratum in: Clin Cancer Res. 2004 15;10(16):5640.7
7. Perchellet JP et al. Antitumor-promoting activities of tannic acid, ellagic acid, and several gallic acid derivatives in mouse skin. Basic Life Sci 59:783-801, 1992.
8. Fagot D, Asselineau D, Bernerd F. Matrix metalloproteinase-1 production observed after solar-simulated radiation exposure is assumed by dermal fibroblasts but involves a paracrine activation through epidermal keratinocytes. Photochem Photobiol. 2004 Jun;79(6):499-505.
9. Gouyer V et al., Tissue inhibitor of metalloproteinase 1 is an independent predictor of prognosis in patients with nonsmall cell lung carcinoma who undergo resection with curative intent. Cancer. 2005 Apr 15;103(8):1676-84.
10. Zhao H et al. Lycium barbarum glycoconjugates: effect on human skin and cultured dermal fibroblasts. Phytomedicine. 2005 Jan;12(1-2):131-7.
11. Polte T, Tyrell RM. Involvement of lipid peroxidation and organic peroxides in UVA-induced matrix metalloproteinase-1 expression. Free Radic Biol Med. 2004 Jun 15;36(12):1566-74.

Kapitel 13

Schutz gegen Diabetes

F: Um wieviele Jahre verkürzt sich das Leben eines 40-Jährigen, wenn er täglich eine Packung Zigaretten raucht?
A: Um sieben Jahre.
F: Um wieviele Jahre verkürzt der erhöhte Blutzuckerspiegel das Leben eines 40-jährigen Diabetikers?
A: Um zehn Jahre.[1,2]

Unternehmen für Lebensversicherung kannten schon jahrzehntelang das ultimative Geheimnis für Langlebigkeit: Niedriger Blutzuckerspiegel.

Je niedriger Sie Ihren Zucker in Ihrem Leben im Blut halten, desto älter werden Sie leben. So einfach ist das. Das ist der Grund, warum Kalorieneinschränkung und Fasten Ihr Leben beträchtlich verlängern kann.[3-4]

Umgekehrt verkürzt sich die Lebensspanne, je länger der Blutzucker hoch oder außer Kontrolle ist. Lebensversicherungsunternehmen wussten das, weil bei ihnen Millionen hart verdiente Dollar auf dem Spiel standen.

Diabetiker sollten sich auch bewusst sein, wie schädigend ein hoher Blutzucker ist, da die Lebenserwartung senkt und die Entstehung vieler Degenerationskrankheiten beschleunigt.

Haben Sie eine schlechte Blutzuckerkontrolle?

Laut dem *Center for Disease Control* erhöhte sich der Anteil an Diabetikern in der Bevölkerung von 4.9% im Jahr 1990 auf 7.9% im Jahr 2001. Das ist ein 52%iger Anstieg in nur 11 Jahren.

- 3.2% der Amerikaner haben laut den American Diabetes Association Kriterien einen undiagnostizierten Diabetes (Nüchternyperglykämie (FPG 7.0 mmol/l oder 126 mg/dl)).
- 4.9% der Amerikaner haben laut WHO- Kriterien undiagnostizierten Diabetes (2 Stunden postprandiale Hyperglykämie 11.1 mmol/l oder 200 mg/dl).[5]

Versicherungsstatistiken von der *Equitable Life Insurance* zeigen folgendes:
29-jährige Diabetiker leben 16 Jahre kürzer als Nichtdiabetiker
39-jährige Diabetiker leben 11 Jahre kürzer als Nichtdiabetiker
49-jährige Diabetiker leben 10 Jahre kürzer als Nichtdiabetiker

Auch wenn kein Diabetes vorhanden ist, nehmen eine schlechte Blutzuckerkontrolle und eine Ernährung, die hauptsächlich aus weißem Mehl und Big Gulps besteht, einen ebenso schlechten Einfluss auf die Gesundheit und Lebenserwartung ein. Bei Menschen, die sich ständig von hochglykämischen Nahrungsmitteln ernähren, können sich tatsächlich die gleichen irreversiblen Organ- und Gewebebeschädigung entwickeln wie bei einem voll ausgeprägten Diabetes.[6-7]

Studien haben gezeigt, dass sich ein erhöhter Blutzuckerspiegel mit der Zeit zu einer relevanten Ursache für Nierenversagen, kardiovaskuläre Erkrankung und Arteriosklerose entwickelt. Vielleicht ist das der Grund, warum Diabetiker ein 2- bis 4-mal höheres Mortalitätsrisiko haben als Nichtdiabetiker.[8-9]

Pack-a-day smokers live 3.5 years longer than 39-year-old diabetics

Diabetes Kills Faster than Cigarettes

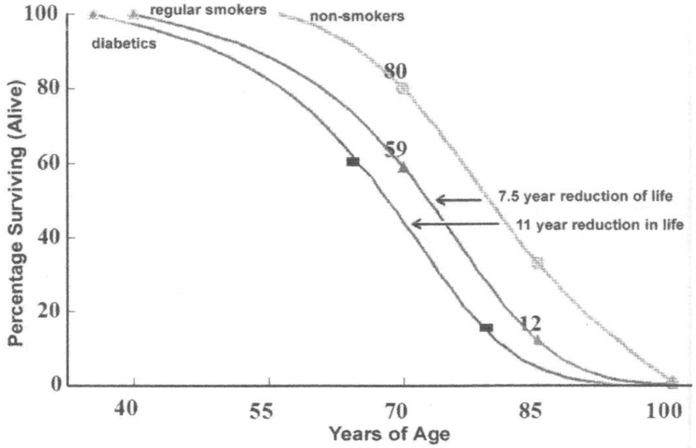

Tatsache ist, dass Zucker (auch D-Glukose genannt) sich im Körper wie ein freies Radikal verhält. Bei großen Mengen kann er mit Proteinen reagieren und zu einem kaskadenartigen Effekt führen, wo durch freie Radikale im Körper Schaden angerichtet wird.
Wie kann man den Blutzuckerspiegel im Gleichgewicht halten und trotzdem eine ständige Energieversorgung der Zellen ohne Glukoseüberschuss gewährleisten? …indem man in Maßen niedrig-glykämische Nahrungsmittel isst, die einen ständigen, niedrigen Glukosestrom ins Blut befördern.

Die Entstehung des Glykämischen Index´

Vor 1981 gab es keine wirklich gute Methode, um Wirkweise von Nahrungsmittel auf den Blutzuckerspiegel festzustellen. Die Menschen wussten zwar, dass Tafelzucker schlecht für ihren Körper war, aber als sie ihn mit „gesünderen" Zutaten vermischten, wurde diese Wirkung nur noch mehr durcheinander gebracht. Und als die Zutaten bei 300 Grad für 60 Minuten gebacken wurden, wurde das Ganze unentzifferbar. Aber wie beeinflusst Kürbiskuchen nun exakt den Blutzucker?

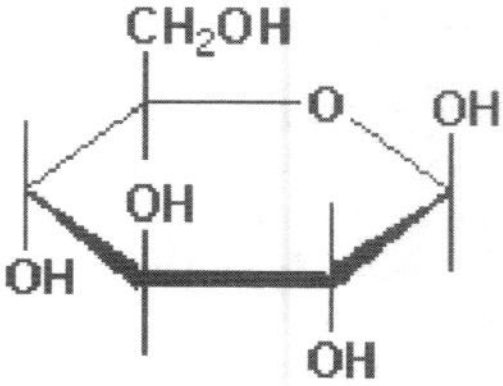

Sugar may behave like the most potent free radical of all.

Mit März 1981 kam es zu einer großen Veränderung. Dr. David Jenkins, Professor für Ernährungswissenschaften an der Universität von Toronto, Kanada, publizierte im *American Journal of Clinical Nutrition* seinen zukunftsweisenden Bericht „Glykämischer Index von Nahrungsmitteln: Eine physiologische Grundlage für Kohlehydrataustausch". Er trennte die Nahrungsmittel nach ihrem Einfluss auf den Blutzuckerspiegel und prägte einen neuen Ausdruck: Glykämischer Index.[10-11]

Zum ersten Mal konnten Diabetiker erkennen, welche Lebensmittel ihren Blutzuckerspiegel am stärksten steigen ließen.

In den darauf folgenden zwei Jahrzehnten betonte eine Welle weltweiter Forschung den Wert des glykämischen Index'.

Die richtige Nahrungswahl kann einen größeren Einfluss auf die Blutzuckerkontrolle und auf die Gesundheit haben, als Insulin oder hypoglykämische Medikamente wie Sulfonylharnstoffe. 2002 testeten Forscher in einer *Havard University* Studie eine niedrig-glykämische Kost und ein Placebo gegen ein populäres Diabetesmedikament. Die Ergebnisse: Die Nahrungsintervention übertraf alle anderen Interventionen. Man stellte fest, dass die Sterblichkeit der Diabetiker dann am niedrigsten war, wenn sie nur eine Veränderung in der Ernährung und des Lebensstils vornahmen. Im Gegensatz dazu starben die Diabetiker mit blutzuckersenkenden Medikamenten oder auch eine Kombination von Nahrungsumstellung und Insulin früher.

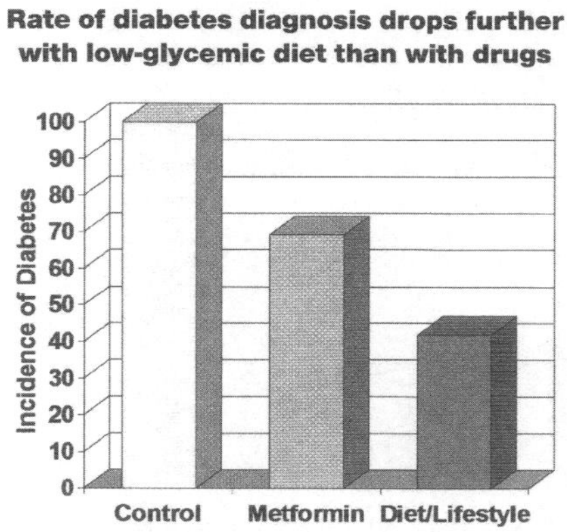

Mit einer niedrig-glykämischen Ernährung sinkt die Diabetesinzidenz am stärksten

Eine im Jahr 2005 im *New England Journal of Medicine* publizierte Studie zeigt, dass schon mit einer geringgradigen Ernährungsveränderungen und körperlicher Bewegung der Blutzucker fast zweimal effektiver unter Kontrolle zu bringen war und die Diabetesinzidenz gesenkt werden konnte als mit dem populären Medikament Metformin. Die Nahrungsmodifikation erzeugte auch eine bemerkenswerte Reduktion des Langzeitmarkers für den Blutzuckerspiegel, das „glykolsylierte Hämoglobin", und übertraf damit die Medikamentengruppe deutlich.[12]

Glykiertes Hämoglobin (Erythrozyten mit Zuckerbindung) fiel unter niedrig-glykämischer Nahrung fiel besser als mit Medikamenten

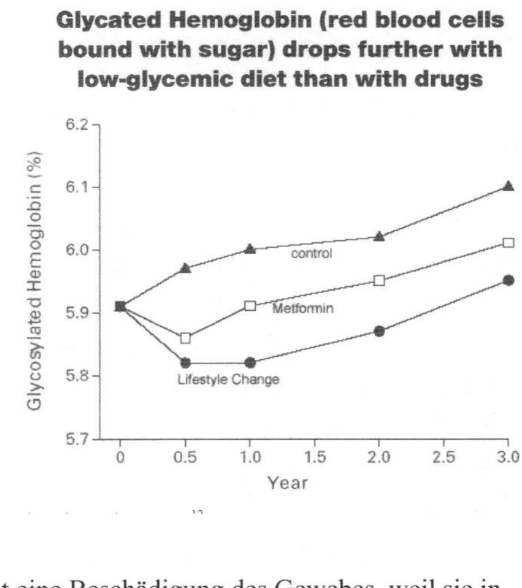

Neue Forschungsergebnisse bestätigen auf überwältigende Weise, dass das Essen von zuckerreicher Nahrung mit einem hohen glykämischen Index (die die Geschwindigkeit, mit der der Körper die Kohlehydrate zerbricht und in Blutzucker umwandelt, misst) direkt mit Fettleibigkeit, Herzkrankheit, Depression, Diabetes und beschleunigtem Altern korreliert. Umgekehrt hängen niedrig-glykämische Nahrungsmittel mit zahlreichen gesundheitlichen Vorteilen zusammen, so zum Beispiel niedrigeres Risiko für kardiovaskuläre Krankheiten und niedrigeres Körpergewicht.[13-14]

Hoch-glykämische Nahrung verursacht eine Beschädigung des Gewebes, weil sie in chronisch hohen Blutzuckerspiegeln resultiert. Zucker ist ein freies Radikal und der Alterungsprozess wird enorm beschleunigt, wenn die Zellen ständig einer starken Zuckerlösung ausgesetzt sind.

Nur wenigen Menschen ist es bewusst, dass ein niedriger Blutzuckerspiegel eine der wichtigsten Grundlagen für die Gesundheit ist. Umgekehrt kann ein chronisch erhöhter oder stark schwankender Blutzuckerspiegel immensen Schaden im Herzen, der Leber, den Augen und anderen Organen anrichten, da bei exzessiven Glukosespiegel der Zucker vermehrt an Proteine, Kollagene und Enzyme bindet und mit der Zell-DNA reagiert. Das löst verheerende und irreversible Schäden aus, die dem Leben Jahrzehnte rauben können.[15-16]

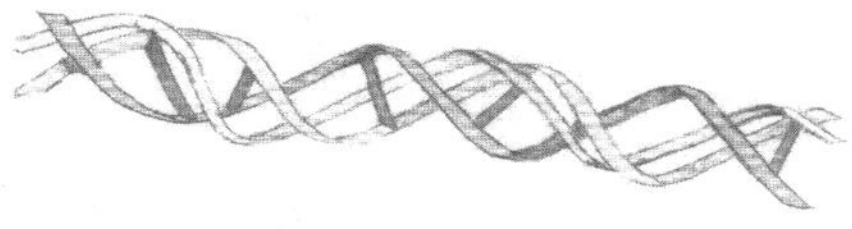

Neue, flexible Kollagenelemente

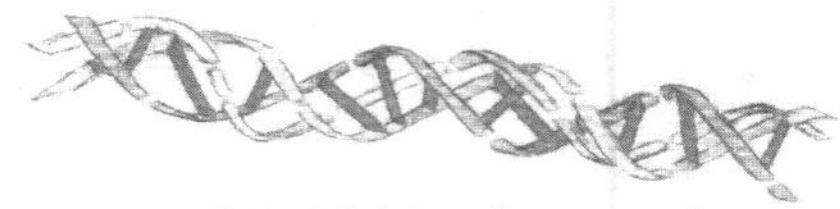

Vernetzte, brüchige Kollagenelemente

DNA-Schädigung durch hohen Blutzucker: Maillard Reaktion

Wie genau schädigt anhaltend hoher Blutzucker den Körper? Ein Übermaß an Glukose fördert die Entstehung von „glykosyliertem Hämoglobin". Das sind geschädigte Proteine, die mit Zucker reagiert haben. Glykosylierte Proteine erzeugen neue freie Radikale, die eine Kettenrektion von Proteindeformation bewirken.

Wenn glykosylierte Proteine mit Sauerstoff reagieren, bilden Sie Superoxidradikale. Diese Radikale können das Kollagen, die strukturelle Matrix der Haut und vieler andere Körperteile, attackieren. Noch schlimmer ist, dass die glykosylierten Proteine sich zu Hydrogenperoxid und Hydroxylradikale umwandeln können. Dabei handelt es sich um noch weit potentere freie Radikale als Superoxide. Sie destruieren die Proteine der Gewebe, Organe, des Immunsystems und der Muskeln noch in viel größerem Ausmaß.

Alter	% interzelluläres Lipofuszin
30-40 Jahre	35%
50-60 Jahre	41%
70-80 Jahre	55%
90-100 Jahre	78%

Der Endpunkt dieser Kaskade aus Proteinbeschädigung ist eine irreversible Massenkarambolage von „Advanced Glycation Endproduct" (AGEs) im Gewebe.

Das ist der Grund, warum Diabetiker so häufig Probleme mit den Nerven und Arterien haben und an Nierenversagen leiden: Ihr erhöhter Blutzuckerspiegel beschleunigt erheblich die chemischen Reaktionen, durch die Proteine geschädigt (glykosyliert) und Advanced Glycation Endproduct gebildet werden. Im Alter häufen sich die EZPs an, da der Blutzuckerspiegel häufig nach oben wandert und die Inzidenz von Insulinresistenz und Typ II Diabetes anschwillt.

Eines der Anzeichen des normalen Alterungsprozesses bei Säugetieren ist eine verminderte Elastizität des kardiovaskulären Systems. Eine handfeste Erklärung für diesen Elastizitätsverlust ist, dass die Glukose nicht-enzymatisch mit den Proteinen des Kollagens und der Linsen reagieren kann und sich mit ihnen verbindet. Dadurch entstehen Advanced Glycation Endproduct (AGEs).[21]

M. Asif, New Jersey, Medical School

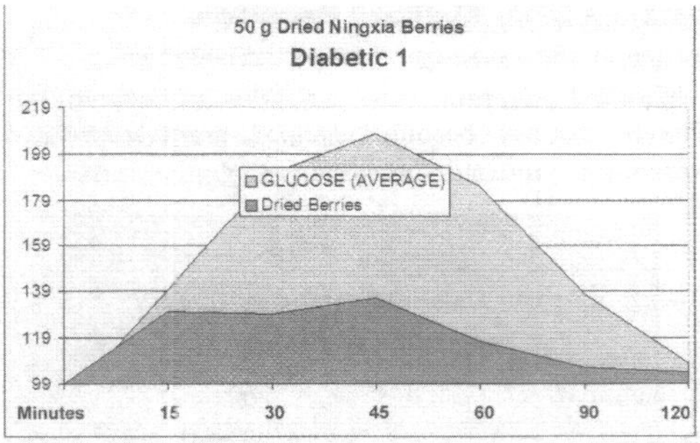

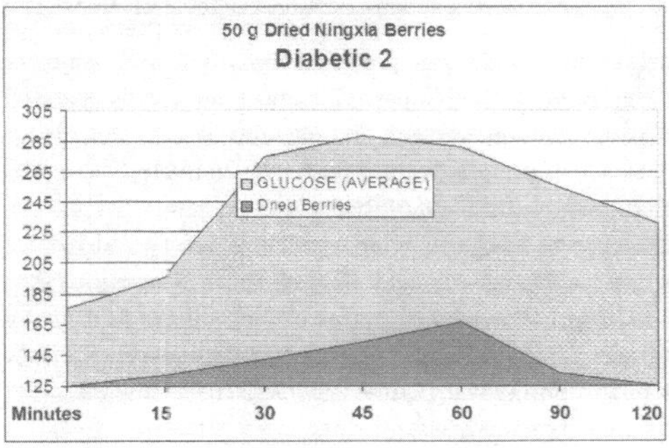

Mitten der 1970 begannen der Biologe Anthony Cerami und seine Kollegen den Mechanismus zu untersuchen, wie der chronische erhöhte Blutzuckerspiegel mit Proteinen reagiert und EZPs und Krankheit verursacht. Er entdeckte, dass diese akkumulierte Proteinbeschädigung anhand der Lipofuszinmenge im Körper gemessen werden kann. Lipofuszin ist „Zellmüll oder -pigment", eine Anhäufung deformierter und zuckergeschädigter Proteine und Amadorieprodukte, die sich im Alter zustande kommt. Ist Lipofuszin einmal vorhanden, so kann es nicht mehr abgebaut werden. Er wird zu einem festen Bestandteil der interzellulären Matrix.[17]

Bei Menschen über 50 kann man meist schon extensiv die Folgeschädigungen durch Zucker im Körper finden. Ein erhöhter Zuckerspiegel führt zu einer Karmelisation oder Bräunungsreaktion mit den Proteinen der Muskeln und der Haut. Die Schädigung der Zellmembran und Kollagenfasern kann sich eventuell auch weit ausdehnen.

Dieser Zellmüll wird äußerlich als faltige Haut und braune Leberflecken, wie man sie an den Unterarmen älterer Leute als Kollagenschädigung häufig findet, sichtbar manifest. Das was an der Außenseite des Körpers zu sehen ist, ist auch Innen zu finden. Blutgefäße werden steif und hart, gummiartig anstatt geschmeidig, und der daraus resultierende Bluthochdruck ruiniert den Herzmuskel. Die Vernetzungen im Kollagen vermindern immer mehr die Flexibilität und Permeabilität des Gewebes und der Zellen; die Zellkommunikation und die Reparaturprozesse beginnen zusammenzubrechen.[18]

Glykämischer Index der Ningxia Wolfsbeere

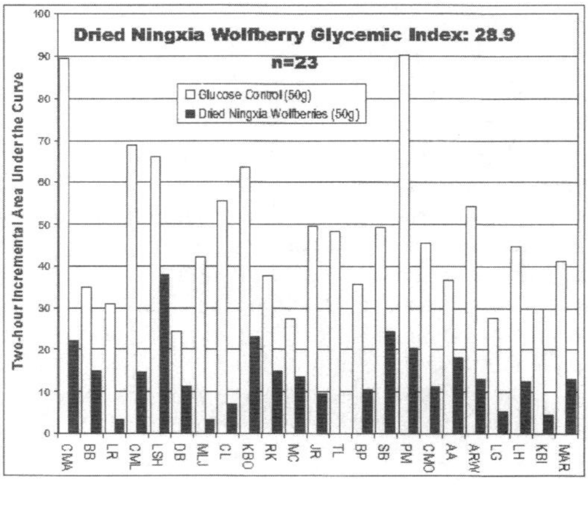

Neuesten Forschungsergebnissen nach besitzt die getrocknete Ningxia Wolfsbeere von allen Nahrungsmitteln einen der niedrigsten glykämischen Indizes. Das heißt, dass die getrockneten Wolfsbeeren, wenn alleine oder in Kombination mit anderer Nahrung, nur einen minimalen Einfluss auf den Blutzuckerspiegel haben.

Mit einem glykämischen Index von 29 hat die getrocknete Ningxia Wolfsbeere einen 30%ig niedrigeren Einfluss auf den Blutzucker als Vollkorn, Pintobohnen und alle Zerealien und 40% geringe Auswirkung als brauner Langkornreis und Vollkornbuchweizen.

Mit ihrer hohen Nährstoffdichte und dem niedrigen glykämischen Index eignet sich die Ningxia Wolfsbeere nicht nur zur Prävention von Glukoseüberschuss und vorzeitigem Alterungsprozess; sie ist auch eine ausgezeichnete Nahrung für all jene, die mit Diabetes oder Prädiabetes zu kämpfen haben.

Glykämische Forschung an der Ningxia Wolfsbeere

Studiendesign
Im März, April und Mai 2005 begannen Dr. Gary Young und Marc Schreuder die glykämische Forschung an der getrockneten Ningxia Wolfsbeere und einer Mischung aus Säften, die das Wolfsbeerenpüree enthielten. Das Protokoll war das gleiche wie das von Jenkins und seinen Kollegen, um die Daten in die internationale Tabelle des glykämischen Index′ einfügen zu können.[36]

Zehn Männer und zehn Frauen wurden rekrutiert und willigten ein, als Testpersonen für eine Reihe an Messungen des Nüchternblutzuckers jeweils vor und nach der Verabreichung von 50 Gramm Glukose oder einer Testnahrung zur Verfügung zu stehen.

Anzahl der Testpersonen:
10 Männer und 10 Frauen zwischen 28 und 54 Jahren.

Ausgangsbasis:
Nach 12 Stunden fasten und einer grundlegenden Blutzuckermessung konsumierte jeder Teilnehmer 50 Gramm Glukose. Der Blutzuckerspiegel wurde im Verlauf von 2 Stunden danach in regelmäßigen Abständen (15, 30, 45, 60, 90, 120 Minuten) aufgezeichnet, um die glykämische Antwort zu prüfen. Der Test wurde an drei verschiedenen Tagen wiederholt und daraus ein Durchschnittswert ermittelt.

Testung der Wolfsbeere:
Am vierten Tag wurde den fastenden Teilnehmern je 50 Gramm Ningxia Wolfsbeere als Testnahrung verabreicht. Die Antwort wurde wieder nach den nächsten zwei Stunden aufgezeichnet. Diese Antwort wurde mit der Ausgangsbasis verglichen und daraus der glykämischen Index errechnet.

Datensammlung:
Alle Blutzuckermessungen wurden als Incremental Areas Under the Curve (IAUC) evaluiert.

Klinische Forschung zur Behandlung von Diabetes

Eine vor kurzem durchgeführte Studie besagt, dass die Wolfsbeeren bioaktive Inhaltsstoffe enthalten, die bei Diabetes gesundheitsfördernd sind.

Eine gemeinsame Studie des *Affiliated Hospital der Qing Dao Medical School* und dem *First People's Hospital* von Liu Zhou City überprüfte im Jahr 1998 den Einfluss von Wolfsbeerensupplementation auf diabetische Ratten. Die Forscher fanden heraus, dass der Blutzucker innerhalb von 2 Wochen, in denen die Tiere täglich 1 Gramm Wolfsbeeren erhielten, drastisch gesenkt war; glykosyliertes Hämoglobin (HbA1C) fiel um 22% und der Nüchternblutzucker verminderte sich um 41%.[19]

Forscher am *College of Public Health* an der Wuhan Universität in Hubei testeten mit Kollegen der Universität von Hong Kong zusammen die Wirkung der Ningxia Wolfsbeere auf diabetische Ratten. Zehn Tage lang fütterten Sie die Versuchtiere mit drei verschiedenen Wolfsbeerenextrakten. Bevor, während und nach der Behandlung wurden die Erhöhung des Serumglukosespiegels, der Triglyzeride und des Antioxidanzienspiegels festgehalten und mit den Kontrolltieren verglichen, die keine Wolfsbeerenergänzung erhielten.

Die mit Wolfsbeeren gefütterten Tiere zeigten eine dramatische Verbesserung aller Diabetesmerkmale. Laut dem Forschungsleiter Qiong Luo „konnten alle drei Lycium barbarum-Fruchtextrakte nach 10 Tagen den Blutzuckerspiegel und das Totalcholesterin im Blut (TC) und die Triglyzerinkonzentration (TG) signifikant reduzieren und gleichzeitig merklich die HDL-Cholesterine steigern.

Eine interessante Beobachtung war, dass der ganzheitliche Wolfsbeerenextrakt eine bessere Bioaktivität zeigte als das isolierte Polysaccharid. Luo nahm an, dass die Kombination aus Polysacchariden und Vitamin-Antioxidanzien in der ganzen Frucht erklärt, warum die ganzen, vollständigen Beeren so effektiv sind.[20]

Warum?

Wie kann die Wolfsbeere so einen niedrigen glykämischen Index haben und trotzdem den Nährstoffanalysen entsprechend fast 45% Zucker enthalten?

Die Antwort ist einfach. Nicht alle „Zucker" sind gleich.

Der sogenannte „Zucker" in der Wolfsbeere ist eigentlich als langkettiger Zucker-Proteinkomplex aufgebaut, genannt Polysaccharid, und die Bestandteile des Polysaccharids bestehen aus nicht-zuckrigen, repetitiven Ketten aus Arabinose, Galaktose, Rhamnose, Xylose und Mannose, die den Blutzuckerspiegel nicht auf gleiche Weise wie Glukose anheben. Vielmehr sind diese Zucker chemisch so miteinander verbunden, als wären sie Faserstoffe, die langsam verdaut werden und nicht etwa so wie der übliche Zucker.

Das macht die Wolfsbeere zu einer idealen niedrig-glykämischen Nahrung für Diabetiker und für alle, die eine gute Kontrolle über ihren Blutzuckerspiegel erreichen wollen.

Wissenschaftler am *National Institute of Health* in Frankreich zeigten vor kurzem, dass das Essen von niedrig-glykämischen Nahrungsmitteln in nur 5 Wochen signifikante Verbesserungen der körperlichen Zusammensetzung zeigte. Dr. Clara Bouche vom Hotel-Dieu Spitals in Paris entdeckte, dass eine Gruppe von leicht übergewichtigen Männern mit einer niedrig-glykämischen Nahrung zusätzlich 700 Gramm Körperfett verloren haben als Männer mit einer hoch-glykämischen Nahrung.[22]

Hoch-glykämisch[1]		Mittel-glykämisch[1]		Niedrig-glykämisch[1]	
Zucker	100	Papaya, roh	58	Jogurt	38
Braune Reisnudeln	92	Orangensaft	57	Blaue Bohnen	38
Weißer Reis	88	Weißer Reis	56	Birne	36
Gebackene Kartoffeln	85	Popkorn	55	Kichererbsen	36
Reiskuchen	82	Haferkleie	55	Apfel	36
Cornflakes	80	Mango, roh	55	Roggen, Vollkorn	34
Grahamkracker	74	Korn	55	Erdbeeren	32
Kirschen	74	Brauner Vollkornreis	55	Magermilch	32
Honig	73	Süßkartoffeln	54	Milch (mager)	32
Brot (Vollkorn)	72	Buchweizen, Vollkorn	54	Aprikosen, getrocknet	31
Wassermelone	72	Bananen	53	Grüne Bohnen	30
Hirse, Vollkorn	71	Kiwi, roh	52	Linsen	29
Brot (Weiß)	70	Ananassaft	46	**Ningxia Wolfsbeere**	29
Grapenuts Zerealien	67	Orangen, roh	43	Kidneybohnen	27
Rübenzucker	65	Pintobohnen	42	Grapefruit	25
Kantalupe	65	Alle Kleiezerealien	42	Gerste	25
Rosinen	64	Weizen, ganz	41		
1. Alle Daten beziehen sich als Vergleichsnahrungsmittel auf Glukose					

Wolfsbeere und Glukosetoleranzfaktor (GFT)

Zusätzlich zu einem hohen Faserstoffanteil kann die niedrig-glykämische Wirkweise der Ningxia Wolfsbeere auch durch eine einzigartige Konfiguration aus Spurenelementen, wie Magnesium und trivalentes Chrom, verursacht sein, die die Insulinsensitivität verbessern und den hohen Blutzucker entgegenwirken. „Chrom verstärkt die Wirkung von Insulin", so der USDA-Forscher Dr.med Walter Mertz, der am *Beltsville Human Nutrition Research Center* in Maryland arbeitet.[23]

Die Ningxia Wolfsbeere ist eine der reichhaltigsten natürlichen Chromquellen, die bekannt ist.

Epidemischer Chrommangel

Manche Symptome für Chrommangel schreien geradewegs für Syndrom X (metabolisches Syndrom): erhöhter Blutzucker, Fettleibigkeit, Diabetes und hohes Insulin, Cholesterin und Triglyzeridspiegel.[21]

Ohne Chrom kann der Körper nur sehr schwer den Zucker aus dem Blut zur Verbrennung in die Zellen bringen. Chrom ist nämlich ein wichtiger Hauptbestandteil des Glukosetoleranzfaktors. Das ist ein Nikotinsäurekomplex, der GLUT4, einen interzellulären Glukosetransporter, stimuliert, der den Zucker dann in die Zellen befördert.

Nationale Studien an der *Biolab Medical Unit* in London, England, fanden heraus, dass der Chromspiegel in den Haaren und dem Gewebe bei Diabetikern signifikant niedriger als bei Nichtdiabetikern ist.[25]

Chrom ist einer der essentiellen Mineralstoffe, die in der heutigen Ernährung zu kurz kommen. Während die normale Durchschnittsmenge nur 25-35 Mikrogramm am Tag sind, empfiehlt das Nationale Forschungskonzil der Nationalen Akademie der Wissenschaften eine Tageszufuhr von 50-200 Mikrogramm. Das ist 2- bis 8-mal mehr als wirklich konsumiert wird.[26]

Chrom (µg) pro 100 Gramm ausgewählter Nahrungsmittel[1]

Eidotter	183	Apfelschale	27
Backhefe	112	Auster	26
Ningxia Wolfsbeere, getrocknet[2]	**79**	Kartoffel	24
Rind	57	Cornflakes	14
Käse	56	Butter	13
Leber	55	Spinat	10
Brot, Weizenvollkorn	42	Eiklar	8
Roggenbrot	30	Orangen	5
Chili, frisch	30	Äpfel	1

1. US Department of Agriculture, Agricultural Research Service. 2004. USDA National Nutrient Database for Standard Reference, Release 17. Nutrient Data Laboratory Home Page, http://www.nal.usda.gov/fnic/foodcomp
2. Vorabinformation zur getrockneten Frucht der Ningxia Wolfsbeere (Lycium Barbarum), 1-3 Jahre gelagert. Analysen wurden von Eurofins Scientific, Petaluma, CA, durchgeführt.

Chrom verbessert die Insulinresistenz

Eine der frühesten Evidenz zur Reduktion hoher Glukose- und Insulinspiegel bei Diabetikern wurde in einer Fallstudie 1977 bei einer Diabetikerin erbracht. In diesem Fall reduzierte eine erhöhte Chromzufuhr ihren Blutzuckerspiegel. Von da an wurden über ein Dutzend Studien veröffentlicht, die bewiesen haben, dass Chromergänzungen die Glukosetoleranz verbessern.

Einer der am meisten publizierten klinischen Versuche wurde 1997 als placebokontrollierte Studie von PhD Richard Anderson durchgeführt. 180 Männer und Frauen erhielten täglich eine Chromergänzung oder ein Placebo. Nach vier Monaten entdeckten die Forscher, dass die Patienten, die die Chromsupplementation bekommen hatten, signifikant niedrigere Blutzuckererhöhung und Insulinspiegel hatten.[27]

Momentan entwickelt sich der medizinische Konsens immer stärker in Richtung Chromsupplementation. „Es liegen gute wissenschaftlichen Beweise vor, die annehmen lassen, dass zusätzlich zugeführtes Chrompicolinat die Insulinsensitivität, Blutzuckerkontrolle und kardiovaskuläre Risikofaktoren bei Erwachsenen mit Typ-II Diabetes verbessert", so Dr. Francine Kaufman, ehemaliger Direktor der *American Diabetes Association.*[28]

Wolfsbeere: Traurin und Insulinsensitivität

Taurin kommt von Natur aus in der Ningxia Wolfsbeere vor und ist eine weitere Komponente, die den Blutzuckerspiegel kontrollieren kann. Studien von Lampson und Kollegen fanden heraus, dass Taurin die Glykolyse (Zuckerverbrennung) in den Zellen stimuliert und auch die zelluläre Sauerstoffaufnahme fördert. Diese Wirkungen von Taurin sind von der Insulinkonzentration abhängig, was auf einen Zusammenhang zwischen den zwei Substanzen hindeutet. Forscher spekulieren, dass Taurin die Phosphofruktinase und Glykogenase fördern und weiters die Aktivität der Phosphorylase-Alpha senkt.[29]

Faserstoffe und Magnesium

Die niedrig-glykämische Eigenschaft der Ningxia Wolfsbeere kann teilweise auf seinen großen Anteil an löslichen und unlöslichen Faserstoffen zurückzuführen sein und gleichzeitig auf ihren Magnesiumgehalt.

Mit einem Anteil von über 21% Faserstoffen ist die Wolfsbeere eine der reichsten Quellen für Gemüsefasern. Die Ningxia Wolfsbeerenpolysaccharide, ein Proteinkomplex mit einem sehr hohen Molekulargewicht, agieren im Verdauungssystem eher als Ballaststoff (oder enzymresistente Stärke) als ein Zucker. Das resultiert in einer besseren Zusammenstellung der Darmflora und verbessert die metabolische Antwort.

Magnesiumreiche Nahrungsmittel resultieren gemäß neuen empidemiologischen Studien in einer höheren Insulinsensitivität und reduzieren merkbar das Diabetesrisiko. Der größte Magnesiumanteils stammt aus Getreidefaserstoffen. Deshalb assoziieren große Bevölkerungsstudien, die die Nahrungsgrundlage für Krankheit und Diabetes überprüft haben, normalerweise eine magnesiumreiche, getreidelastige Nahrung mit einer Reduktion der Diabetesrisikofaktoren.

„Eine Tendenz für Magnesiummangel bei Patienten mit Diabetes Mellitus ist unzweifelhaft“, behauptet Harold de Valk, Epidemiologe an der Utrecht Universitätsklinik. „Der Magnesiumspiegel im Plasma hängt unabwendbar mit der Insulinsensitivität zusammen. Eine Magnesiumergänzung verbessert die Insulinsensitivität und die Insulinausschüttung bei Patienten mit Typ II Diabetes.“[30]

Magnesiummangel in den Vereinigten Staaten

2% in der Normalbevölkerung
10-20% bei Spitalspatienten
50-60% bei ICU-Patienten
30-80% bei Alkoholikern
25% bei ambulanten Diabetespatienten

Drei große amerikanische Kohortenstudien, die wegen der großen Teilnehmerzahl signifikante statistisch Ausdrucksstärke haben, berichten von einem negativen Zusammenhang zwischen Magnesiumzufuhr und Diabetesrisiko. In diesem Fall maßen sie den Magnesiumgehalt der Nahrung.[31-32]

Zucker: Das stärkste freie Radikal

Laut den Forschern des *Biochemistry Lab at the University of Reims Champagne Ardenne* zerstört Zucker den menschlichen Körper auf zwei biochemische Arten.

1. Zucker bindet an Proteine und deformiert sie.
2. Zucker spaltet Proteine und erzeugt so eine Kaskade aus freien Radikalen.

Ein reduzierender Zucker bindet an die Aminogruppe und macht ein Amadori Rearrangement, bei dem die Ketongruppe verändert wird. Ketongruppen können Elektronen zum Sauerstoff transportieren und Superoxidradikale generieren.

Superoxid ist nur zur Degradation eines einzigen Proteins fähig: Kollagen. Aber Superoxid kann sich selber in Hydrogenperoxid und Hydroxylradikale umwandeln, welches noch giftiger ist, und zwar auch für andere Proteinarten.

- Professionelle Follow-up-Studie (Männer zwischen 40 und 75 Jahren)
- The Nurses Study (Frauen zwischen 40 und 65 Jahren)
- Iowa Women´s Health Study (Frauen zwischen 55 und 69 Jahren)

In jeder dieser klinischen Versuche hatten die ersten 20% mit der höchsten Magnesiumeinnahme (auch mit der höchsten Magnesiumzufuhr über Faserstoffe) das niedrigste Risiko an Diabetes zu erkranken. Insgesamt brachte Magnesium eine 30%ige Reduktion des Diabetesrisikos.
In der Iowa Women´s Health Study entdeckten Havard-Forscher, dass eine hohe Zufuhr an Magnesium die Glukose und Insulinhomöostase zu verbessern scheint.

1993 beginnend begleiteten Sie eine Gruppe von 39,345 US-amerikanische Frauen zwischen 45 und 69 Jahren. Zum Ende der Studie wurden 349 Frauen ausgewählt und ihre Insulinerhöhung gemessen. Als die Ergebnisse mit dem durchschnittlichen Magnesiumverzehr aus der Nahrung verglichen wurden, gab es eine unbestreitbare Assoziation zwischen Magnesiumeinnahme und dem Risiko für Typ II Diabetes, unabhängig vom Alter oder Bodymassindex.[33]

Eine Tendenz für einen Magnesiummangel bei Patienten mit Diabetes Mellitus ist unzweifelhaft. Der Magnesiumspiegel im Plasma hängt unabwendbar mit der Insulinsensitivität zusammen. Eine Magnesiumergänzung verbessert die Insulinsensitivität und die Insulinausschüttung bei Patienten mit Typ II Diabetes.

- Abteilung für Innere Medizin, Utrecht Universitätsklinik

In einem anderen großen klinischen Versuch entdeckten der Forscher Dr.med Ruy Lopez-Ridaura von der *Havard Medical School* und seine Kollegen einen ähnlichen Zusammenhang zwischen Magnesium und Diabetes. Nachdem er die Ernährungsgewohnheiten von 85,060 Frauen und 42,872 Männern untersucht hatte, fand Dr. Lopez-Ridaura heraus, dass magnesiumreiche Nahrung den Ausbruch von Diabete Typ II sowohl bei Männern als auch bei Frauen vorbeugen kann. „Unsere Entdeckungen lassen annehmen, dass eine bemerkenswerte Verbindung zwischen der Magnesiumaufnahme und Diabetesrisiko besteht", sagt Dr. Lopez-Ridaura. „Diese Studie unterstützt die Ernährungsempfehlung, den Konsum von Hauptnahrungsquellen wie Nüssen, Vollkorn und grünblättriges Gemüse zu erhöhen."[34]

Arginin

Die Ningxia Wolfsbeere enthält große Mengen der Aminosäure L-Arginin und kann so auch einen Teil des oxidativen Stress´, der durch Diabetes verursacht wird, ausgleichen.

Eine Studie der Universität von Mansoura, im Juni 2004 abgehalten, berichtet, dass L-Arginin den oxidativen Stress der Leber und des Gehirn, welcher durch Diabetes und hohem Blutzucker verursacht wurde, reduzieren kann. Eine siebentägige Verabreichung von L-Arginin (100 mg/kg Körpergewicht) erhöhte die wichtigsten Antioxidanzien Superoxiddismutase und Katalase.[35]

Dr.med Vladimir M. Dilman, Co-Autor der *The Neuroendocrine Theory of Aging,* spricht von Insulinresistenz als „altersbedingte Pathologie". Sie sei eines der wenigen sicheren Marker für die Lebenserwartung.

Klinische Forschung: Wolfsbeere vs Diabetes

- Hypoglykämische und hypolipidämische Wirkungen und antioxidative Aktivität der Fruchtextrakte der Lycium barbarum.- Luo Q. et al., 2004
- Die schützende Wirkung des Polysaccharids der Lycium barbarum auf Alloxan-induzierte Beschädigung von isolierten Inselzellen von Ratten.- M Xu, H Zhang, Y Wang, 2002
- Wirkungen von Medikamenten auf Glukoseaufnahme in 3T3-L1 Adipozyten.- SJ Hong et al., 2000
- Wirkungen einer Teemischung auf die Reduktion der Blutlipide bei Hasen.- Y Yan et al., 2001
- Der Effekt der Lycium barbarum L. (Wolfsbeere) auf die Aktivität der Antioxidanzien in der Retina von diabetischen Ratten.- HJ Feng, 1998

Referenzen:

1. Doll R, Peto R, Wheatley K, Gray R, Sutherland I. Mortality in relation to smoking: 40 years′ observations on male British doctors. BMJ. 1994 Oct 8;309(6959):901-11.
2. Goodkin G. Mortality factors in diabetes. A 20 year mortality study. J Occup Med. 1975 Nov;17(11):716-21.
3. Spindler SR. Rapid and reversible induction of the longevity, anti-cancer and genomic effects of caloric restriction. Mech Aging Dev. 2005 May 28.
4. Bordone L, Guarente L. Calorie restriction, SIRT1 and metabolism: understanding longevity. Nat Rev Mol Cell Biol. 2005 Apr;6(4):298-305. Nat Rev Mol Cell Biol. 2005 Apr;6(4):298-305.
5. Mokdad AH, Ford ES, Bowman BA, Dietz WH, Vinicor F, Bales VS, Marks JS. Prevalence of obesity, diabetes, and obesity-related health risk factors. 2001. JAMA. 2003 Jan 1;289(1):76-9.
6. Shaw JE et al., Impaired fasting glucose or impaired glucose tolerance. What best predicts future diabetes in Mauritius? Diabetes Care. 1999 Mar;22(3):399-402.
7. Shaw Je et al. Diabetic neuropathy in Mauritius: prevalence and risk factors. Diabetes Res Clin Pract. 1998 Nov;42(2):131-9.
8. Shaw JE et al., Isolated post-challenge hyperglycaemia confirmed as a risk factor for mortality. Diabetologia. 1999 Sep;42(9):1050-4.
9. Shaw JE et al., Impact of new diagnostic criteria for diabetes on different populations. Diabetes Care. 1999 May;22(5):762-6.
10. Jenkins DJ et al., The glycaemic index of foods tested in diabetic patients: a new basis for carbohydrate exchange favouring the use of legumes. Diabetologia. 1983 Apr;24(4):257-64.
11. Jenkins DJ et al., Glycemic index of foods: a physiological basis for carbohydrate exchange. Am J Clin Nutr. 1981 Mar;34(3):362-6.
12. Knowler WC, Barrett-Connor E, Fowler SE, Hamman RF, Lachin JM, Walker EA, Nathan DM; Diabetes Prevention Program Research Group. Reduction in the incidence of type 2 diabetes with lifestyle intervention or metformin. N Engl J Med. 2002 Fab 7;346(6):393-403.
13. Harris MI, Flegal KM, Cowie CC, et al. Prevalence of Diabetes, Impaired Fasting Glucose, and Impaired Glucose Tolerance in US Adults. The Third National Health and Nutrition Examination Survey, 1988-94. Diabetes Care 21:518-24, 1998.
14. Harris MI. Diabetes in America: Epidemiology and Scope of the Problem. Diabetes care 2: (suppl 3): Cii-C14 1998.
15. Cerami A, Vlassara H, Brownlee M. Glucose and Aging. Sci Am. 1987 May;256(5):90-6.
16. Gillery P, et al., Aging mechanisms of proteins. Diabete Metab. 1991 Jan-Feb;17(1):1-16.
17. Cerami A, Ulrich P. Pharmaceutical intervention of advanced glycation endproducts. Novartis Found Symp. 2001;235:202-12; discussion 212-6,217-20.
18. Ulrich P, Cerami A. Protein glycation, diabetes, and aging. Recent Prog Horm Res. 2001;56:1-21.
19. Feng H. J. 1998. The Effect of Lycium barbarum (Wolfberry) on Antioxidant Activity in the Retina of Diabetic Rats Experimental results of the Rich Nature Nutraceutical Lab.
20. Luo Q et al., Hypoglycemic and hypolipidemic effects and antioxidant activity of fruit extracts from Lycium barbarum. Life Sci. 2004 Nov 26;76(2):137-49.
21. Asif M et al., An advanced glycation endproduct cross-link breaker can reverse age-related increases in myocardial stiffness. Proc Natl Acad Sci U S A. 2000 Mar 14;97(6):2809-13.
22. Bouche C, et al., Five-week, low-glycemic index diet decreases total fat mass and improves plasma lipid profile in moderately overweight nondiabetic men. Diabetes Care. 2002 May;25(5):822-8.
23. Mertz W. Chromium in human nutrition: a review. J Nutr. 1993 Apr;123(4):626-33.
24. Offenbacher EG. Chromium in the elderly. Biol Trace Elem Res. 1992 Jan-Mar;32:123-31.
25. Davies S et al., Age Related Decreases in Chromium Levels in 51,665 Hair, Sweat and Serum Samples from 40,872 Patients-Implications for the Prevention of Cardiovascular Disease and Type II Diabetes Mellitus. Metabolism, 46(5);469-73, 1997.

26. National Research council. Recommended Dietary Allowances. Washington, DC: National Academy Press, 1989, pp. 241-43.
27. Anderson RA, Cheng N, Bryden NA, Polansky MM, Cheng N, Chi J, Feng J. Elevated intakes of supplemental chromium improve glucose and insulin variables in individuals with type 2 diabetes. Diabetes. 1997 Nov;46(11):1786-91.
28. "Hospital studies the effect of chromium in children with type 1 diabetes." Obesity & Diabetes Week. Susan Hasty. March 14, 2005.
29. Lampson WG, Kramer JH, Schaffer SW. Potentiation of the actions of insulin by taurine. Can J Physiol Pharmacol. 1983 May;61(5):457-63.
30. De Valk HW. Magnesium in diabetes mellitus. Neth J Med. 1999 Apr;54(4):139-46.
31. Salmeron J et al., Dietary fiber, glycemic load, and risk of noninsulin-dependent diabetes mellitus in women. Journal of Clinical Nutrition 2000;71:921-30.
32. Meyer KA et al., Carbohydrates, dietary fiber, and incident type 2 diabetes in older women. American Journal of Clinical Nutrition 2000;71:921-30.
33. Song Y, et al. Dietary magnesium intake in relation to plasma insulin levels and risk of type 2 diabetes in women. Diabetes Care. 2004 Jan;27(1):59-65.
34. Lopez-Ridaura R et al., Magnesium intake and risk of type 2 diabetes in men and women. Diabetes Care. 2004 Jan;27(1):134-40.
35. El-Missiry MA, Othman AI, Amer MA. JL-Arginine ameliorates oxidative stress in alloxan-induced experimental diabetes mellitus. Appl Toxicol. 2004 Mar-Apr;24(2):93-7.
36. Jenkins DJA, Wolever TMS, Taylor RH, et al. Glycemic Index of Foods: A Physiological Basis for Carbohydrate Exchange. American Journal of Clinical Nutrition 24:362-6, 1981.

Kapitel 14

Der Fettleibigkeit entgegenwirken

Jeder weiß, dass in den Industriestaaten, einschließlich die Vereinigten Staaten, Fettepidemien ausgebrochen sind. Schwere Bäuche, überdimensionale Hinterteile und dicke Oberschenkel sind unter den überfütterten, unterernährten Fastfood-Junkies und Kohlenhydratsüchtigen des 20ten Jahrhundert ganz normal.

Wir alle wissen, dass wir zu viele falsche Dinge essen, aber wir schaffen es oft nicht, uns selbst dabei zu stoppen.

Unser Gaumen bestimmt unser Einkaufsverhalten. Eine Umfrage, die im August 2003 vom *Whole Foods Market* beauftragt wurde, fand heraus, dass der Geschmack 60% unserer Nahrungswahl bestimmt. Gesündere Marken wie *Newman's Own* zielen auf diese Schwäche ab indem sie eine unglaubliche Vielfalt an „Gesundem organischem Junkfood", angefangen von Erdnussbutter bis zur Schokoladenkeksen, anbieten. Aber helfen diese Nahrungsmittel wirklich die eingedellten Oberschenkel zu schmälern?

In der gleichen Umfrage stellte man auch fest, dass nur 28% der Käufer die Produkte aufgrund des niedrigeren Kaloriengehalts wählten.

Nur weil ein Nahrungsmittel biologisch ist, heißt das nicht, dass es eine optimale Zusammenstellung an Vitaminen, Mineralstoffen und Phytonährstoffen besitzt, um die Cellulite-schenkel schrumpfen zu lassen. Sogar wenn „Fruktosekornsirup" von „biologischem mit Rohrzucker angereichertem Saft" verdrängt wurde, ist die Schlüsselfrage noch immer: Enthält er die Phytonährstoffe, die das Energieniveau steigern und die ständigen Heißhungeranfälle verschwinden lassen?

Ganzheitliche Nahrung für Gewichtsverlust

Forscher glauben, dass ein Nährstoffmangel, besonders Zink, Thiamin, Niacin und Chrom betreffend, zu einer Gewichtszunahme und Fettleibigkeit beitragen.

Die besten Nahrungsmittel, die uns mit diesen Nährstoffen versorgen und einen Gewichtsverlust unterstützen, finden wir in der Obst und Gemüseabteilung der Supermärkte. Ganze Früchte und Gemüse gehören zu den sättigendsten und nährstoffreichsten Nahrungsmittel, die heute zur Verfügung stehen. Ein roher Apfel oder Brokkoli sind nicht nur mit Mineralien und Vitaminen vollbeladen, sondern enthalten auch magenfüllende Faserstoffe, die wenige Kalorien haben und die ein Sättigungsgefühl erzeugen.

Das Problem bei ganzheitlichen Nahrungsmitteln ist, dass Sie eine große Varietät davon essen müssen, um ein ausbalanciertes Nährstoffprofil zu erreichen. So liefert uns eine rohe Orange 80% der empfohlenen Tagesmenge an Vitamin C und Folsäure, aber es stellt fast kein Vitamin B1 und Vitamin B2 bereit und nur sehr wenig Eiweiß (weniger als 1%) und hat auch einen gemäßigt hohen glykämischen Index von 44 (Tafelzucker hat 83). Umgekehrt versorgt uns rohe Haferkleie mit fast 100% der Empfohlenen Tagesmenge (ET) an Vitamin B1 und über 16% Eiweiß, enthält aber dafür kein Vitamin C und der glykämische Index beträgt 55, nur 20% weniger als reiner Tafelzucker. Selbst für geübten Ernährungswissenschaftler ist die optimale Nahrungszusammenstellung mit Faserstoffen, Proteinen und andere Nährstoffe eine Herausforderung. Der gewöhnliche Konsument ist damit meist überfordert.

Ein gutes Gleichgewicht in der Mineralstoffzufuhr zu erreichen, stellt sich als noch schwieriger heraus. Chromreiche Nahrung enthält normalerweise wenig Zink. Nahrungsmittel mit viel Magnesium besitzen meist wenig Kalium.

Warum wird hoch-glykämische Nahrung leichter zu Körperfett?

Forscher der Universität von Südwesttexas veröffentlichten eine neue Forschung in der *Proceedings of the National Academiy of Sciences,* welche erklärt, warum kohlehydratreiche und hoch-glykämische Nahrung zu Fettleibigkeit und Diabetes führt.

Dr. Kosaku Uyeda, Professor für Biochemie vom *Veteran Affairs North Texas Health Care System*, und seine Kollegen entdeckten das so genannte Carbonhydrate-response-element-binding-protein (ChREBP). Dabei handelt es sich um ein entscheidendes Molekül für die Umwandlung von Zucker zu Fett in der Leber. Laut Dr. Uyend wurde „der Biomechanismus, wie Kohlenhydrate zu Fett umgewandelt wird, mit der Entdeckung dieses Faktors besser verständlich."

Durch kohlenhydrat- und zuckerreiche Nahrung werden zwei Arten von Zucker-Fett-Umwandlung in Gang gesetzt: Eine Sofortreaktion, in der Enzyme schnell Zucker in Fett verwandeln, und eine langsame Reaktion, in der weitere Enzyme erzeugt werden, die Zucker ebenso zu Fett umwandeln. ChREBP ist in der langsamen Reaktion beteiligt.

ChREBP ist ein Transskiptionsfaktor der Leber. Er befiehlt den Genen in den Zellkernen entweder eine Off- oder On-Reaktion auf Glukose, dem Zucker, der durch die Verdauung von Kohlenhydraten abgespalten wird.

„Für mich ist eine der aufregendsten Entdeckungen dieser Studie, dass ein einziger Transskriptionsfaktor direkt für die Ausschüttung zahlreicher Enzyme für die Fettsäureproduktion verantwortlich ist", sagte Dr. Miller. „Bemerkenswerterweise reguliert das ChREBP, dass die Glukose nur dann in Fett umgewandelt wird, wenn sie im Übermaß vorhanden ist. Dieses Protein koordiniert die Zuckeraufspaltung und Energiespeicherung im Fett."

Aber es gibt ein Nahrungsmittel, das sogar mehr als 100% der ET aller dieser Nährstoffe enthält, mit 21 Gramm Faserstoffen, 15 Gramm Eiweiß und einen glykämischen Index von nur 29: Die Ningxia Wolfsbeere.

Index	Niedrig-glykämischer	Mittel-glykämischer	Hoch-glykämischer
% Energie von			
Kohlehydraten	40	64	64
Protein	30	16	16
Fett	30	20	20
Energiedichte	2.46 (Kj/g)	2.52 (Kj/g)	2.52 (Kj/g)

Ningxia Wolfsbeere für Gewichtsabnahme

Die Ningxia Wolfsbeere ist das einzige bis jetzt studierte Supernahrungsmittel, welches guten Geschmack, viele Faserstoffe, hohen Proteingehalt und einen niedrig-glykämischen Index mit außergewöhnlichen Mengen an gesundheitsfördernden Mineralstoffen und bioaktiven Bestandteilen kombiniert, die als metablische Starthilfe benötigt werden und den Energiespiegel gleichmäßig heben.

Eine Studie der *Hubei Medical University* entdeckte im März 2000, dass die Ningxia Wolfsbeerenpolysaccharide den Energiespiegel heben und einen starken Effekt gegen Erschöpfung haben. Die Forscher verwendeten fünf verschiedene Dosierungen (5, 10, 20, 50 und 100 mg pro Körpergewicht) bei Mäusen und fanden heraus, dass alle Dosierungen die Widerstandsfähigkeit verbesserten und dabei unterstützen, Erschöpfungszustände zu eliminieren. Weitere Vorteile waren die erhöhte Zuckeraufnahme in den Muskeln und die Leber und ein Senkung des Blutstickstoffs nach anstrengender körperlicher Belastung. Die 10 mg Dosis bracht die besten Wirkungen.[1]

Niedrig-glykämische Wirkung der Ningxia Wolfsbeere

Eine Vielzahl neuer klinischer Studien deutet darauf hin, dass niedrig-glykämische Nahrung dabei hilft, die Nahrungszufuhr zu vermindern, da sie ein Sättigungsgefühl oder ein Völlegefühl nach einer Mahlzeit bewirkt.

Mit einem glykämischen Index von nur 29 ist die Ningxia Wolfsbeere ein potenter nährstoffdichter Appetitzügler.

Eine 2003 in der *The Lancet* veröffentlichte Studie liefert eine überzeugende Evidenz, dass niedrig-glykämische Nahrungsmittel Fettleibigkeit bekämpfen können, indem sie Hunger und Essensgelüste verringern.

David Ludwig, ein Forscher am *Department of Medicine* im Kinderspital in Boston Masachussets, verabreichte einer Gruppe von 12 fettleibigen männlichen Teenagern eine Reihe von drei verschieden-glykämischen Nahrungsmitteln.

Er entdeckte, dass die Buben, die eine hoch-glykämische Nahrung bekamen, einen 150% höheren Insulinspiegel hatten als die niedrig-glykämische Diätiker, genauso wie einen erhöhten Kortisolspiegel. Noch signifikanter war, dass die hcoh-glykämischen Diätiker einen um 10.5% niedrigeren Ruheenergieverbrauch hatten, was heißt, dass ihr Metabolismus sich verlangsamte.[2-4]

Laut einer Universitätsforscherin aus Sydney, PhD Janette Brand-Miller, unterstützt „Nahrung, die auf hoch-glykämische Stärke aufgebaut ist, im Gegensatz zu isoenergetischer, niedrig-glykämischer Stärkenahrung mit vielen Nährstoffen, die Gewichtszunahme, viszerale Adipositas (Bauchfett) und Vermehrung von lipogenen Enzymen..“[5]

Eine Studie von PhD Susanna Holt, am *Department of Biochemistry* an der Universität Sydney in Australien zeigte im Jahr 1998, dass niedrig-glykämische Nahrungsmittel besser ein Sättigungsgefühl entstehen lassen als hoch-glykämische Nahrung. Die Forscher hypothetisierten, dass ein niedriger Cholesterinspiegel den Spiegel von Cholezystokinin, einem Appetit hemmenden Hormon, ankurbelt.[6-8]

In ihrer Studie leget Dr. Holt einen „Sättigungsindex“ fest, um die Nahrungsmittel nach ihrer Fähigkeit, Hungerattacken bleibend zu unterdrücken, reihen zu können. „Grob gesagt hält ein befriedigtes Gefühl umso länger an, je höher der Faser-, Protein und Wasseranteil der Nahrung ist“, behauptet Dr. Holt.

Wie sättigend eine Nahrung ist, kann enormen Einfluss auf Gewichtsverlustprogramme jeglicher Art haben. Je länger ein Nahrungsmittel Hunger befriedigt, umso effektiver ist es für eine regulierte Kalorienaufnahme.

Die Ningxia Wolfsbeere besitzt mit einem 15.6%igen Anteil an Proteinen und 21% Faserstoffen eine ausgezeichnete Menge an Aminosäuren, und befriedigt dadurch sehr gut den Hunger. Aber noch wichtiger ist, dass die Wolfsbeere stark mit Mineralstoffen und anderen Nährstoffen beladen ist, die auf einer lipolytischen Stoffwechselstufe arbeiten.

Zusammenhang zwischen Kalzium und Hüftumfang

Die Ningxia Wolfsbeere ist eine ausgezeichnete Nahrungsquelle für pflanzliches Kalzium (enthält mehr Kalzium als Landfrischkäse), das zu einem Gewichtsverlust und einer Reduktion des Körperfetts beiträgt.

Eine Studie, 2004 von Forschern an der *School of Public Health* an der Curtin Universität für Technologie in Perth, Australien, veröffentlicht, zeigte, dass einen erhöhte Kalziumzufuhr mit einem niedrigern Body Mass Index (BMI) und Taillenumfang zusammenhängt.

PhD Mario Soares und Kollegen untersuchten die Daten einer Nationalen Ernährungsstudie von 1995 und teilten Männer und Frauen in drei Gruppen auf:

- Niedrige (‹ 600mg) Kalziumzufuhr
- Mittlere (600-1000 mg) Kalziumzufuhr
- Hohe (› 1000 mg) Kalziumzufuhr.

Nachdem eine statistische Analyse (one-way ANOVA) durchgeführt worden war, fand Soures heraus, dass Männer und Frauen mit der größten Kalziumzufuhr den niedrigsten BMI und den schlanksten Taillenumfang besaßen. Soares schloss daraus, dass „Kalziumzufuhr unabwendbar sowohl mit der gesamten als auch mit der abdominalen Fettleibigkeit bei den erwachsenen Australiern in Zusammenhang steht.“

Der Milchmythos

Leider haben Milchprodukte in klinischen Versuchen nicht die gleiche Wirkungsweise für den Gewichtsverlust gezeigt. Tatsächlich fand eine Studie der *Havard Medical Schhol* am Brigham- und Frauenspital in Boston heraus, dass Milchprodukte das Gewicht und den BMI in der Kohorte von Kindern zwischen 9 und 14 eigentlich erhöhten.

Von 1996 bis 1999 verfolgte die Havard Epidemiologin Catherine Berkey die Ernährungsgewohnheiten von 12,829 US-amerikanischen Kindern, indem sie online Fragebögen verwendete. Jedes Jahr wurden die Kinder aufgefordert, Größe, Gewicht und Details zur täglichen Ernährung festzuhalten. Am Ende der drei Jahre analysierte Berkely die Daten auf das Zusammenspielen von Kalziumzufuhr, Milchzufuhr und BMI.

Anstatt einen verstärkten Gewichtsverlust durch kalziumreiche Milchprodukte festzustellen, war Berkley über das Gegenteil überrascht: Kinder, die mehr als drei Portionen Milch am Tag verwendeten, nahmen am meisten Gewicht zu; die, die am wenigsten tranken, trugen die wenigsten Pfunden mit sich herum.

„1%iger Milch (Buben) und Magermilch (Mädchen) hatte eine signifikante Assoziation mit einem BMI-Anwuchs", bemerkte Berkey. „Kinder mit dem größten Milchkonsum nahmen auch am meisten an Gewicht zu."

Einige Forscher glauben, dass der hohe Kaloriengehalt des Milchfetts, Hormone wie Östron und das Molkeprotein die Fähigkeit des Kalziums zur Gewichtsreduktion überdecken. Aber die Tatsache, dass die meisten Mädchen in der Studie eher Magermilch als Vollmilch tranken, untergräbt das Argument, dass der Fettgehalt der Milch der Hauptschuldige für breite Hüften und dicke Schenkel ist.[9]

Dies lässt annehmen, dass das Kalzium tatsächlich einen Gewichtsverlust auslöst- solange es *nicht* aus Milchprodukt stammt.

Eine Studie an der Universität von Porto in Portugal fand 2005 heraus, dass eine Kalziumzufuhr hauptsächlich aus Gemüse, einen definitiven Trend zur Senkung des BMI brachte. In diesem Fall umfasste der klinische Versuch 3044 Portugiesische Kinder (1503 Mädchen und 1541 Buben) zwischen 7 und 9 Jahren.[10]

Zum Verständnis, warum Kalzium in dieser Studie effektiv war, wurde zu Beginn die typisch portugiesische Nahrung untersucht. In einem Land, wo mehr Schafe als Kühe vorkommen, werden Milchprodukte weit seltener verzehrt als in den Vereinigten Staaten. Die Hauptquelle für Kalzium in der Portugiesischen Kost sind daher eher pflanzlicher und weniger tierische Herkunft. Und da Milchprodukte außerdem sehr unregelmäßig verwendet werden, konnte diese Studie eine starke Verbindung zwischen hoher Kalziumzufuhr und niedrigem BMI herausfinden.

Mit seinem hohen Gehalt pflanzlichen Kalziums kann die Ningxia Wolfsbeere eine wertvolle Hilfestellung zur Erhöhung des Kalziums und der Bekämpfung des Körperfetts sein.

100 Gramm getrocknete Ningxia Wolfsbeeren enthalten 79µg Chrom- fast 2/3 der Empfohlenen Tagesmenge. Chrom ist wichtig für eine adäquate Insulinwirkung und Glukoseabtransport aus dem Blut.

Chrom: Bekämpft Fettleibigkeit

Einer der besten Methoden im Kampf gegen Fettleibigkeit besteht in einem Austausch von Fett gegen Muskeln. Warum? Ein muskulöser Körper verbrennt mindestens doppelt soviel Kalorien als ein Körper, der mit jeder Menge Schwabbelspeck beladen ist. Deswegen verbrennt Muskelmasse 13 kcal pro Kilo Körpergewicht am Tag, während hingegen adipöses (oder fettes) Gewebe nur 4.5 kcal pro Kilo Körpergewicht am Tag verbrennt.[11-12]

Lifestylesuizid

Laut Ph.D. Ali Mokdad am *Center for Disease Control* (CDC) sind mehr als 60 Prozent der Amerikaner übergewichtig oder fettleibig- Tendenz steigend- und das trotz einer zwei Jahrzehnte langen Kampagne zur Fettreduktion aus der Nahrung und Kalorienrestriktion.

Ali Mokdad fand heraus, dass der Prozentsatz der fettleibigen Amerikaner von 12 Prozent im Jahr 1991 auf 20.9 Prozent im Jahr 2000 anstieg, einen jährlichen Zuwachs von 8% in der Zeitspanne von 2000 und 2001.

Das gesundheitliche Risiko von Fettleibigkeit (BMI von 40 oder mehr) ist erschreckend. Fettleibige Menschen sind 7-mal anfälliger für Diabetes, leiden 6-mal häufiger an Bluthochdruck, bekommen 2.7-mal eher Asthma und neigen 4.5-mal häufiger zu Arthritis.

Obwohl 40 Prozent der Fettleibigen vom Arzt die Empfehlung zur Gewichtsreduktion erhielten, folgte weniger als die Hälfte dieser Anordnung. Dr. Mokdad schloss daraus, dass „sowohl Fettleibigkeit als auch Diabetes präventabel wären. Derzeit sind noch immer mehr als 60 Prozent der Amerikaner übergewichtig oder fettleibig, und ungefähr bei 15 Millionen Amerikanern, die 18 Jahre oder älter waren, wurde im Jahr 2000 Diabetes diagnostiziert.“[13-14]

L-Arginin (mg) in 100 Gramm Nahrung[1]

Hagebutte	1.60	Hafermehlbrot	0.40
Eidotter, roh	1.10	Tomaten, sonnengetrocknet	0.34
Buchweizen	0.94	Brokkoli, roh	0.19
Ningxia Wolfsbeere, getrocknet[2]	**0.93**	Jogurt, mager	0.17
Shiitakepilze	0.65	Spinat, roh	0.16
Bulgur, getrocknet	0.58	Pilze, gefroren	0.14
Landfrischkäse, 1% Fett	0.57	Datteln, getrocknet	0.14
Pintobohnen	0.50	Blumenkohl, roh	0.10
Gerste, roh	0.50	Feigen, getrocknet	0.08
Rosinen, kernlos	0.41	Aprikosen, getrocknet	0.07

1. U.S. Department of Agriculture, Agricultural Research Service. 2004. USDA National Nutrient Database for Standard Reference, Release 17.
2. Vorabinformationen von getrockneten Früchten der Ningxia Wolfsbeere (Lycium barbarum), gelagert zwischen 1 bis 3 Jahren. Analyse durchgeführt von Industrial Labs, Denver, CO.

Der hohe Chromgehalt in der Wolfsbeere hilft den Lean Body Mass (LBM) zu erhalten-besonders bei einer Diät oder körperlichen Betätigung. Außerdem fördert er den Stoffwechselumsatz und hilft dadurch, das Körperfett unter Kontrolle zu halten.

Eine doppelblinde, placebokontrollierte crossover Studie testete im Jahr 1999 die Wirkung von täglichen 600 Gramm niacingebundenem Chrom bei zwei Gruppen afroamerikanischer Frauen, verbunden mit knapper Kost und einem Bewegungsprogramm. Nach zwei Monaten fanden die Forscher heraus, dass sich trotz des gleich hohen Gewichtsverlust in der Chrom- und Placebogruppe in der Chromgruppe eine Veränderung in ihrem Körperaufbau, nämlich einen Abbau an Fett und einen Gewinn an Muskeln, ergab.[15]

Eine australische Studie fand 1997 in ähnlicher Weise heraus, dass nach 26 Wochen kalorienbeschränkter Kost die Gruppe, die 200 µg Niacin-gebundenes Chrom zu sich nahm, einen größeren Lean Mass Index (LBM) und weniger Fett hatten als die Placebogruppe, welche ebenfalls die Diät einhielt.[16]

USDA-Forscher PhD Richard Anderson untersuchte die Wirkung von Chromsupplementation in einer Anzahl klinischer Versuche. In einer Studie, die auf eine sehr kalorienreduzierte Kost (800 kcal/Tag) aufbaute, bekam eine Gruppe täglich Placebos und die andere 200 Mikrogramm Chrompicolinate. Nach 24 Wochen swar der LBM in allen Gruppen gesenkt, mit Ausnahme der Chromgruppe, die einen Anstieg an LBM von 1.81 kg hatte. Anderson schloss daraus, dass „Chrompicolinat während und nach einer Gewichtsreduktion zusammen mit einer kalorienarmen Ernährung den Lean Mass Index erhöht.“[17]

Interessanterweise stellten nicht alle Studien den gleichen Zusammenhang zwischen Chrom und Gewichtsverlust fest, was uns wiederum zur komplexen Interaktion der verschiedenen Nährstoffe zurückführt.

Wolfsbeere: Anabolische Aminosäure

Die Wolfsbeere enthält ungewöhnlich viel verschiedene Aminosäuren, einschließlich L-Arginin und L-Glutamin. Sie haben die Fähigkeit, die Ausschüttung des Wachstumshormons aus der Hypophyse zu erhöhen.

Die Wirkung der Wachstumshormontherapie kann bei älteren Leuten, die einen Mangel an vielen Schlüsselhormonen haben, bemerkenswert sein. In einer Studie, die 1990 im *New England Journal of Medicine* veröffentlicht wurde, berichteten Forscher, dass eine Gruppe von Männern zwischen 61 und 81 Jahren durchschnittlich um 8.8 Prozent an Lean Body Mass zunahmen und einen Durchschnitt von 14.4 Prozent Fettmasse innerhalb einer nur sechs Monate langer Behandlung mit Wachstumshormonen verloren. Der Autor der Studie, Dr.med Daniel Rudman zog daraus den Schluss, dass „die Resultate nach sechs Monaten menschlicher Wachstumshormone bezüglich Lean Body Mass und adipöser Fettmasse dem status quo von 10- bis 20- Jährigem glichen."[18]

In seiner Studie verwendete Rudman rekombinierte Wachstumshormoninjektionen. Seitdem erkundeten andere Forscher die natürliche Stimulation der Wachstumshormonausschüttung durch Aminosäuren, ohne dass künstliche Hormone oder Injektionen verwendet werden müssen. Einer der am besten studierten Stimulatien für Wachstumshormone ist L-Arginin.

Eine randomisierte Studie der Universität von Syrakus fand im Jahr 2005 heraus, dass eine orale Dosis von 5 bis 9 Gramm L-Arginin bei gesunden Männern (18-33 Jahren) große Anstiege des Hormonspiegels erzeugten. Männer, die ein Placebo erhielten, hatten einen Wert zwischen 0.67 und 0.79 µg/L, während hingegen Männer, die Arginin verwendeten, einen Spiegel von 3.9 und 6.4 µg/L hatten. Der Anstieg des Wachstumshormons im Serum begann ungefähr 30 Minuten nach der Arginineinnahme und erreichte nach 60 Minuten seinen Höhepunkt.[19]

Eine Studie an der *Kent State Universität* in Ohio zeigte ebenfalls, dass die orale Einnahme von L-Arginin drastische Anstiege es Wachstumshormonspiegels erzeugte. Forscher nehmen an, dass L-Arginin die Produktion der Wachstumshormon-Hemmer wie Somatostatin blockiert.

Es dürfte sich um eine sinnvolle, synergetische Wirkung handeln, wenn spezifische Aminosäuren kombiniert werden.

Neurotransmitter im Gehirn enthalten verringerte Mengen an Glutamin, Arginin und Asparat. Forscher haben bemerkt, dass eine Ergänzung dieser Aminosäuren die Ausschüttung des Wachstumshormons steigern kann.[20]

Dr.med Vincent Giampapa, Direktor des *Longevity International Institut*, verwendete eine Kombination aus L-Ornithin, L-Arginin und L-Glutamin, und konnte dadurch den Spiegel des Wachstumshormons drastisch erhöhen.

Auch L-Glutamin wurde auf seine Wirkung, das Wachstumshormon zu unterstützen, untersucht. In einer Studie an der Lousiana State Universität, zeigte Thomas Welbourne, dass eine orale Dosis von wenigstens zwei Gramm Glutamin täglich die Wachstumshormonspiegel um das Vierfache stärker anhob als das Placebo.

L-Glutamin hat aber noch andere Vorteile. Dazu gehört auch die Vermehrung des mageren Muskelgewebes, so Dr.med Douglas Wilmore von der *Havard Medical School.*[21]

Die Aminosäuren L-Glutamin und L-Arginin kommen in reichlichen Mengen in der Chinesischen Wolfsbeere vor. Dadurch können auch einige der vorteilhaften physiologischen Wirkungen, von denen regelmäßig berichtet werden, erklärt werden.

Referenzen:

1. Luo Y, Yan J, Zhang S. Isolation and purification of Lycium barbarum polysaccharides and ist antifatigue effect. Wei Sheng Yan Jiu. 2000 Mar 30;29(2):115-7.
2. Ludwig DS. Novel treatments for Obesity. Asia Pac J Clin Nutr. 2003;12 Suppl:S8.
3. Ludwig DS. Diet and development of the insulin resistance syndrome. Asia Pac J Clin Nutr. 2003;12 Suppl:S4.
4. Ludwig DS. Glycemic load comes of age. J Nutr. 2003 Sep;133(9):2695-6.
5. Brand-Miller JC et al., Glycemic index and obesity. Am J Clin Nutr. 2002 Jul;76(1):281S-5S. Review.
6. Holt SH, Miller JC, Petocz P, Farmakalidis E. A satiety index of common foods. Eur J Clin Nutr. 1995 Sep;49(9):675-90.
7. Holt SH, Miller JC, Petocz P. An insulin index of foods: the insulin demand generated by 1000-kJ portions of common foods. Am J Clin Nutr. 1997 Nov;66(5):1264-76.
8. Santangelo A et al., Physical state of meal affects gastric emptying, cholecystokinin release and satiety. Br J Nutr. 1998 Dec;80(6):521-7.
9. Berkey CS et al. Milk, dairy fat, dietary calcium, and weight gain: a longitudinal study of adolescents. Arch Pediatr Adolesc Med. 2005 Jun;159(6):543-50.
10. Moreira P et al., Dietary calcium and body mass index in Portuguese children. Eur J Clin Nutr. 2005 May 25.
11. Anderson, RA "Effects of Chromium on Body Composition and Weight Loss," Nutrition Review, Vol. 56, No. 9 (Sept. 1998), p. 266.
12. Janssen I, Heymsfield SB, Ross R. Low Relative Skeletal Muscle Mass (Sarcopemia) in Older Persons in Associated with Functional Impairment and Physical Disability. Journal of the American Geriatric Society, 50(5):889-96, 2002.
13. Mokdad AH, Ford ES, et al., Prevalence of obesity, diabetes, and obesity-related health risk factors, 2001. JAMA. 2003 Jan 1;289(1):76-9.
14. Mokdad AH, Bowman BA, et al., The continuing epidemics of obesity and diabetes in the United States. JAMA. 2001 Sep 12;286(10):1195-200.
15. Crawford V, Scheckenbach R, Preuss HG. Effects of niacin-bound chromium supplementation on body composition in overweight African-American women. Diabetes Obes Metab. 1999 Nov;1(6):331-7.
16. Bahadori B et al., Effect of chromium yeast and chromium picolinate an body composition of obese, non-diabetic patients during and after a formula diet. Acta Med Austria Ca. 1997;24:185-187.
17. Anderson RA. Effects of chromium on body composition and weight loss. Nutr Rev. 1998;56(9):266-270.
18. Rudman D, et al., Effects of human growth hormone in men over 60 years old. N Engl J Med. 1990 Jul 5;323(1):1-6.
19. Collier SR, Casey DP, Kanaley JA. Growth hormone responses to varying doses of oral arginine. Growth Horm IGF Res. 2005 Apr;15(2):136-9. Epub 2005 Jan 26.
20. Ariznavarreta C et al., Growth hormone and aging. Homo. 2003;54(2):132-41.
21. Klatz R., et al., Grow Young With Hgh. Harpercollins; 1 st edition, April 1, 1997.

Kapitel 15

Depressionszustände entschärfen

Natürliches Antidepressivum

Die Ningxia Wolfsbeere kann sehr effektiv Depressionen lösen und das Energieniveau heben, da sie sehr viele bioaktive Nährstoffe besitzt, z.B. Thiamin, Niacin und Arginin. 180 Gramm getrocknete Wolfsbeeren enthalten die gleiche Menge Thiamin, die auch in einer Studie der Universität von Wales verwendet wurde, um Depression zu mildern und die Stimmungslage zu bessern.

Eine vor kurzem durchgeführte Studie am *Municipal Taipei Ho-Ping Hospitals* in Taiwan deutet darauf hin, dass die Wolfsbeere als natürlicher Stimmungsheber fungiert, da sie die biogenen Amine im Gehirn verändert. Forscher entdeckten am Tiermodel, dass eine 50%ige Wasserextraktion der Wolfsbeeren bei einer Konzentration von 0.40 mg/ml wirkungsvoll die Aktivität von Monoaminoxidase B (MAO-B) hemmt.[1]

Thiamin

Als eine der Nahrungsquellen, die am meisten Vitamin B-1 (Thiamin) beinhalten, hat die Wolfsbeere ein gewaltiges Potential Depressionen zu mildern, die Energie zu erhöhen und die Stimmung zu verbessern.

Forscher am *Department of Psychology* an der Universität von Wales Swansea hielten fest, dass „von allen Vitaminen der Zusammenhang zwischen Vitaminbestand und Stimmungszustand das Thiamin wahrscheinlich am systematischsten in Studien festgehalten ist." Sie zitierten zumindest vier doppel-blinde Studien, die einen verbesserten Thiaminstatus mit einer verbesserten Stimmung verbanden.[2-5]

In einer Britischen Studie verabreichten David Benton und seine Kollegen im Jahr 1997 120 jungen erwachsenen Frauen, bei denen der Thiaminstatus „in Ordnung" war, entweder ein Placebo oder 50 mg Thiamin. Die Gruppe, die Thiamin verwendete, berichtete, dass sie danach „klarer im Kopf, gesammelter waren und mehr Energie hatten".

Eine andere doppel-blinde Kontrollstudie, durchgeführt an der Universität von Kalifornien in Davis, testete die Wirkung von 10 mg Thiamin täglich oder einem Placebo bei 80 zufällig ausgesuchten, gesunden, älteren, irischen Frauen. Alle diese Frauen hatten einen leichten Thiaminmangel. Dr. Smith und Kollegen berechneten sorgfältig die Nahrungszufuhr und das Aktivitätsniveau während einer 4-wöchigen Grundüberwachung und einer 6-wöchigen Behandlungsperiode.

Nach wöchentlichen klinischen Evaluationen fanden die Forscher heraus, dass die Frauen mit einer Thiaminsupplementation merkbar eine Verbesserung in ihrem Wohlgefühl und eine Abnahme der Erschöpfungszustände feststellten. Laut dem Forschungsleiter Dr. Smith „neigte die Gruppe mit Thiaminergänzung auch zu einer Verkürzung der Schlafzeit am Tag, zur Verbesserung des Schlafmusters und zu einem Ansteigen der Unternehmungslust."[6]

Thiaminmangel ist weltweit sehr oft zu finden, besonders aber in Asien, wo polierter weißer Reis zur Grundnahrung gehört. Das meiste Thiamin im Reis ist in der äußeren dunklen Schicht des Korns enthalten. Wenn brauner Reis zu einer ästhetischen Erscheinungsform, aber zu nährstofflich ausgeraubten weißen Reis poliert wird, wird die Hülle entfernt und die mineral- und vitaminreiche dunklere Schale ausgesondert. Das Ergebnis: ein visuell appetitanregendes, aber leeres Nahrungsmittel, das den Grundstein für Energielosigkeit, Depression und sogar Beri-Beri-Krankheit (sowohl „trockener" neurologischer Typ als auch der „nasse" kardiovaskuläre Typ") setzt.

Im Westen ist Beri-Beri besonders unter Alkoholtrinkern üblich (Ethanol entzieht Thiamin) und unter Pflegeheimpatienten (14% hatten in einer Studie Thiaminmangel).[7]

Thiamin in 100 Gramm Nahrung[1]			
Ningxia Wolfsbeere, getrocknet[2]	**27.00**	Rosinen	0.11
Backhefe	2.36	Orangen, roh	0.09
Haferkleie	1.17	Spinat, roh	0.08
Sesamsamen	0.72	Alfalfasprossen	0.08
Pekannüsse	0.66	Brokkoli, roh	0.07
Tomaten, sonnengetrocknet	0.53	Eier, roh	0.07
Buchweizen	0.42	Karotten, roh	0.07
Walnüsse	0.34	Pilze	0.07
Mandeln	0.24	Mangos, roh	0.06
Lachs	0.22	Blumenkohl, roh	0.06
Pintobohnen	0.19	Pflaumen, getrocknet	0.05
Gerste, roh	0.19	Jogurt, mager	0.05
Löwenzahnblätter	0.13	Truthahn w/Innereien, gekocht	0.03

1.) US Department of Agriculture, Agricultural Research Service. 2004. USDA National Nutrient Database for Standard Reference, Release 17. Nutrient Data Laboratory Home Page, http://www.nal.usda.gov/fnic/foodcomp
2.) Vorabinformation zur getrockneten Frucht der Ningxia Wolfsbeere (Lycium Barbarum), 1-3 Jahre gelagert. Analysen wurden von Industrial Labs, Denver, CO., durchgeführt.

Arginin und Stickstoffoxid

Eine Australische Studie, im Juni 2004 veröffentlicht, weist darauf hin, dass ein großer Zusammenhang zwischen niedrigen Stickstoffoxidmengen (NO), welche von Arginin produziert werden, und den meisten Depressionsarten besteht. In einer klinischen Evaluation wurden 25 gesunde mit 25 Menschen mit schwerer Depression (DSM-IV Kriterien) verglichen. Die depressiven Patienten hatten viel weniger Argininmetaboliten in ihrem Blut.

Mit einem 1%igen Argininegehalt stellt die Ningxia Wolfsbeere eine bemerkenswerte Quelle für nährstoffliches Arginin und Stickstoffoxidaktivität dar, die Stimmungsmissempfindlichkeiten entgegen wirken.[8]

Klinische Studien: Wolfsbeere vs Gedächtnisleistung

- Wirkung einer Chinesischer Pflanze auf die Verbesserung der kognitiven Funktionen und Gedächtnis bei an Alzheimer erkrankten Mäusen.- Sun H., 2003
- Hemmung von Monoaminoxidase B (MAO-B) durch Chinesische Heilpflanzen. RD Lin et al., 2003
- Isolation und Reinigung der Lycium barbarum Polysacchariden und seine erschöpfungslindernde Wirkung. Luo Q, Yan J, Zhang S., 2000

Mineralstoffe und Depression

Ein zusätzlicher Faktor für Stimmungsstörungen und Depression sind eine schlechte Magnesium- und Zinkversorgung im Körper. Zu den klassischen Symptomen einer Hypomagnesiämie (zu wenig Magnesium) gehören Depressionen. Dieses Phänomen ist häufig bei diuretischen Patienten und Alkoholikern zu beobachten.

Eine Anzahl von Studien haben niedrige Magnesiummengen mit einem höheren Risiko für depressive Verstimmungen assoziiert, die möglicherweise durch exzessive Stresshormone wie ACTH verursacht werden.[9]

„Die Höhe des Serummagnesiums wird mit der Schwere der Symptomatik und der Pathophysiologie von Stimmungsstörungen in Verbindung gebracht", behauptet PhD L. Trevor Young, ein Forscher vom *Mood Disorders Program* an der McMaster Universität in Ontario, Kanada.[10]

Eine 2004 an der Universität Innsbruck in Österreich durchgeführt Studie zeigte, dass eine niedrige Zufuhr von Magnesium Depression und Angstzustände dramatisch unterstützt.[11]

Ein Kennzeichen für Menschen, die an Depression leiden, ist eine schlechte Schlafqualität. Depressive brauchen viel länger zum Einschlafen als Nichtdepressive und der Schlaf hat eine abnormal schlechte Qualität. Das kann die Gesundheit auf viele Arten beeinträchtigen, angefangen von geschwächtem Immunsystem bis hin zu erhöhten Stresshormonspiegeln.

Hirntod mit 40 Jahren

Man vermutet, dass die Beeinträchtigung durch freie Radikale für die progredient mentale Verschlechterung bei Personen mit Downsyndrom (DS) verantwortlich sein könnte.

DS ist ein Geburtdefekt, der 0.8-mal unter 1000 lebend Geborenen vorkommt. Diese genetische Störung verursacht schwere mentale Retardierung. Wenn DS-Patienten die 40 erreicht haben, leiden fast alle von ihnen an seniler Demenz, ähnlich dem Alzheimer. Ihre Gehirne weisen dieselben senilen Plaques und neurolfibrillären Verwicklungen wie die von Alzheimerpatienten auf.

Forscher beginnen nun erstmals, die mentale Retardierung bei DS mit beschleunigtem Neuronentod durch freie Radikale in Verbindung zu bringen. PhD Akira Sawa, Wissenschaftler an der Johns Hopkins, nimmt an, dass durch Attacken von reaktiven Sauerstoffspezies im Gehirn Neuronen gezwungermaßen vorzeitlich absterben (bekannt als akzelerierte Apoptose). Wenn die Zellen schneller zerstört werden als der Körper sie wieder reparieren kann, kommt es im Gehirn zu einer immer schlechter werdenden Demenz, Gedächtnisverlust und eventuell zum Tod.

Eine Studie der Universitätsklinik von Freiburg über Magnesiummangel bei Alkoholpatienten testete im Jahr 2004 die Wirkung von oraler Magnesiumtherapie auf die Schlaflatenz (Zeit, die zum Einschlafen benötigt wird) und andere Messwerte für die Schlafqualität. Die Patienten wurden mit 30 mmol Magnesium im einen Zeitraum von 4 Wochen behandelt und zeigten eine deutliche Verbesserung der Schlaflatenz und auch der Schlafqualität, gemessen am Pittsburgher Index für Schlafqualität. Die Durchschnittszeit, die die Patienten brauchten, um einzuschlafen, betrug nur zwischen 40.6 Minuten und 21.7 Minuten; die Schlafqualität verbesserte sich fast um 40%.[12]

Als eine der reichsten Quellen für Magnesium kann die Ningxia Wolfsbeere eine effektivsten Behandlungsmethoden für Depression, wenn sie durch Mineralstoffmangel verursacht ist, darstellen.

Wolfsbeeren sind auch exzellente Quellen für nichthämisches Eisen. Niedrige Eisenspiegel und Eisenmangelanämie haben eine starke Verbindung zu Depression und Erschöpftheitszuständen. Eisenmängel sind bei Frauen wegen des weiblichen Menstruationszyklus´ häufiger als bei Männern.

„Oxidativer Stress und reaktive Sauerstoffspezies (ROS) werden für die Hauptverursacher des Alterungsprozess und zahlreicher neurodegenerativer Krankheiten wie Alzheimer oder Parkinson gehalten.“

-Paula Bickford, PhD, Veterans Department Medical Center, Denver

Wolfsbeere und Kopfschmerzen

Als eine der reichsten Quellen für bioverfügbares Magnesium kann sich die Ningxia Wolfsbeere bei Menschen, die an Kopfschmerzen und Migräne leiden, als effektive Behandlung durch ein ganzheitliches Nahrungsmittel auszeichnen.

Eine Studie vom Februar 2005 an am *National Neurological Institute* in Milan, Italien, untersuchte die Wirkung von zusätzlichem Magnesium bei einer Gruppe von Kindern und Erwachsenen, die an chronischen Kopfschmerzen litten. Sie verabreichten der Versuchsgruppe 200 Milligramm elementares Magnesium (als Magnesiumpidolat) zweimal täglich für zwei Monate.

Die Patienten, die an sporadischen Kopfschmerzen litten, erreichten eine 76%ige Reduktion der Symptome, und 80% erzielten eine Reduktion von mehr als 50%. Die Patienten mit chronischen Kopfschmerzen hatten eine 87.5%ige Reduktion der Symptome, und 100% der Personen erreichten eine Reduktion von mehr als 50%. Außerdem nahm nur ein Kind unter allen Patienten während der Studie irgendeine Art analgetischer Medikation, eine Zeichen für die Effektivität der Behandlung mit Magnesiumsupplementation.[13]

Depression und glykämischer Index

Gemäß neuster Forschung macht der niedrige glykämische Index die Ningxia Wolfsbeere als Antidepressiva sehr wertvoll.

Forscher der Columbia Universität entdeckten vor kurzem, dass eine schlechte glykämische Kontrolle, verursacht durch Essen von hoch-glykämischer Nahrung, depressive Verstimmungen auslösen kann. Nach Dr. Raz Gross besteht ein direkter Zusammenhang zwischen der Schwere der Depression und der Blutzuckerkontrolle. „Bei Patienten mit mittlerer bis schweren Depression war die Wahrscheinlichkeit für eine schlechte glykämische Kontrolle dreimal höher, verglichen mit Patienten ohne Depressionen."[14]

Während sich diese Studie auf eine Gruppe von nur 200 diabetischen Spaniern stützte, fanden auch andere Studien heraus, dass depressive Verstimmungen bei Erwachsenen mit Diabetes viel häufiger vorkommen als bei der normalen Bevölkerung.

PhD Patrizia Rinaldi und Kollegen vom *Department of Gerontology and Geriatrics* an der Universität von Perugia in Italien brachten einen niedrigen Karotinoidgehalt im Blut (einschließlich Lutein, Zeaxanthin, Beta-Kryptoxanthin, Alpha- und Beta-Karotin) und zu wenige antioxidativen Mikronährstoffe mit einer leichten kognitiven Beeinträchtigung und Alzheimer in Zusammenhang.[15]

Alle diese Nährstoffe sind in der Ningxia Wolfsbeere enthalten. Deshalb ist es eine Überlegung wert, diese Beere als nährstoffliche Intervention gegen Depression und Verschlechterung kognitiver Fähigkeiten einzusetzen.

Referenzen

1. Lin RD, Hou WC, Yen KY, Lee MH. Inhibition of monoamine oxidase B (MAO-B) by Chinese herbal medicines. Phytomedicine. 2003 Nov;10(8):650-6.
2. Benton D, Donohoe RT. The effects of nutrients on mood. Public Health Nutr. 1999 Sep;2(3A):403-9.
3. Benton D, Griffiths R, Haller J. Thiamine supplementation, mood and cognitive functioning. Psychopharmacology 1997;129:66-71.
4. Heseker H et al., Psychische Veränderungen als Frühzeichen einer suboptimalen Vitaminversorgung. Ernährungs-Umschau 1990;37:87-94.
5. Brozek, J. Psychological effects of thiamine restriction and deprivation in normal young men. Am J Clin Nutr 1957;5:109-18.
6. Smidt LJ et al. Influence of thiamine supplementation on the health and general well-being of an elderly Irish population with marginal thiamine deficiency. J Gerontol. 1991 Jan;46(1):M16-22.
7. Lee DC, Chu J, Satz W, Silbergleit R. Low plasma thiamine levels in elder patients admitted through the emergency department. Acad Emerg Med. 2000 Oct;7(10):1156-9.
8. Selley ML. Increased (E)-4-hydroxy-2-nonenal and asymmetric dimethylarginine concentrations and decreased nitric oxide concentrations in the plasma of patients with major depression. J Affect Disord. 2004 Jun;80(2-3):249-56.
9. Murck H. Magnesium and affective disorders. Nutr Neurosci. 2002 Dec;5(6):375-89.
10. Young LT, et al. Serum Mg2+ and Ca2+/Mg2+ ratio in major depressive disorder. Neuropsychobiology. 1996;34(1):26-8.
11. Fromm L, et al., Magnesium attenuates post-traumatic depression/anxiety following diffuse traumatic brain injury in rats. J Am Coll Nutr. 2004 Oct;23(5):529S-533S.
12. Singewald N, et al. Magnesium-deficient diet alters depression- and anxiety-related behaviour in mice-influence of desipramine and Hypericum perforatum extract. Neuropharmacology. 2004 Dec;47(8):1189-97.

13. Grazzi L, Andrasik F, Usai S, Bussone G. Magnesium as a treatment for pediatric tension-type headache: a clinical replication series. Neurol Sci. 2005 Feb;25(6):338-41.
14. Gross R, et al., Depression and glycemic control in Hispanic primary care patients with diabetes. J Gen Intern Med. 2005 May;20(5):460-6.
15. Rinaldi P, et al., Plasma antioxidants are similarly depleted in mild cognitive impairment and in Alzheimer´s disease. Neurobiol Aging. 2003 Nov;24(7):915-9.

Kapitel 16

Ellagsäure: Schutz gegen viele Toxine

Haben Sie schon einmal ein gegrilltes Steak oder einen gegrillten Hamburger gegessen? Haben Sie jemals eine Erdnuss oder eine Walnuss verspeist?

Wenn Sie beide Fragen mit ja beantwortet haben, dann ist es fast schon sicher, dass Sie sich den kraftvollsten karzinogenen Substanzen ausgesetzt haben, die bekannt sind.

Vielleicht denken Sie sich, wir erfinden eine Geschichte, um Sie zu schocken. Vielleicht denken Sie sogar, dass wir sie mit ein paar Trickfragen bewerfen, um sie zu testen, wie viel sie aus den letzten Kapiteln noch wissen.

Wir werden die Tatsachen selbst für sich selbst sprechen lassen.

Gegrilltes Fleisch und Tumore

Wenn tierisches Muskelgewebe (z.B. New York Steak oder Hühnerbrust) bei sehr hohen Temperaturen gegrillt wird, werden eine große Anzahl hoch karzinogener Verbindungen erzeugt, die auch als heterozyklische und polyzyklische Amine bezeichnet werden.[1-21]

Forscher vom *Lawrence Livermore National Laboratory* an der Universität von Kalifornien fanden heraus, dass heterozyklische Amine, die während des Kochens von Fleisch und Fisch gebildet werden, gewaltige Mutagene im Ames/Salmonellen Assay sind und auch bei Labortieren als Karzinogene wirken.

Eine vom *National Cancer Institute* (NCI) von japanischen und europäischen Wissenschaftlern durchgeführte Studie deutet darauf hin, dass heterozyklische Amine, bei hohen Kochtemperaturen im Fleisch entstanden, eine Varietät verschiedener Krebse und Zellmutationen verursachen können.

Das Nationale Krebsinstitut hat auch eine öffentliche Warnung bezüglich der Gefahren, die durch Konsumierung gegrillten Fleischs entstehen, veranlasst. Es ist im Internet unter folgendem Link zu finden: *http://cis.nci.nih.gov/fact/3_25.htm*

Aflatoxine und Erdnüsse

Eine der stärksten Lebergifte und Krebsverursacher, der bis jetzt identifiziert ist, und fast allgegenwärtig ist Aflatoxin B1. Es kommt in unserer Nahrung, Luft und Wasser vor und es ist hitzebeständig, das heißt, dass es durch Kochen nicht unschädlich gemacht werden kann.[22-29]

Aflatoxin B1 ist so tödlich, dass einige Länder es als chemischen Kampfstoff gehortet hatten. Während des Golfkriegs im Jahr 1990 ließ der Irak 2.200 Liter Aflatoxin produzieren und damit vier Scud-Sprengköpfe füllen, um Hunderte von Tausenden Israeliten auszulöschen.[30]

Fast alle Erdnüsse, Sojabohnen und eine große Menge anderer Nüsse und Getreide enthalten es zu einem gewissen Grad. Aflatoxine sind Chemikalien, die von bestimmten pathogenen Pilzen wie dem *Aspergillus flavus* oder dem *Aspergillus parasiticus* ausgeschieden werden. Sie sind erschreckend hoch in Leguminosen wie Erdnüsse und Sojabohnen, die in feuchter Erde gewachsen sind.[31-33]

Sogar Baumnüsse wie Walnüsse oder Pekannüsse sind nicht immun gegen die fungale Kolonisation und neue Tests weisen auch dort auf eine weit verbreitete Aflatoxinkontamination hin.[34-35] Leider reduziert das trockene Mahlen oder Rösten den Aflatoxingehalt nicht sonderlich.[36]

Aus einer Studie des *U.S. Departments of Agriculture* am *National Peanut Research Laboratory* in Dawson, Georgia, ging hervor, dass die Mehrzahl von 60 geschälten Erdnussproben eine Aflatoxinkontamination mit bis zu 10.000 Nanogramm zeigte. Die Menge an

A.falvus/ A.parasiticus rangierte von 1.400 bis 3.200.000 kolonieformenden Einheiten pro Gramm. Die Regressionsanalye zeigte einen starken Zusammenhang zwischen der Menge von *A.falvus/ A.parasiticus* und Aflatoxinkonzentration.[37]

Die Alfatoxinmengen können im Fleisch, das für den menschlichen Konsum vorgesehen ist, sogar noch konzentrierter vorkommen. Die weit verbreitete Gewohnheit, Rinder mit Erdnussprodukten zu füttern, resultiert darin, dass Aflatoxine in ihrem Fett und Fleisch angelagert wird.[38]

> „Aflatoxine, produziert vom Aspergillus flavus und Aspergillus parasiticus, sind gewöhnliche Kontaminanten von Erdnüssen, Sojabohnen, Getreide und Maniok (eine Wurzel), besonders in tropischen Regionen. In den 1960ern wurde in Tierversuchen festgestellt, dass Aflatoxine starke Karzinogene sind, das kraftvollste davon Aflatoxin B1. Epidemiologische Studien haben gezeigt, dass die Nahrungsaufnahme von Aflatoxin B1 ein großer Risikofaktor für hepatozellulären Krebs beim Menschen ist. Personen mit Hepatitis B Infektion und Aflatoxin B1 Exposition haben ein höheres Risiko für hepatozellulären Krebs als jene, die nur unter Hepatits B oder Aflatoxinexposition leiden.[31]
>
> - Dr.med, PhD Ruth A. Etzel, George Washington University School of Public Health and Health Service, Washington DC

In Gegenden, in denen Aflatoxin in der Nahrung weit verbreitet ist, kann die Krebsrate rapide zunehmen. In Qidong, Jiangsu Provinz, China, wo es ungewöhnlich hohe Aflatoxinmengen in den Lebensmitteln gibt, ist Krebs die Todesursache Nummer Eins.[39]

Der starke karzinogene Effekt von Aflatoxin B1 ist unabstreitbar. Laut John L. Harman, einem Mitglied des Internationalen Programms für Gesundheitssicherheit der Weltgesundheitsorganisation, „verursacht [Aflatoxin B1] in erster Linie bei den meisten untersuchten Spezies Leberkrebs. Epidemiologische Studie fanden einen Zusammenhang zwischen dem Konsum von Aflatoxin B1-belasteten Nahrungsmitteln und Leberkrebs heraus.“[40]

> „Aflatoxin B1 verursacht in erster Linie bei den meisten untersuchten Spezies Leberkrebs. Epidemiologische Studien fanden einen Zusammenhang zwischen dem Konsum von Nahrungsmitteln, die mit Aflatoxin B1 verseucht sind, und Leberkrebs heraus.“[42]
>
> -John L. Herrman, WHO Joint Secretary of the Joint FAO/WHO Expert Comittee on Food Additives, World Health Organisation, Geneva

Schlechte Neuigkeiten

Die traurige Nachricht ist, dass diese und andere karzinogenen Gifte in unserer Umwelt weit verbreitet sind und wir ungewollt jeden Tag beträchtliche Mengen verzehren. Eine Studie der Massachussetts Forscher folgerten im Jahr 2004, dass „geschätzt wird, dass die Gefährdung durch chemische Karzinogene aus der Umwelt signifikant zur Verursachung eines beträchtlichen Teils, vielleicht sogar der Mehrzahl, menschlichen Krebsleiden beiträgt.“[41]

Gute Neuigkeiten

Eines der Gegenmittel für diese Arten toxischer Verbindungen kommt in hohen Mengen in der Ningxia Wolfsbeere, Granatäpfel und in Himbeeren vor. Dieser Krebs-Deaktivator wird Ellagsäure genannt.

Laut einer HPLC Analyse enthalten die Ningxia Wolfsbeeren 86 mg Ellagsäure und 1309 mg Phenole pro 100 Gramm- der höchste Gehalt unter allen bekannten Nahrungsmitteln.

Ellagsäure vs Aflatoxin B1

Über ein Dutzend peer-reviewed Forschungsberichte aus Spitälern und Universitäten haben sich mit der bemerkenswerten Fähigkeit der Ellagsäure beschäftigt, gegen Aflatoxin-induzierten Leberkrebs zu schützen.[42-54]

- Western Regional Research Center, U.S. Department of Agriculture, Albany, Kalifornien, USA
- Biomedical Research Centre, University of Dundee, UK
- Autonomous University of Queretaro, Mexiko
- Department of Chemistry, Vassar College, Poughkeepsie, NY, USA
- Public Health Research Institute, Kobe City, Japan
- Amala Cancer Research Centre, Kerala State, Indien
- Department of Pathology, Medical College of Ohio in Toledo, USA
- Department for Cancer Prophylaxis and Education, Sanitary Epidemiological Station, Lodz, Polen

Eine Studie vom Mai 1997 am Amala Krebsforschungszentrum zeigte, dass täglich verabreichte Ellagsäure präkarzinöse Mutationen in Tierlebern, die Aflatoxin ausgesetzt wurden, verhinderten. Erstaunlicherweise waren auch schon winzige Konzentrationen (0.005%) Ellagsäure wirkungsvoll. Ellagsäure konnte die Entstehung von Krebsmutationen in Leberzellen zu 80% stoppen. Das ist zehnmal effektiver als Kurkuma und 50-mal wirksamer als Knoblauch.[55]

Forscher am Department of Pathology, Medical College of Ohio in Toledo, USA, entdeckten, dass Ellagsäure höchst wirksam in der Neutralisation von Aflatoxin B1, einem der stärksten bekannten Leberkrebsverursacher, ist.

„Ellagsäure ist eine Phenolverbindung mit antimutagenen und antikanzerogenen Eigenschaften.

-Loarca-Pina, Universität von Kalifornien, Davis

Ellagsäure ist ein komplexes, planares Molekül, das eine Varietät antikanzerogener Aktivitäten an den Tag legt. Verschiedene Anteile der Ellagsäuremoleküle sind für ihre unterschiedlichen antikarzinogenen Aktivitäten verantwortlich.

- DH Barch, Northwestern University Medical School

Ellagsäure vs Heterozyklische Amine

Im Jahr 2002 testeten Forscher vom Public Health Research Institute, Kobe City, Japan, die hemmender Wirkung verschiedener Phytonährstoffe auf das Krebswachstum, verursacht durch den Verzehr von PhIP, einem häufigen heterozyklischem Amin, welches in gegrilltem Huhn und Fast-Food Hamburgern zu finden ist.

Der Pathologe PhD Masao Hirose verabreichte einer Gruppe sechs Wochen alter Ratten kleine Mengen PhIP, um das Krebswachstum zu stimulieren und anschließend mit dem Trinkwasser 52 Wochen lang 0.1% Ellagsäure.

Nach einem Jahr prüfte Dr. Hirose die Krebsinzidenz bei den Tieren und zählte sowohl die Tumorquantität als auch die Größe. Er fand heraus, dass die Ellagsäure die Krebsrate bei krebsbefallenen Tieren um 37% senkte. Die mit Ellagsäure gefütterten Tiere, die schon Anzeichen für Krebs gezeigt hatten, hatten 20% weniger Tumore, das sind 10% weniger war als in der Kontrollgruppe.[56]

Eine Studie an der Nationalen Universität von Singapur fand heraus, dass die Ellagsäure die Lipidperoxidation in gekochtem Fisch reduziert. Unter allen getesteten Verbindungen (Ellagsäure, Tanninsäure, Myricetin und Quercetin) zeigte die Ellagsäure die stärkste inhibierende Wirkung auf die Verformen von Lipidgiften, und zwar mit 75%iger Effektivität.[57]

Inzidenz, Vielfalt und Durchmesser von Mammakarzinomen				
Behandlung	Zahl der Ratten	Inzidenz	Vielfalt (Zahl/Ratte)	Durchmesser (mm)
PhIP	20	8	0.40	49
PhIP+Ellagsäure	19	5	0.32	44

Wirkweise von Ellagsäure

Forscher der Wayne State Universität in Detroit Michigan fanden heraus, dass Ellagsäure die vorteilhafte Phase2 der Leberentgiftung erhöht, und die potent problematische Phase1-Entgiftung unterdrückt. Viele verschiedene Leberenzyme der Phase2 zeigten einen drastischen Anstieg, manche Gluthationenarten verdoppelten sich sogar:

26%iger Anstieg der Glutathiontransferase (GST)

190%iger Anstieg des GST Isozyms 2-2

150%iger Anstieg des GST Isozyms 4-4

82%iger Anstieg des GST Isozyms 5-5

75%iger Anstieg der UDP Glukoronosyltransferase (UDPGT)[58]

Ellagsäure

Von allen Antioxidanzien kann die Ellagsäure nicht nur die karzinogene Wirkung von Chemikalien blockieren, sondern auch die Progression vieler Krebsarten verlangsamen oder sogar anhalten. Eine breite Varietät gut-kontrollierter Studien hat die Fähigkeit der Ellagsäure, Zellmutationen und Krebswachstum zu stoppen, dokumentiert.

Laut Wissenschaftlern an der *Northwestern Medical School* in Chicago, Illinois, ist die Ellagsäure ein sehr komplexes polyphenolisches Molekül, dessen Wirkmechanismus drei Hauptwege einnimmt:

1. Ellagsäure deaktiviert karzinogene Chemikalien, einschließlich Aflatoxin B1
2. Ellagsäure bindet an die DNA und schützt die vor methylierenden Karzinogenen
3. Ellagsäure stärkt die Leberentgiftung, indem sie den Glutathionspiegel hebt

Ellagic Acid

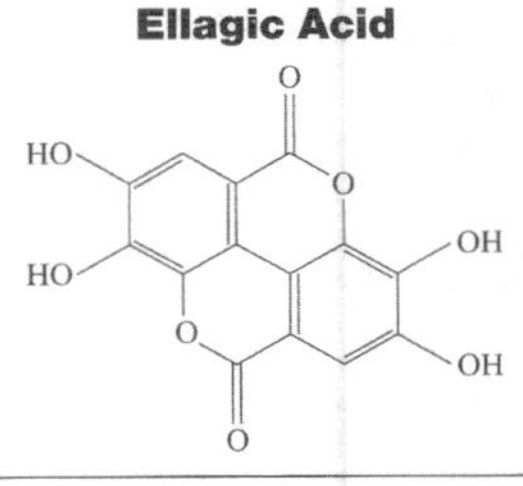

Ellagsäure gehört, so wie viele andere Verbindungen aus hoch antioxidativen Nahrungsmitteln auch, zur Klasse der Phytochemikalien, die als Polyphenole bekannt sind. Polyphenole stellen eine große Gruppe kraftvoller Antioxidanzien dar, inklusive Flavonoide wie Quercetin, Myricetin, Kaempferol, Proanthocyane und Ellagsäure.

Vor zwanzig Jahren war die Ellagsäure für die Wissenschaft unbekannt. Aber heute ist sie eine der am meist studierten neu entdeckten Supernährstoffe in Nahrungsmitteln. Obwohl sie keinen großen Wert als Vitaminquelle hat, kann sie eventuell eine Erklärungsmöglichkeit dafür sein, warum bestimmte ganze Früchte und Gemüse bessere gesundheitliche Vorteile haben als daraus isolierte Vitamine.

Zellmutation

Frühe Forschung an der Universität von Wisconsin, Madison, fand in den 1980ern heraus, dass Ellagsäure fähig war, einige der stärksten bekannten karzinogenen Stoffe zu hemmen. In diesem Fall gab PhD Hasen Mukhtar eine Spur Ellagsäure in das Trinkwasser der Versuchsobjekte, bevor er ihnen kleine Mengen von karzinogenen Chemikalien aus gekochter Nahrung verabreichte. Diese Verbindung, 3-Methylcholandthren, ist ein polyzyklisches, aromatische Karzinogen, welches für gewöhnlich in gegrilltem Rind oder Huhn vorkommt.

Die Ergebnisse waren ziemlich dramatisch. In der Gruppe, die mit Ellagsäure gefüttert wurde, tauchten Tumore erst nach 9 Wochen auf- drei Wochen länger als in der Kontrollgruppe, in der die Tumore schon nach 6 Wochen erschienen. Mit anderen Worten zögerte eine mikroskopische Dosis Ellagsäure im Drinkwasser den Krebsausbruch um 50% hinaus.

„Chronisches Füttern mit kleinen Mengen Ellagsäure", meint Dr. Mukhtar „bietet einen bemerkenswerten Schutz gegen die Entstehung von Hauttumoren. Unserer Ergebnisse lassen darauf schließen, dass sich eine Nahrungsergänzung mit kleinen Mengen an Ellagsäure zur Reduktion von Hautkrebsentstehung, induziert durch Umweltchemikalien, als nützlich erweisen kann."[60]

Verschiedene Untersuchungen an der Oregon State University mitte der 1990er entdeckten, dass die Ellagsäure Tierembryos gut vor den toxischen Effekten von Chemikalien schützt, die ansonsten bewiesenermaßen Zellmutationen, DNA-Beschädigungen und Geburtsdefekte verursachen. Die Wissenschaftler erkannten, dass die Schutzwirkung mit der Dosishöhe noch weiter anstieg.

Anders gesagt, je höher die Dosis umso niedriger die Inzidenz von Krebs. „Ellagsäure ist ein natürlich vorkommendes pflanzliches Phenol, welches in verschiedenen Testsystemen antikarzinogene und antimutagene Aktivität gezeigt hat", so die Studie.[61-62]

Neue Forschung an der Louisiana State Universität vom November 2004 zeigte, dass Ellagsäure „starke Aktivität gegen die Wucherung der Darm, Brust und Prostatakrebszellarten, die untersucht wurden, hatte."[63]

Die Wissenschaftler der Louisiana State Universität postulierten, dass die Ellagsäure durch die chemische Bindung an die Zell-DNA vorteilhaft inhibierend auf die Angriffe von freien Radikalen und karzinogenen Chemikalien reagiert. Sie nahmen auch an, dass sie das ATP (Energieproduktion) in der Krebszelle blockiert und so die Zelle zur Selbstvernichtung führt.

Andere Studien dokumentierten die protektive Fähigkeit von Ellagsäure gegenüber Lungen-, Leber- und Hautkrebs.[64-73]

Schutz vor Darmkrebs

Neue Forschung, veröffentlicht in verschiedenen medizinischen Journalen einschließlich der *Anti-cancer Research* und *Cancer Letters*, zeigte, dass Ellagsäure die Zellwucherung unterdrückte und Apoptose (Zelltod) von Darmkrebszellen induzierte.[74-75]

Blasenkrebs

Studien, die an der *Chinesischen Medizinuniversität* in Taiwan durchgeführt wurden, zeigten, dass Ellagsäure die Entstehung von menschlichen Arten von Blasenkrebszellen (T24 und TSGH 8301) blockierte. Andere Studien am *Chungtai Institut of Health Sciences and Technology* in Taiwan zeigte ähnliche blockierende Wirkung auf Blasenkrebs.[76-77]

Schutz vor Brustkrebs

Eine Studie der Universität von Kentucky aus dem Jahr 2001, veröffentlicht in der *Mutation Research,* zeigte, dass Ellagsäure das Wachstum von menschlichen Brustkrebszellen zu

45% inhibiert. Die Forscher verwendeten MCF-7 Brustkrebszellen, die von allen Brustkrebszellen am schwierigsten zu behandeln sind und die fast jeder Chemotherapie standhalten.[78]

Lungenkrebs

Forscher an der *Loma Linda Universität* entdeckten, dass Polyphenole die karzinogenen Effekte von Chemikalien aus dem Zigarettenrauch abschwächen können. Eines der schädlichsten dieser Karzinogene wird NNK genannt, ein Abbauprodukt des Nikotins. Ein Artikel, veröffentlicht in der *Annals of the New York Acadmey of Science* schätzt, dass Menschen davon ungefähr 73.2 ng pro Zigarette konsumieren.

In diesem Fall verhinderte die Ellagsäure die Mutation bei den NNK-exponierten Zellen um 67%. „Die Ergebnisse dieser Studie", erklärte Dr. Teel, „demonstrieren, dass polyphenolische Verbindungen die Aktivierung von NNK (Zigarettenrauchkarzinogen) verhindern."[79]

Eine ähnliche Studie, in den *Laboratorien für Krebsätiologie und Chemoprävention* an der Laval Universität in Quebec City, Kanada, analysierte die Fähigkeit von Polyphenolen, Lungenkrebs bei Kanadischen Rauchern zu verhindern.[80]

Leberkrebs stoppen

Chronischer Konsum von Karbontetrachlorid ist ein erprobte Methode, künstlich einen schweren Leberschaden und Hepatokarzinome zu induzieren. Wenn Leberzellen en masse sterben, werden die Transamine, alkalische Phosphatase und Lipidperoxide im Blut in die Höhe getrieben. Erhöhung dieser Enzyme sind klassische „Lebernotsignale".

Oral verabreichte Ellagsäure konnte die erhöhten Leberenzyme signifikant senken. Daraus geht eine starke Fähigkeit hervor, den Leberschaden, der durch Karbontetrachlorid verursacht wurde, abzuschwächen.[81-82]

Darmkrebs blockieren

Forscher an der *Nagoya City Medizinuniversität* in Japan injizierten einer Gruppe von Tieren karzinogene Chemikalien, bevor sie 36 Wochen lang kleine Mengen Ellagsäure (1% der gesamten Nahrungsmenge) in das tägliche Essen der Versuchstiere gaben.

Nach der Autopsie zeigte die mit Ellagsäure behandelte Gruppe um 92% weniger Darmtumore (sowohl Adenome als auch Karzinome) als die unbehandelte Gruppe. Akagi schloss daraus, dass die Ellagsäure „eine starke chemopräventive Wirkung sowohl auf Initiations- als auch auf Promotionsstadium [des Krebses] ausübte."[83]

„EA scheint sich selektiv in den Epithelzellen des aerodigestiven Trakts anzuhäufen, wo sie ihre krebspräventive Wirkung entfaltet"[84]

Speiseröhrenkrebs

Studien an der Universität von Illinois in Chicago zufolge sind kleine Konzentrationen Ellagsäure fähig, die karzinogenen Effekte von MBN, einem natürlich vorkommenden Karzinogen, das mit Speiseröhrenkrebs assoziiert wird, zu neutralisieren.[85-87]

PhD Joseph Siglin vom Medizincollege in Ohio fand heraus, dass die Ellagsäure gegen Speiseröhrenkrebs schützt, einem der häufigsten Krebsarten weltweit. Dr. Siglin verwendete nur eine kleine Konzentration von 0.4% Ellagsäure und reduzierte damit die Häufigkeit von Speiseröhrenkrebs bei den Testobjekten um über 33 Prozent.[88]

Forscher am *Department of Pathology, Medical College* von Ohio in Toledo, verglichen die Ellagsäure mit Vitamin-A-Derivaten (13-Cis-Retinalsäure oder CRA) in puncto Wirkung gegen chemisch induzierten Krebs. Sie stellten nach 25 Wochen fest, dass das Vitamin-A-Analog die Tumorbildung nicht blockierte konnte, was ungefähr dem Ergebnis der Kontrollgruppe entsprach. Die mit Ellagsäure gefütterte Versuchsgruppe allerdings konnte eine über 60%ige Reduktion der Tumorrate aufweisen.[89]

Noch beeindruckender war die Tatsache, dass Ellagsäure nicht nur die Inzidenz der Tumore reduzierte, sondern ebenso das präkanzerogene Wachstum einzustellen scheint.[89]

Ningxia Wolfsbeere: Natürliches Phytoschutzmittel

Es besteht kein Zweifel, dass ellagsäurehältige Nahrungsmittel wie zum Beispiel die Ningxia Wolfsbeere, Granatäpfel und Himbeeren ein enorm vielversprechendes, natürliches Phytoschutzmittel gegen bekannte und unbekannte Gifte sind. Im Kapitel 17 werden andere natürliche Krebsinhibitoren besprochen, die das Körpergewebe wahrscheinlich sogar noch kraftvoller vor Mutation schützen können.

Referenzen:

1. Fontana RJ et al., Effects of a chargrilled meat diet on expression of CYP3A, CYP1A, and P-glycoprotein levels in healthy volunteers. Gastroenterology. 1999 Jul;117(1):89-98.
2. Snyderwine EG. Diet and mammary gland carcinogenesis. Recent Results Cancer Res. 1998:152:3-10.
3. Sugimura T, Nagao M. Mutagenic factors in cooked foods. CRC Crit Rev Toxicol. 1979 Aug;6(3):189-209.
4. Adamson RH, Thorgeirsson UP. Carcinogens in foods: Heterocyclic amines and cancer and heart disease. Advances in Experimental Medicine and Biology 1995; 369:211-220.
5. Bjeldanes LF, Morris MM, Felton JS, et al. Mutagens from the cooking of food. II. Survey by Ames/Salmonella test of mutagen formation in the major protein-rich foods of the American diet. Food and Chemical Toxicology 1982; 20(4):357-363.
6. Bjeldanes LF, Morris MM, Timourian H, Hatch FT. Effects of meat composition and cooking conditions on mutagen formation in fried ground beef. Journal of Agricultural and Food Chemistry 1983; 31(1):18-21.
7. Bogen KT. Cancer potencies of heterocyclic amines found in cooked foods. Food and Chemical Toxicology 1994; 32(6):505-515.
8. Dolara P, Commoner B, Vithayathil A, et al. The effect of temperature on the formation of mutagens in heated beef stock and cooked ground beef. Mutation Research 1979; 60(3):231-237.
9. Esumi H, Ohgaki H, Kohzen E, Takayama S, Sugimura T. Induction of lymphoma in CDF1 mice by the food mutagen, 2-amino-1-methyl-6-phenyllimidazo[4,5-b] pyridine. Japanese Journal of Cancer Research 1989; 80(12):1176-1178.
10. Felton JS, Fultz E, Dolbeare FA, Knize MG. Effect of microwave pretreatment on heterocyclic aromatic amine mutagens/carcinogens in fried beef patties. Food Chemical Toxicology 1994; 32(10):897-903.
11. Felton JS, Knize MG, Shen NH, et al. Identification of the mutagens in cooked beef. Environmental Health Perspectives 1986; 67:17-24.
12. Knize Mg, Shina R, Rothman N, et al. Heterocyclic amine content in fast-food meat products. Food and Chemical Toxicology 1995; 33(7):545-551.
13. Layton DW, Bogen KT, Knize MG, et al. Cancer risk of heterocyclic amines in cooked foods: An analysis and implications for research. Carcinogenesis 1995; 16(1):39-52.
14. Murray S et al. Detection and measurement of MelQx in human urine after ingestion of a cooked meat meal. Carcinogenesis 1989; 10(4):763-765.
15. Muscat JE, Wynder EL. The consumption of well-done meat and the risk of colorectal cancer. American Journal of Public Health 1994; 84(5):856-858.
16. Nader CJ, Spencer LK, Weller RA. Mutagen production during pan-broiling compared with microwave irradiation of beef. Cancer Letter 1981; 13(2):147-152.
17. Pariza MW, Ashoor SH, Chu FS, Lund DB. Effects of temperature and time on mutagen formation in pan-fried hamburger. Cancer Letter 1979; 7(2-3):63-69.
18. Sinha R, Rothman N, Brown ED, et al. High concentrations of the carcinogen 2-amino-1-methyl-6-phenylimidazol[4,5-b]pyridine (PhIP) occur in chicken but are dependent on cooking method. Cancer Research 1995; 55(20):4516-4519.
19. Snyderwine EG. Some perspectives on the nutritional aspects of breast cancer research. Food-derived heterocyclic amines as etiologic agents in human mammary cancer. Cancer 1994; 74(3 Supplement): 1070-1077.
20. Stavric B. Biological significance of trace levels of mutagenic heterocyclic amines. Environmental Health Perspectives 1993; 99:129-134.
21. Wakabayashi K, Ushiyama H, Takahashi M, et al. Exposure to heterocyclic amines. Environmental Health Perspectives 1993; 99:129-134.
22. Kirk GD, et al., Hepatocellular carcinoma and polymorphisms in carcinogen-metabolizing and DNA repair enzymes in population with aflatoxin exposure and hepatitis B virus endemicity. Cancer Epidemiol Biomarkers Prev. 2005 Feb; 14(2):373-9.

23. Sun CA, et al., Determinants of formation of aflatoxin-albumin adducts: a seven-township study in Taiwan. Br J Cancer. 2002 Oct 21; 87(9):966-70.
24. Chen CJ, Yu MW, Liaw YF. Epidemiological characteristics and risk factors of hepatocellular carcinoma. J Gastroenterol Hepatol. 1997 Oct; 12(9-10):S294-308.
25. Yu MW, Lien JP, Liaw YF, Chen CJ. Effects of multiple risk factors for hepatocellular carcinoma on formation of aflatoxin B1-DNA adducts. Cancer Epidemiol Biomarkers Prev. 1996 Aug; 5(8):613-9.
26. Poirier MC. DNA adducts as exposure biomarkers and indicators of cancer risk. Environ Health Perspect. 1997 Jun; 105 Suppl 4:907-12.
27. Kew MC. The development of hepatocellular cancer in humans. Cancer Surv. 1986; 5(4):719-39.
28. Ayoola EA. Synergism between hepatitis B virus and aflatoxin in hepatocellular carcinoma. IARC Sci Publ. 1984; (63):167-79.
29. Lefkowitch JH. The epidemiology and morphology of primary malignant liver tumors. Surg Clin North Am. 1981 Feb; 61(1): 169-80.
30. Loarca-Pina G et al., Antimutagenicity of ellagic acid against aflatoxin B1 in the Salmonella microsuspendsion assay. Mutat. Res. 1996 May 17; 360(1):15-21.
31. Omer RE, et al. Population-attributable risk of dietary aflatoxins and hepatitis B virus infection with respect to hepatocellular carcinoma. Nutr Cancer. 2004; 48(1):15-21.
32. Pildain MB, Vaamonde G, Cabral D. Analysis of population structure of Aspergillus flavus from peanut based on vegetative compatibility, geographic origin, mycotoxin and sclerotia production. Int J Food Microbiol. 2004 May 15; 93(1):31-40.
33. Blesa J, et al., Determination of aflatoxins in peanuts by matrix solid-phase dispersion and liquid chromatography. J Chromatogr A. 2003 Sep 5; 1011(1-2):49-54.
34. Bayman P, Baker JL, Mahoney NE. Aspergillus on tree nuts: incidence and associations. Mycopathologia. 2002; 155(3):161-9.
35. Mahoney N, Molyneux RJ, Campbell BC. Regulation of aflatoxin production by naphthoquinones of walnut (juglans regia). J Agric Food Chem. 2000 Sep; 48(9):4418-21.
36. Dorner JW. Simultaneous quantitation of Aspergillus flavus/A. parasiticus and aflatoxins in peanuts. J AOAC Int. 2002 Jul-Aug; 85(4):911-6.
37. Ruth A. Etzel, MD, PhD, Mycotoxins, Division of Environmental and Occupational Health, George Washington University, School of Public Health and Health Services, Washington, DC.
38. Wu F. Mycotoxin risk assessment for the purpose of setting international regulatory standards. Environ Sci Technol. 2004 Aug 1; 38(15):4049-55.
39. Hill GM. Peanut by-products fed to cattle. Vet Clin North Am Food Anim Pract. 2002 Jul; 18(2):295-315.
40. John L. Herrman, Aflatoxins, WHO Joint Secretary of the Joint FAO/WHO Expert Committee on Food Additives (JECFA) International Programme on Chemical Safety (IPCS), World Health Organization, Geneva, 1997.
41. Wogan GN, et al., Environmental and chemical carcinogenesis. Semin Cancer Biol. 2004 Dec; 14(6):473-86.
42. Mahoney N, Molyneux RJ. Phytochemical inhibition of aflatoxigenicity in Aspergillus flavus by constituents of walnut (Juglans regia). J Agric Food Chem. 2004 Apr 7; 52(7):1882-9.
43. Sheperd AG, Regulation of rat glutamate-cysteine ligase (gamma-glutamylcysteine synthetase) subunits by chemopreventive agents and in aflatoxin B(1)-induced preneoplasia. Carcinogenesis. 2000 Oct; 21(10):1827-34.
44. Loarca-Pina G, et al. Inhibitory effects of ellagic acid on the direct-acting mutagenicity of aflatoxin B1 in the Salmonella microsuspension assay. Mutat Res. 1998 Feb 26; 398(1-2):183-7.
45. Mistry KJ, Krishna M, Bhattacharya RK. Modulation of aflatoxin B1 activated protein kinase C by phenolic compounds. Cancer Lett. 1997 Dec 16; 121(1): 99-104.
46. Soni KB, et al., Protective effect of food additives on aflatoxin-induced mutagenicity and hepatocarcinogenicity. Cancer Lett. 1997 May 19; 115(2):129-33.
47. Loarce-Pina G, Kuzmicky PA, Gonzalez de Mejia E, Kado NY, Hsieh DP. Antimutagenicity of ellagic acid against aflatoxin B1 in the Salmonella microsuspension assay. Mutat Res. 1996 May 17; 360(1):15-21.
48. Heur YH, et al., Synthesis of ellagic acid O-alkyl derivatives and isolation of ellagic acid as a tetrahexanoyl derivative from Fragaria ananassa. J Nat Prod 1992 Oct; 55(10):1402-7.
49. Soni KB, Rajan A, Kuttan R. Reversal of aflatoxin induced liver damage by turmeric and curcumin. Cancer Lett. 1992 Sep 30; 66(2):115-21.
50. Rossi M., et al., The crystal and molecular structure of ellagic acid dehydrate: a dietary anti-cancer agent. Carcinogenesis. 1991 Dec; 12(12):2227-32.
51. Gorski T, et al., Inhibitory effect of ellagic acid on genotoxicity induced by aflatoxins B1 and G1.IARC Sci Publ. 1991; (105):550-1.
52. Francis AR, Shetty TK, Bhattacharya RK. Modification of the mutagenicity of aflatoxin B1 and N-methyl-N′-nitro-N-nitrosoguanidine by certain phenolic compounds. Cancer Lett. 1989 Jun; 45(3):177-82.

53. Ito Y, Ohnishi S, Fujie K. Chromosome aberrations induced by aflatoxin B1 in rat bone marrow cells in vivo and their suppression by green tea. Mutat Res. 1989 Mar; 222(3):253-61.
54. Mandal S, et al., Inhibition of aflatoxin B1 mutagenesis in Salmonella typhimurium and DNA damage in cultured rat and human tracheobronchial tissues by ellagic acid. Carcinogenesis. 1987 Nov; 8(11):1651-6.
55. Soni KB, et al., Protective effect of food additives on aflatoxin-induced mutagenicity and hepatocarcinogenicity. Cancer Lett. 1997 May 19; 115(2):129-33.
56. Hirose M, et al., Chemoprevention of heterocyclic amine-induced mammary carcinogenesis in rats. Environ Mol Mutagen. 2002; 39(2-3):271-8.
57. Ramanathan L, Das NP. Inhibitory effects of some natural products on metal-induced lipid oxidation in cooked fish. Biol Trace Elem Res. 1992 Jul; 34(1):35-44.
58. Ahn D, et al., The effects of dietary ellagic acid on rat hepatic and esophageal mucosal cytochromes P450 and phase II enzymes. Carcinogenesis. 1996 Apr; 17(4):821-8.
59. Barch DH, Rundhaugen LM, Stoner GD, Pillay NS, Rosche WA. Structure-function relationships of the dietary anticarcinogen ellagic acid. Carcinogenesis. 1996 Feb; 17(2):265-9.
60. Mukhtar H et al., Ellagic acid: a potent naturally occurring inhibitor of benzo[a]pyrene metabolism and its subsequent glucuronidation, sulfation and covalent binding to DNA in cultured BALB/C mouse keratinocytes. Carcinogenesis. 1984 Dec; 5(12):1565-71.
61. Frank AA et al., Ellagic Acid protects rat embryos in culture from the embryotoxic effects of N-methyl-N-nitrosourea. Teratology. 1992 Aug; 46(2):109-15.
62. Frank et al. Ellagic acid embryoprotection in vitro: distribution and effects an DNA adduct formation. Teratology. 1993 Apr; 47(4):275-80.
63. Losso JN et al. In vitro anti-proliferataive activities of ellagic acid. J Nutr Biochem. 2004 Nov; 15(11):672-8
64. Lesca P. Protective effects of ellagic acid and other plant phenols on benzo[a]pyrene-induced neoplasia in mice. Carcinogenesis. 1983 Dec; 4(12):1651-3.
65. Singletary K et al. Ellagic acid effects on the carcinogenicity, DNA-binding and metabolism of 7,12-dimethylbenz[a]anthracene (DMBA). In Vivo 3: 173-176, 1989.
66. Constantinou A et al. The dietary anit-cancer agent ellagic acid is a potent inhibitor of DNA topoisomerases in vitro. Nutr Cancer 23(2):121-30, 1995.
67. Tanaka T et al. Inhibitory effect of ellagic acid on N-2-fluoenylacetamide-induced liver carcinogenesis in male AC1/N rats. Jpn J Cancer Res (Gann) 79:1297-1303, 1988.
68. Tanaka T et al. Inhibition of 4-nitroquinoline-1-oxide-induced rat tongue carcinogenesis by the naturally occurring plant phenolics caffeic, ellagic, chlorogenic and ferulic acids. Carcinogenesis x14(7):1321-5, 1993
69. Teel RW. Ellagic acid binding to DNA as a possible mechanism for its antimutagenic and anticarcinogenic
70. Stoner GD and Morse MA. Isothiocyanates and plant polyphenols as inhibitors of lung and esophageal cancer. Cancer Lett. 1997 Mar 19; 114(1-2):113-9.
71. Wargovich MJ. Experimental evidence for cancer preventive elements in foods. Cancer Lett. 1997 Mar 19; 114(1-2):11-7.
72. Barch DH, et al., Structure-function relationships of the dietary anticarcinogen ellagic acid. Carcinogenesis. 1996 Feb; 17(2):265-9.
73. Bhargava UC et al. The mechanism of blood pressure depression by ellagic acid. Proc Soc Exp Biol Med 132(2):754-6, 1969.
74. Narayanan BA, Re GG. IGF-II down regulation associated cell cycle arrest in colon cancer cells exposed to phenolic antioxidant ellagic acid. Anti-cancer Res. 2001 Jan-Feb; 21(1A):359-64.
75. Narayanan BA, Geoffroy O, Willingham MC, Re GG, Nixon DW. P53/p21 (WAF1/CIP1) expression and its possible role in G1 arrest and apoptosis in ellagic acid treated cancer cells. Cancer Lett. 1999 Mar 1; 136(2):215-21.
76. Lin SS et al., Ellagic acid inhibits arylamine N-acetyltransferase activity and DNA adduct formation in human bladder tumor cell lines (T24 and TSGH 8301). Urol Res. 2001 Dec; 29(6):371-6.
77. Li TM, et al., Ellagic acid induced p53/p21 expression, G1 arrest and apoptosis in human bladder cancer T24 cells. Anti-cancer Res. 2005 Mar-Apr; 25(2A):971-9.
78. Smith WA, Freeman JW, Gupta RC. Effect of chemopreventive agents on DNA adduction induced by the potent mammary carcinogen dibenzo[a,l]pyrene in the human breast cells MCF-7. Mutat Res. 2001 Sep 1; 480-481:97-108.
79. Teel RW, Castonguay A. Antimutagenic effects of polyphenolic compounds. Cancer Lett. 1992 Sep 30; 66(2):107-13.
80. Castonguay A. Pulmonary carcinogenesis and its prevention by dietary polyphenolic compounds. Ann N Y Acad Sci. 1993 May 28; 686:177-85.
81. Thresiamma KC, Kuttan R. Inhibition of liver fibrosis by ellagic acid. Indian J Physiol Pharmacol. 1996 Oct; 40(4):363-6.
82. Thresiamma KC, George J, Kuttan R. Protective effect of Curcumin, ellagic acid and bixin on radiation induced toxicity. Indian J Exp Biol. 1996 Sep; 34(9):845-7.

83. Akagi K et al., Modulating effects of ellagic acid, vanillin and quercetin in a rat medium term multi-organ carcinogenesis model. Cancer Lett. 1995 Jul 20; 94(1):113-21.
84. Whitley AC, Stoner GD, Darby MV, Walle T. Intestinal epithelial cell accumulation of the cancer preventive polyphenol ellagic acid – extensive binding to protein and DNA. Biochem Pharmacol. 2003 Sep 15; 66(6):907-15.
85. Siglin JC, Barch DH, Stoner GD. Effects of dietary phenethyl isothiocyanate, ellagic acid, sulindac and calcium on the induction and progression of N-nitrosomethylbenzylamine-induced esophageal carcinogenesis in rats. Carcinogenesis. 1995 May; 16(5):1101-6.
86. Barch DH, Fox CC. Dietary ellagic acid reduces the esophageal microsomal metabolism of methylbenzyl-nitrosamine. Cancer Lett. 1989 Jan; 44(1):39-44.
87. Barch DH, Fox CC. Selective inhibition of methylbenzylnitrosamine-induced formation of esophageal O6-methylguanine by dietary ellagic acid in rats.
88. Siglin JC, Barch DH, and Stoner GD. Effects of dietary phenethyl isothiocyanate, ellagic acid, sulindac and calcium on the induction and progression of N-nitrosomethylbenzylamine-induced esophageal carcinogenesis in rats. Carcinogenesis. 1995 May; 16(5):1101-6.
89. Daniel EM and Stoner GD. The effects of ellagic acid and 13-cis-retinoic acid on N-nitrosobenzylmethylamine-induced esophageal tumorigenesis in rats. Cancer Lett. 1991 Feb; 56(2):117-24.
90. Mandal S and Stoner GD. Inhibition of N-nitrosobenzylmethylamine-induced esophageal tumorigenesis in rats by ellagic acid. Carcinogenesis. 1990 Jan; 11(1):55-61.

Kapitel 17

Granatäpfel für den Kreislauf

Es heißt wir wären so alt wie unsere Arterien.

Für ein langes Leben ist es wichtig, dass die Elastizität der Blutgefäße und ein adäquater Blutfluss innerhalb unseres Körpers gegeben sind.

Neueste Forschung deutet darauf hin, dass Granatäpfel ein einzigartiges Mosaik aus Phytochemikalien besitzen, die mehr Vorteile für Herz- und Kreislaufsystem bieten als irgendein anderes Lebensmittel.

Granatäpfel mit ihrem hohen Gehalt an Ellagsäure können auch auf eine lange traditionelle Verwendung zurückgreifen.

Im alten Griechenland standen Granatäpfel für Leben und Verjüngung.

- In der persischen Mythologie aß Isfandar einen Granatapfel und wurde so unbesiegbar.
- In der buddhistischen Tradition gehörten Granatäpfel zu den drei gesegneten Früchten.
- Nach dem islamischen Texten beschreibt das himmlische Paradies des Korans vier Gärten mit Schatten, Brunnen und Früchten, von denen eine der Granatapfel ist.
- Auf den Wappen der *British Medical Association* und drei royale Universitäten, einschließlich das *Royal College für Ärzte in London*, sind Granatäpfel zu finden.

Herzkrankheit

Heutzutage stellen Granatäpfel eine neue Art multifunktioneller Supernahrung dar, welche unsere Gesundheit auf vielen Ebenen unterstützt. Peer-reviewed Forschungen haben die Fähigkeit von Granatäpfeln, DNA-Mutation, Krebswachstum und Herzkrankheit zu bekämpfen und gleichzeitig das Candidawachstum im Darmtrakt zu stoppen, dokumentiert. Zusätzlich ging aus einer Forschung der Universität von Davis in Kalifornien hervor, dass Granatapfelsaft dreimal mehr antioxidative Wirkung hat als grüner Tee oder roter Wein, gemessen an den TEAC-Punkten.[1]

Als mit einer anderen Methode, der ORAC-Skala, welche die antioxidative Aktivität misst, rangierten die Granatäpfel mit 105 µTE/g an fünfter Stelle.

Mehr als eine Antioxidanz

Der Granatapfel ist mehr als nur eine kraftvolle Antioxidanz. Wie die Wolfsbeere enthält er ein einzigartiges Spektrum gesundheitsfördernder Phytochemikalien wie Punicalagin und starke Polyphenole, welche ihn mit unvergleichlichen herzschützenden Qualitäten ausstattet.

Dr. Michael Aviram, Forscher an der *Bruce Rappaport Faculty of Medicine* am Technion-Israel Institut für Technologie in Haifa, Israel, hat eine knapp 10 Jahre dauernde Studie über den Granatapfel und seine Rolle als Herzschutzmittel durchgeführt.

Aus einer seiner ersten Studien am Institut ging hervor, dass Granatapfelsaft die Oxidation von Cholesterin vermindert. Freiwillige Testpersonen tranken täglich zwei Wochen lang ungefähr 90 ml Granatapfelsaft, was zu einer 40%ige Reduktion des oxidierten Cholesterins führte, dem Hauptrisikofaktor für die Entstehung von Herzkrankheiten. Man könnte oxidiertes Cholesterin auch mit verbrauchtem Fett, welches ranzig geworden ist, vergleichen.

In der nächsten Forschungsperiode ging Dr. Aviram einen Schritt weiter: er brachte Blut von freiwilligen Personen mit einem Kupfersulfat in Kontakt, und zwar jeweils vor und nach einer Portion Granatapfelsaft. Er wusste, dass Kupfer wie ein Katalysator arbeitet, der die Cholesterinoxidation und Klebrigkeit stark beschleunigt. Mit anderen Worten wird Cholesterin- sowohl gutes HDL als auch das schlechte LDL- wenn es dem Kupfer ausgesetzt ist, ein klebriger Magnet, der die Blutgefäße auf die gleiche Weise wie ein gut gekauter Kaugummi, der unter den Schultischen klebt, zusammenheftet.

Aviram´s Ergebnisse waren beeindruckend: Je länger die Testpersonen Granatapfelsaft tranken, desto länger hielt ihr Cholesterin dem Oxidierungsprozess stand, als es dem Kupfer ausgesetzt wurde.

Human Study

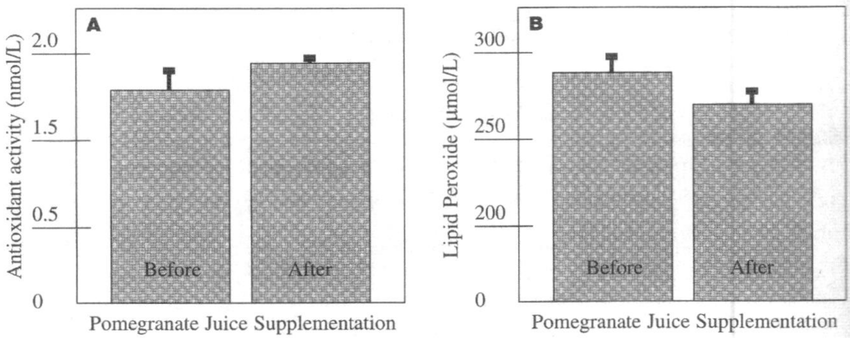

Human Study

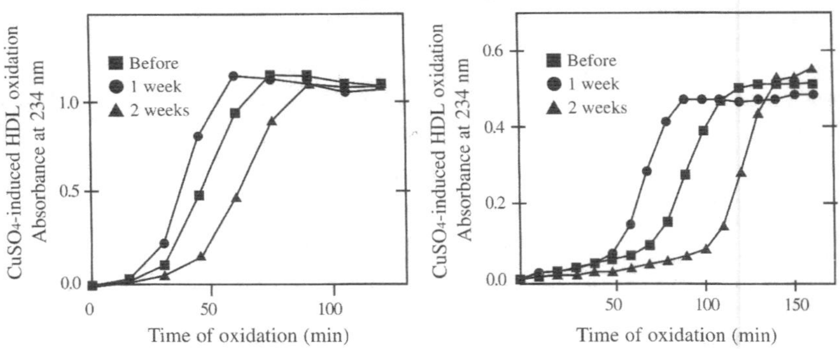

Dr. Aviram entdeckte, dass Granatäpfel auch die Blutviskosität verminderten und die Tendenz des Blutes, im Alter zu verklumpen, herabsetzte. Das ist sehr bemerkenswert, da ältere Menschen stärkerer Blutgerinnselbildung neigen, was wiederum drastisch die Wahrscheinlichkeit für eine fatale Embolie oder einen Herzanfall erhöht.[2]

Von diesen Ergebnissen ermutigt startete DR. Aviram eine Serie von darauf aufbauenden Studien mit einer großen Zahl an Testpersonen. Er begann auch mit Untersuchungen, die auf die blutdrucksenkende Fähigkeit der Granatäpfel einging.

Seine Forschung über den Blutdruck folgte einem Protokoll, welches seinen früheren Studien über oxidiertes Cholesterin ähnelte: Eine Gruppe von Hypertoniepatienten bekam täglich zwei Wochen lang 50 ml Granatapfelsaft. Die Ergebnisse waren ebenso umwerfend: Die Versuchspersonen zeigten eine 36%ige Reduktion der Aktivität des Angiotensinumwandelnden Enzyms (ACE) und einen 5%igen Abfall des systolischen Blutdrucks. Sowohl die hohe ACE Aktivität als auch der erhöhte Blutdruck sind bewiesene Risikofaktoren für Herz-Kreislauferkrankungen.[3]

Im gleichen Jahr begann Dr. Aviram eine noch ehrgeizigere Granatapfelstudie am Fettforschungslabor des Rambam Medizinzentrums. Er erweiteter seinen Versuch auf 15 Teilnehmer und Zeitdauer des klinischen Versuchs auf drei Jahre. Die ausgewählten Patienten litten allesamt an schwer verengter Karotisarterie mit einer 70- 90%igen Stenose. Fünf davon dienten als unbehandelte Kontrolle und 10 Teilnehmer erhielten täglich für ein bis drei Jahre 50 ml Wolfsbeerensaft. Die Ergebnisse übertrafen Dr. Aviram´s kühnsten Vorstellung: Innerhalb nur eines Jahres fiel der systolische Blutdruck um 12% und die Verdickung der Karotisarterien reduzierte sich um 35%. Im Gegensatz dazu nahmen die Arteriendicke und der Blutdruck bei der Kontrollgruppe konstant zu.

„Der Konsum von Granatapfelsaft über drei Jahre reduzierte bei Patienten mit Karotisstenose die Intima- und Mediadicke der Karotis, den Blutdruck und die LDL Oxidation.“[4] Ein Bestandteil des Granatapfels, der für einige seiner biochemischen Wirkungen verantwortlich ist, ist Punicalagin. Es wurde als kraftvolles Antioxidanz identifiziert und schützt als solches die kardiovaskuläre Funktion und die akkurate Zellreplikation.

Abwehr von HIV, Staph Aureus und Candida Albicans

Peer-reviewed Forschungsergebnisse zeigen auch, dass Granatäpfel eine signifikante antivirale, antibakterielle und antifungale Aktivität besitzen.[5-6]

Eine Studie vom Jänner 2005 am *Institut für Biologische Wissenschaft an der Federal Universität von Minas Gerais* in Brasilien fand heraus, dass Granatapfelextrakt mit einer Konzentration von nur 1 Volumsprozent komplett das Wachstum des Staphylococcus aureus

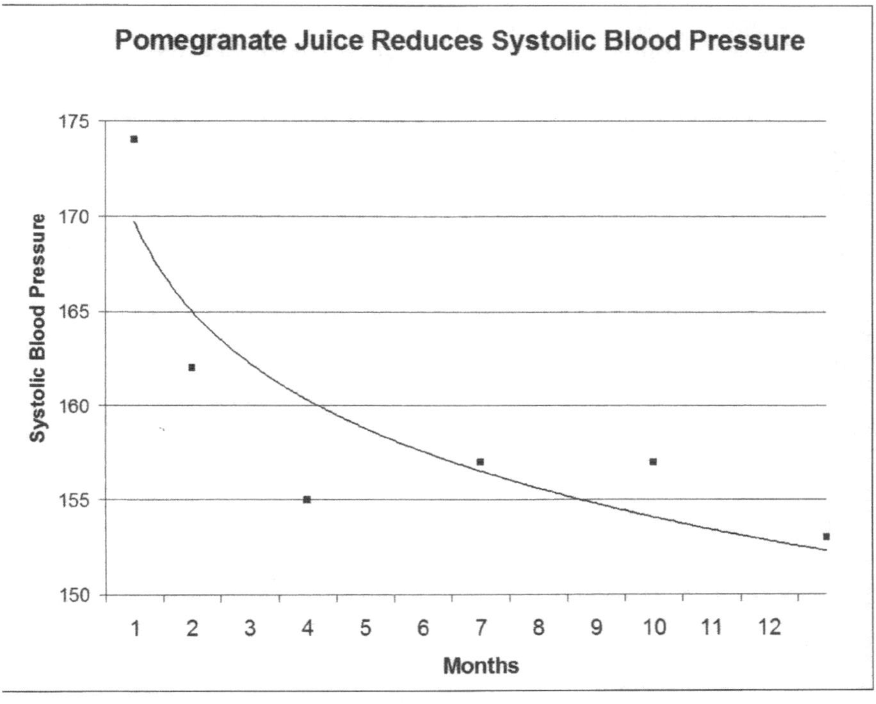

FRI 722 verhindert. Genauso inhibiert der Granatapfel bei einer Konzentration von 0.05% die Staphylococcus Enterotoxin (SE) Produktion zur Gänze. Wenn SE-Toxin auch nur in kleinen Mengen konsumiert wird, kann das beim Menschen heftiges Erbrechen verursachen.[7]

Das bedeutet, dass unter allen Früchten der Granatapfel die einzigartige Fähigkeit besitzt, das Wachstum von schädlichen Pilzen und Bakterien im Verdauungstrakt abzuhalten. Viele fruktosehältige Früchte unterstützen die Pilze, Granatäpfel jedoch vertreiben diese.

Tatsächlich können Früchte mit hohem Fruktoseanteil die pathogenen Pilzpopulationen im Körper nähren, da sie für die Gesundheit wichtige Bakterien, wie die *Lactobacillus acidophilus* Kulturen, aushungern.

Überbevölkerung im Verdauungstrakt durch schädigende Candidapopulationen ist heutzutage ein großes Problem. In seinem Buch „Pilzsyndrome" beschreibt Dr. med John Parks Trownbridge die Candidaepidemie in den Vereinigten Staaten und dass die Mediziner scheinbar unfähig sind, sie auszumerzen.

Die äußerlichen Symptome von systemischen Candidabefall scheinen sehr schwach ausgeprägt zu sein, aber sie können an einer beachtlichen Zahl an Unannehmlichkeiten beteiligt sein: Asthma, Juckreiz, gastrointestinale Reizung, Crohn´ Krankheit, Soor, Kopfschmerzen und chronische Erschöpftheit. Candida kann auch die Widerstandfähigkeit des Körpers gegen viele Infektionsarten wie Fußpilz und normale Erkältung beieinträchtigen. Eine hohe Anfälligkeit für Harntraktinfektionen, Sinusinfektionen und viele andere Krankheiten können allesamt als Mitursache auch auf eine Candidakolonisation im Verdauungstrakt zurückzuführen sein.

Aber diese Symptome und Krankheiten sind nur ein kleiner Teil der Pathologie des menschlichen Gastgebers. In Wahrheit stellt Candida einen viel schwereren Langzeitschaden im Körper an, und kann ein Mitverursacher von Krebs und Herzkrankheiten sein. Der Grund dafür ist, dass ein Zuviel an chronischem Candidawachstum ein breites Spektrum an Abfall-

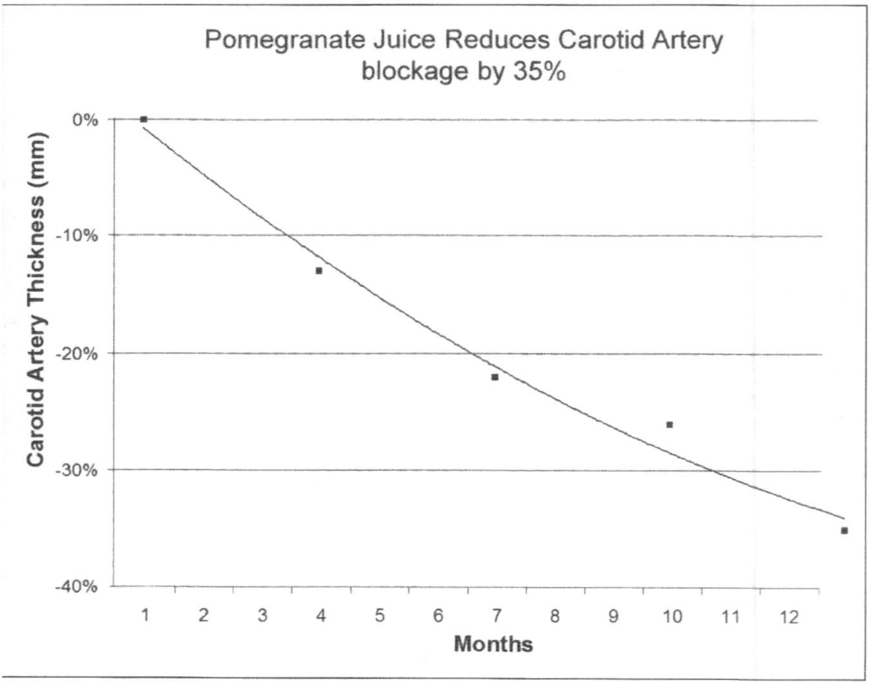

produkten mit sich bringt, den sogenannten Mycotoxinen. Diese Pilzexkremente können für die Zellmembranen und für die DNA mit der Zeit sehr schädigend sein und zu einer erhöhten Anfälligkeit für Zellmutation führen.

Als Beweis für die starke karzinogene Kraft von Pilzexkrementen, muss man nur Aflatoxin B1 betrachten, ein Mycotoxin, erzeugt vom Aspergilluspilz. Etliche Daten assoziieren dieses Mycotoxin mit einer großen Varietät von Tumorleiden.

Außerdem schaffen diese Mycotoxine ein langanhaltendes Entzündungsnieveau im Körper, da das Immunsystem verzweifelt versucht, die ungebetenen Gäste zu vernichten. Dadurch wird aber auch das eigenen Gewebe schädigt. Das Endresultat: beschleunigtes Altern und kardiovaskuläre Krankheit.

Vielleicht lassen sich durch die Candida-bekämpfende Fähigkeit des Granatapfels die zahlreichen herzschützenden Eigenschaften dieser Frucht erklären.

Gewöhnliche Bakterien werden für Herzkrankheit verantwortlich gemacht

Für einige Krankheitsfälle am Herzen werden auch chronische Infektionen durch die Bakterien *Chlamydia pneumoniae* verantwortlich gemacht. Ein gewöhnliches Atemwegspathogen, *C. pnaumonia*, wandert zuerst in die Lungen und Nebenhöhlen und verursacht grippeähnliche Symptome. Hat sich die anfängliche Infektion einmal gelegt, können die Pathogene bei empfänglichen Gastgebern die Wände der Blutgefäße besiedeln. Das löst eine Entzündungsreaktion und eine Immunkaskade aus, die mit großer Wahrscheinlichkeit zu Atherosklerose, Arteriosklerose und Herzerkrankungen führt.

Eine Studie, die im Juni 2000 von der *Unit of Forensic Medicine* an der Universität von Uppsala, Schweden, durchgeführt wurde, fand heraus, dass 86% der Patienten mit starker Atherosklerose auch positiv auf Chlamydiainfektion getestet wurden. Bei leichter Atherosklerose beschränkte sich der Befall mit Chlamydien nur auf 6% der Patienten.[8]

Laut PhD J. Metha, Wissenschaftler an der *University of Florida College of Medicine*, „lassen diese Daten eine Beziehung zwischen der Lokalisation gewöhnlicher Bakterien wie C. pneumoniae im arteriellen Gewebe und dem Grad der Atherosklerose vermuten."

Die Wissenschaftler identifizierten andere infektiöse Organismen, die ebenfalls zu kardiovaskulären Krankheiten beitragen können. *Helicobacter pylori,* ein Organsimus, der Magengeschwüre hervorrufen kann, hängt laut verschiedener Studien möglicherweise auch mit koronaren Herzkrankheiten zusammen.[9-10]

Repräsentiert der Granatapfel eine neue Art von Supernährstoff, der Infektionen im Körper bekämpfen und chronische Entzündung abwenden kann, die zu Herzinfarkten und Schlaganfällen führen?

Die Forschungsergebnisse diesbezüglich zeigen sehr klar in diese Richtung.

Referenzen:

1. Gil MI et al. Antioxidant activity of pomegranate juice and its relationship with phenolic composition and processing. J Agric Food Chem. 2000 Oct;48(10);4581-9.
2. Aviram M et al., Pomegranate juice consumption reduces oxidative stress, atherogenic modifications to LDL, and platelet aggregation: studies in humans and in atherosclerotic apolipoprotein E-deficient mice. Am J Clin Nutr. 2000 May;71(5):1062-76.
3. Aviram M, Dornfeld L. Pomegranate juice consumption inhibits serum angiotensin converting enzyme activity and reduces systolic blood pressure. Atherosclerosis. 2001 Sep;158(1):195-8.
4. Aviram M et al., Pomegranate juice consumption for 3 years by patients with carotid artery stenosis reduces common carotid intima-media thickness, blood pressure and LDL oxidation. Clin Nutr. 2004 Jun;23(3):423-33.
5. Vasconcelos LC, et al., Use of Punica granatum as an antifungal agent against candidosis associated with denture stomatitis. Mycoses. 2003 Jun;46(5-6):192-6.
6. Neurath AR, Strick N, Li YY, Debnath AK. Punica granatum (Pomegranate) juice provides an HIV-1 entry inhibitor and candidate topical microbicide. BMC Infect Dis. 2004 Oct 14;4(1):41.
7. Braga LC et al., Pomegranate extract inhibits Staphylococcus aureus growth and subsequent enterotoxin production. J Ethnopharmacol. 2005 Jan 4;96(1-2):335-9.

8. Ericson K et al, Relationship of Chlamydia pneumonia infection to severity of human coronary atherosclerosis. Circulation. 2000 Jun 6;101(22):2568-71.f
9. Pellicano R et al. Acute myocardial infarction and Helicobacter pylori seropositivity. Int J Clin Lab Res. 1999;29(4):141-4.
10. Sung JJ, Sanderson JE. Hyperhomocysteinaemia, Helicobacter pylori, and coronary heart disease. Heart. 1996 Oct;76(4):305-7.

Kapitel 18

Heidelbeeren für das Gehirn

Durchbruch für Anti-Aging

Im Frühjahr 2006 überraschten Wissenschaftler am *Laboratory of Experimental Gerontology am National Institute on Aging* in Baltimore, Maryland, die Forschungswelt mit der Meldung, sie hätten die mittlere Lebensspanne der Versuchsobjekte im Durchschnitt um 28% erhöht.

Die Wissenschaftler verwendeten kurzlebige Nematoden, *Caenorhabditis elegans.* Zum ersten Mal hatten sie ein genetisches System zur Verfügung, an dem sie die drastischen Effekte von Heidelbeerpolysacchariden auf die Langlebigkeit und Alterung bei lebenden Organismen testen konnten. Und die Ergebnisse waren, gelinde gesagt, atemberaubend.

„Aus diesen Experimenten geht klar hervor, dass natürliche Inhaltsstoffe aus der Heidelbeere die Lebensdauer eine ganzen Organismus verlängern kann“, so Forschungsleiter Mark A. Wilson vom *Laboratory of Neuroscience* am NIA. „Dies ist eine signifikante Erkenntnis, die vorangehenden Experimente zu Zellkulturen und kurzen Nagetierstudien, die positive Effekte auf altersbedingten Verfall und Stressresistenz zeigten, bestätigen.“

Die Heidelbeeren gehören zu den stärksten antioxidativen Nahrungsmitteln. Als solche sind sie mit einem einzigartigen Profil aus Polyphenolen ausgestattet, die den Körper vor Oxidationsschaden, verursacht durch Altern und Entzündung, schützen können. Die Polyphenole in den Heidelbeeren sind anders beschaffen als die aus der Ningxia Wolfsbeere, und sie arbeiten im Körper auch anders.[1]

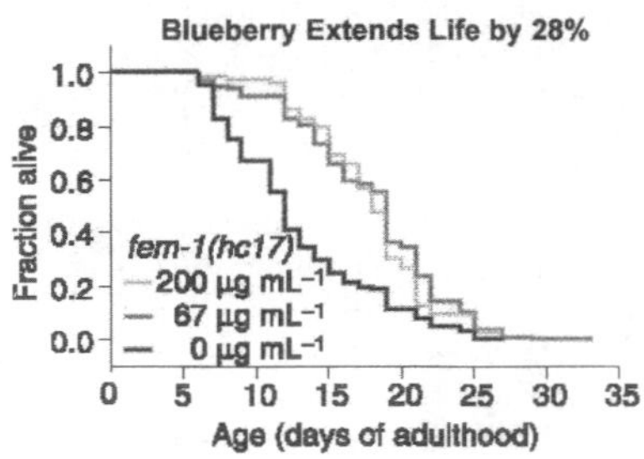

Heidelbeeren schützen Gehirn, Herz und Leber

USDA Studien, die an der Tufts Universität durchgeführt wurden, genauso wie Studien an der Universität von Mainz und dem *Department of Veterans Affairs Medical Center* in Colorado zeigten, dass Heidelbeeren das Gehirn, Herz und Leber gegen Oxidationschaden, der im Alter entsteht, schützt.

Tatsächlich bestätigen im April 2002 Tierstudien, die von der USDA durchgeführt wurden, dass Heidelbeeren das Altern aufhalten und teils rückgängig machen können. Laut dem Biochemiker PhD Rachel Galli an der Tufts Universität „können nährstoffliche Interventionen bei Ratten, in diesem Fall ein erhöhter Konsum an Früchten und Gemüse, die altersbedingte Abnahme der Gehirnfunktion und der kognitiven und motorischen Leistungen hemmen und sogar rückgängig machen.“

Im Speziellen bezieht sich Dr. Galli auf die gehirnschützenden Aspekte von Fruchtextrakten. „Nahrungsergänzungen mit Frucht- und Gemüseextrakten, die viele Antioxidantien enthalten (z.B. Heidelbeeren)“, so Dr. Galli „ können die Verwundbarkeit durch oxidativen Stress herabsetzen.“

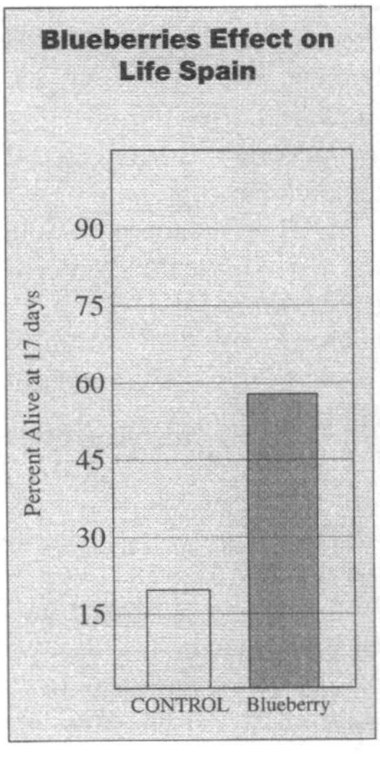

Heidelbeeren schützen das Blut

Die ersten Studien zur Heidelbeere untersuchten die Fähigkeit der Frucht, das Blut zu schützen. USDA Forscher Koresh Youdim führte eine Serie von Studien am *Jean Mayer Human Nutrition Research Center* durch, um herauszufinden, ob Antioxidantien in den Heidelbeeren den Oxidationsschaden bei roten Blutkörperchen abwehren können. Rote Blutkörperchen sind für Schäden durch freie Radikale besonders anfällig. Blockiert die Heidelbeeren diese Schädigung, würde das auch heißen, dass dem exzessiven Aufbau von oxidiertem Cholesterin, einem Hauptgrund für Herzerkrankungen, vorgebeugt wird.

Als Youdin seine Entdeckungen im September 2000 veröffentlichte, waren die Ergebnisse besser als erwartet. An einer Gruppe von Testtieren fand er heraus, dass Anthocyane in Heidelbeeren die roten Blutkörperchen mit einer bemerkenswerten Resistenz gegen Oxidationsschaden ausstatten. Außerdem schnellte der Blutspiegel an Anthocyanen (einer Art Polyphenol) bei den Versuchstieren sofort nach dem Konsum von Heidelbeerextrakten in die Höhe und blieb für fast 24 Stunden so hoch.[2]

> Eine 1998 durchgeführte Cross-over-Studie, durchgeführt von Dr. Chao und Kollegen an der Tufts Universität in Boston, Massachusetts, testete die Wirkung verschiedener Nahrungsmittel mit variierenden Frucht- und Gemüseanteilen auf den antioxidativen Blutspiegel von 36 freiwilligen Personen. Die Ergebnisse waren erstaunlich: der Blutspiegel an Antioxidantien schnellte bei allen Personen sofort nach der Einnahme einer Diät, die 10 Portionen Obst und Gemüse am Tag enthielt, in die Höhe. Außerdem hatten jene, die noch zwei hoch-antioxidative Nahrungsmittel extra zu sich nahmen, einen noch höheren Antioxidantienspiegel im Blut.[3]

Heidelbeeren vs Herzinfarkte: Erhalt der vaskulären Unversehrtheit

Im April 2006 wurde im *Journal of Nutritional Biochemistry* eine neue Studie der Universität Maine veröffentlicht. Sie suggeriert, dass Heidelbeeren Inhaltstoffe enthalten, die als Glycosaminoglykane (GAGs) bekannt sind. Sie stärken die Blutgefäße gegen Attacken freier Radikale und Herzerkankungen.

Das Team aus Wissenschaftler, von Dorothy Klimis-Zacas geleitet, verglich eine Standardernährung mit einer Ernährung, die zusätzlich 8 Prozent pulverisierte, wilde Heidelbeeren enthielt. Nach 13 Wochen fanden sie heraus, dass der arterienschützende GAGs-Gehalt in der Heidelbeergruppe um 67% anstieg.

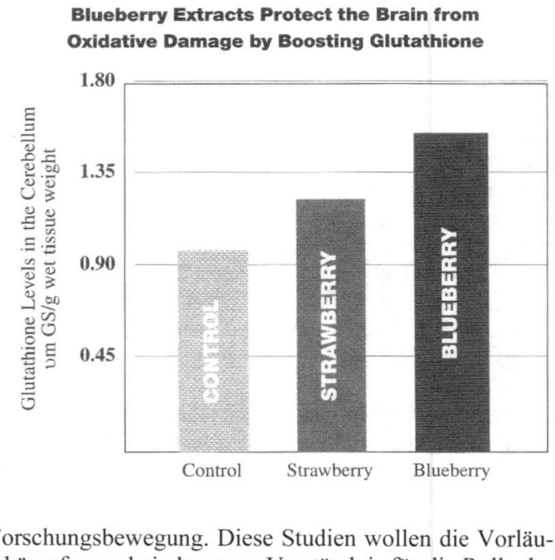

„In dieser Studie dokumentierten wir zum ersten Mal, dass Ernährungsformen, die viel wilde Heidelbeeren enthalten, signifikant die Struktur und Zusammensetzung der Glykosaminolykane der Aorta von Ratten ändern", so der Hauptautor Anastasia Kalea. „Unsere Untersuchung bezüglich des Potentials von natürlichen Antioxidantien, wie sie zum Beispiel in wilden Heidelbeeren zu finden sind, ist Teil einer großen Forschungsbewegung. Diese Studien wollen die Vorläufer für kardiovaskuläre Krankheiten bekämpfen und ein besseres Verständnis für die Rolle der Nahrung in der Krankheitsprävention erzielen."

Heidelbeeren vs Krebs

Die antioxidative Eigenschaft der Heidelbeeren kann direkt in ein niedrigeres Krebsrisiko übersetzt werden. Forscher an der Universität von Illinois in Urbana entdeckten, dass rohe Heidelbeerextrakte Entgiftungsenzyme, wie die Qhinonreduktase (QR), drastisch erhöhen. Diese Phase II Entgifter sind in der Leber gespeichert und sehr wichtig für die Deaktivierung von karzinogenen Chemikalien in der Nahrung und der Umwelt.[4]

Ein Forschungsteam, geleitet von Rudolph Edenharder, fand heraus, dass Heidelbeeren (*Vaccinium sp.)* zu den effektivsten Nahrungsmitteln für die Prävention von Zellmutation, die mit Krebs und beschleunigtem Altern assoziiert wird, gehören. Noch interessanter ist, dass die DNA-schützenden Nährstoffe in diesen Früchten bemerkenswert hitzebeständig sind. Wurden die Früchte oder der Saft der Hitze ausgesetzt, verringerten sich die vorteilhaften Eigenschaften nur minimalst.[5]

Eine zweite Studie, die von Dr. Edenharder durchgeführt wurde, ging sogar noch weiter und bestätigt die antimutagenen Eigenschaften der Heidelbeeren und anderer Nahrungmittel. An Labormäusen untersuchte er die Fähigkeit bestimmter Früchte, dem Chromosomenschaden entgegenzuwirken, der durch klastogene (DNA-brechende) Chemikalien verursacht wurde. Die Ergebnisse zeigten, dass Heidelbeeren zu den besten antimutagenen Nahrungsmitteln gehören, die jemals getestet wurden.[6]

Heidelbeeren verbessern Mentalfunktion

Aus verschiedenen Studien, die von Wissenschaftlern durchgeführt wurden, welche für das *United States Department of Agriculture* arbeiten, geht hervor, dass der Konsum von Heidelbeeren das Altern umwenden kann, besonders in Gehirn, Herz und Augen.

Eine Studie vom Juni 2000, die von PhD Paula Bickford vom *Department of Veterans Affairs Medical Center* in Denver, Colorado, durchgeführt wurde, zeigt, dass eine 8-wöchige Nahrungsergänzung mit Heidelbeerextrakten (*Vaccinium spp.)* bei alten Labortieren die Lern- und körperliche Fähigkeit, verglichen mit einer Kontrollgruppe, beträchtlich erhöhte.

Im physikalischen Test konnten die mit Heidelbeeren gefütterten Tiere schneller laufen und bessere Lernfähigkeiten aufweisen als die Kontrolltiere. Außerdem vollbrachten die mit Heidelbeeren gefütterten Tiere die Leistung auf dem Niveau, das eigentlich nur jüngere Tiere erreichen.

Dies ist die erste Studie, die zeigt, dass Fruchtextrakte mit vielen phytonährstofflichen Antioxidantien einige altersbedingte Neuronen/ Verhaltensdysfunktionen umwenden können.

-James Joseph, USDA Forscher an der Tufts Universität

Dr. Bickford verzeichnete auch die kognitive Verbesserung der Tiere, indem sie die Neuronen im Gehirn testete. Hierzu verwendeten sie ein Verfahren, das die zerebelläre b-adrenerge Rezeptorfunktion maß. Dabei fand sie heraus, dass sowohl Heidelbeerextrakte als auch Himbeeren (*Fragara ananassa)* die Neuronenrezeptivität als Zeichen verbesserter Gehirnfunktion um einiges erhöhte.

Extrakte von Himbeeren und Heidelbeeren erhöhten auch sichtbar den Gehalt an Glutathionen im Gehirn, einer wichtigen Sulfhydrylantioxianz, die die Neuronen vor Radikalangriffen und Oxidationsschaden schützt. Die Glutathionspiegel erhöhten sich bei der mit Himbeeren gefütterten Gruppe um über 20% und über 30% bei der mit Heidelbeeren gefütterten Gruppe. Nach Überprüfung der Ergebnisse zog Dr. Bickford daraus die Erkenntnis, dass „Nahrungsquellen für Antioxidantien zur Verbesserung von Lernen und Gedächtnis bei älteren Tieren und wahrscheinlich auch bei Menschen wichtig ist. Die Effekte auf das Lernen wurden innerhalb der relativ kurzen Zeit von 8 Wochen erzielt. Wir hatten vorher auch schon mit diesen Nahrungsmittel oder anderer Antioxidantien gute Ergebnisse in einer kürzeren Periode von nur 2 Wochen erzielt."[7]

Eine zweite Studie des USDA Forschers PhD James Joseph an der Tufts Universität kam mit der Verwendung von Heidelbeeren- und Himbeerenextrakten zu ähnlichen Resultaten. Joseph verwendete eine große Gruppe alter Labortiere (21-monatig) als Versuchsobjekte und ergänzte ihre Nahrung 8 Wochen lang mit Beerenextrakten. Nachdem die Tiere durch eine Reihe von Tests gegangen waren, einschließlich der sogenannten Rod-Walking, Wire-Suspension, Plank-Suspension Inclined-Screen, Accelerating Rotarod und dem Morris-Water-Maze, fand Dr. Joseph heraus, dass die mit Heidelbeeren gefütterten Tiere die Kontrollgruppe haushoch überragten. Die Tiere zeigten eine sichtbare Verbesserung ihrer physischen und kognitiven Fähigkeiten. Im Rotarod und Rod-Walking Test stürzte die Heidelbeergruppe um über 50 Prozent seltener ab als die Kontrollgruppe.

Heidelbeeren und Himbeeren verbesserten auch andere Messwerte für die Gehirnfunktion und des Antioxidantienbestands der Tiere, einschließlich GTPase- Aktivität, DA- Freisetzung und Glutathionspiegel. „Das ist die erste Studie", sagt Joseph „die gezeigt hat, dass Nahrungsergänzung mit Frucht- oder Gemüseextrakten, die reichlich phytonährstoffliche Antioxidantien enthalten, tatsächlich einige altersbedingte Neuronen- und Verhaltensdysfunktionen umwenden kann." Weiters betonte er die Bedeutung des Zentrale Nervensystem: „Die Forschung hat gezeigt, dass das ZNS durch OS (Oxidativen Stress) stärker verwundbar ist, da es nur mangelhaften vor freien Radikalen geschützt wird und 20 Prozent des Gesamtsauerstoffs verbraucht. Seine Verwundbarkeit steigt wahrscheinlich mit dem Alter."[8]

Dr. Joseph führte eine dritte Studie durch, die die kraftvolle antioxidative und gehirnschützende Fähigkeit von Blaubeer- und Himbeerextrakten bestätigte. Er setzte Labortieren einer Luft mit 100 Prozent Sauerstoff aus, die den Neuronentod im Gehirn beschleunigt und den kognitiven Zerfall nachahmen soll, der normalerweise im Alter auftaucht. Tiere, die mit Fruchtextrakten behandelt wurden, legten nach 48 Stunden Sauerstoffeinwirkung eine viel bessere kognitive Funktion an den Tag als die Kontrollgruppe ohne Supplementation.[9]

Harnwegsinfekte

Heidelbeerensaft bekämpft Bakterien im Harntrakt auf gleiche Art und Weise wie Cranberrysaft. Aus einer Studie aus dem Jahr 1996 vom *Sackler Department of Medicine* an der Tel Aviv Universität geht hervor, dass Heidelbeerensaft spezifische Molekülverbindungen beinhalten, die pathogene Harnwegsbakterien davon abhalten, sich an die Wand des Harntrakts zu heften. Im Test gegen 30 verschiedene Harnwegsbakterien zeigte sich Heidelbeerensaft (1 zu 4) gegen jede einzelne davon als effektiv.[10-12]

Neue Studienresultate der Rutgers Universität in New Jersey deuten darauf hin, dass bestimmte Arten von Proanthocyane dafür verantwortlich sein könnten, schädliche Bakterien davon abzuhalten, sich an die Harntraktwände anzuheften.[13-15]

Früchte, die Blutgefäße schützen und freie Radikale bekämpfen, die zu vorzeitlichem Altern führen

Eine andere Gruppe kraftvoller natürlicher Antioxidantien, die man in einigen Beerenfrüchten findet, sind Anthocyane (sehr nahe Verwandte von Proanthocyane). Diese dunkelfarbigen Pigmente gehören zu den Flavonoide, die den Blau- und Schwarzbeeren die charakteristische Farbe geben. Sie zeigten sich in Studien als sehr starke antioxidativ und schützen somit die Blutgefäße vor Oxidationsschaden und Entzündung.[16-17]

Jedoch sind die Anthocyane laut einer Forschung des *National Food Research Institut* in Ibaraki, Japan wahrscheinlich nicht ganz so effektiv wie andere natürliche Antioxidantien, die in den gleichen Früchten zu finden sind. Der Biochemiker PhD Akhiko Nagao und seine Kollegen fanden heraus, dass die Flavonoide Kaempferol, Quercetin, Myricetin die Anthocyane in ihrer Fähigkeit übertreffen, den Radikalgenerator Xanthinoxidase zu bekämpfen, der von Natur aus in der Leber zu finden ist und schwere Zellschäden anrichten kann. Das befürwortet weiters das Konzept, eher ganze Früchte zu verwenden als nur einige selektierte isolierte Inhaltsstoffe.[18]

Schutz gegen verschiedene freie Radikale

Eine Studie von Wissenschaftlern des *US Departments of Agriculture* am *Beltsville Agricultural Research Center* in Beltsville, Maryland, deutet darauf hin, dass bestimmte Beeren die Fähigkeit zur Bekämpfung eines unvorstellbar breiten Spektrums freier Radikale oder reaktiver Sauerstoffarten (ROA) besitzen.

Dieser Forschung nach bieten Heidelbeeren (*Vaccinium sp.)* und Himbeeren (*Rubus sp.)* eine der besten Schutzmaßnahmen gegen vier der häufigsten freien Radikale im menschlichen Körper: Superoxid, Hydrogenperoxid, Hydroxylradikale und freier Sauerstoff. Interessanterweise werden diese Früchte noch viel besser eingereiht als traditionelle Antioxidantien wie Beta-Karotin und Vitamin C.[19]

Quercetin und Kaempferol sind zwei der stärksten Antioxidantien, die in den Heidelbeeren zu finden sind. Neueste Studien, von PhD Tomorhiro Sawa an der Kumamoto Medizinuniversität in Japan durchgeführt, identifizieren Kaempferol als eine kraftvolle Antioxidanz, die dem Tumorwachstum vorbeugt. Versuchstiere wurden einer bewiesen karzinogenen Chemikalie ausgesetzt. Jene Tiere, die mit Kaempferol behandelt wurden, zeigten eine weit niedrigere Tumoranfälligkeit als die Kontrolle. „Eine Nahrung, die viele dieser Radikalfänger enthält, “ bemerkten die Forscher „würde die krebsfördernde Eigenschaft von reaktiven Sauerstoffarten (ROA) reduzieren.“[20]

Eine 1999 an der Universitätsklinik auf den Kanarischen Inseln in Spanien durchgeführte Fallstudie verglich 354 Patienten, die an Magenkrebs litten, mit 354 normalen Kontrollpersonen, abgestimmt auf Alter, Geschlecht, Wohngegend und Spital. Die Forscher entdeckten, dass die Patienten mit den niedrigsten Kaempferolspiegeln in der Nahrung eher Magenkrebs entwickelten.

Antioxiantienspiegel ausgewählter Früchte[24]

	Quercetin	Myricetin	Kaempferol
Heidelbeere	86	70	
Cranberry	65	58	
Heidelbeere	84	83	
Erdbeere	88		88
Himbeere	94		
Sanddorn	66		

In der gleichen Studie wurde der Trend zu einem niedrigeren Magenkrebsrisiko bei einer erhöhten Quercetineinnahme festgestellt. Die Forscher schlossen daraus, dass „die Ergebnisse dieser Studie die Hypothese unterstützen, dass die unzweifelhafte Schutzwirkung von Früchten und Gemüse gegen Magenkrebs zum Teil ihren Flavonoide zuzuschreiben ist.[19]

Querecetin bekämpft Krebs und Herzkrankheit

Das Flavonoid Quercetin hat ebenfalls kraftvolle antioxidative Qualitäten. Im Herz-Kreislaufsystem schützt es vor Atherosklerose, indem es der Oxidation von Lipoproteine (z.B. Cholesterin) zu Schaumzellen vorbeugt. Es schützt auch die Zellmembran und die DNA vor Angriffen durch freie Radikale.

Das *National Institue of Public Health and Environment Protection* in den Niederlanden verfolgte 5 Jahre lang die Ernährung von 805 älteren, niederländischen Männern. Nachdem es ihre Zufuhr von Quercetin und anderen Flavonoiden erhoben hatte, fand das Forschungsteam heraus, dass jene, die am meisten Flavonoide konsumierten, das niedrigste Risiko für Herzkrankheiten hatten.[22]

Quercetin hat auch krebsbekämpfende Eigenschaften. Verschiedene Studien am *Sloan-Kettering Cancer Center* in New York hat die Fähigkeit des Quercetins dokumentiert, die Anfälligkeit für Darmkrebs drastisch zu reduzieren. Dr. Deschner und Kollegen entdeckten, dass dieser Phytonährstoff die Darmtumorfälle um 75% zu reduzieren vermochte, nachdem die Versuchstiere 50 Wochen lang 2% Quercetin zusätzlich zu ihrer fettarmen Nahrung erhielten.

In einer zweiten Studie zwei Jahre später verwendete Dr. Deschner die gleiche Menge Quercetin mit einer nun fettreichen Nahrung. Er erzielte eine ähnliche Reduktion der präkanzerösen Aktivität im Darm. Über 80 Prozent der Tiere, die mit Quercetin gefüttert wurden, waren völlig von abnormalem Darmepithel befreit, verglichen mit nur 29% in der Kontrollgruppe.[23-24]

Referenzen:

1. Wilson MA et al., Blueberry polyphenols increase lifespan and thermotolerance in Caenorhabditis elegans. Aging Cell. 2006 Feb; 5(1):59-68.
2. Youdim KA et al., Polyphenolics enhance red blood cell resistance to oxidative stress: in vitro and in vivo (I). Biochem Biophys Acta. 2000 Sep 1;1519(1):117-122.
3. Cao G et al., Increases in human plasma antioxidant capacity after consumption of controlled diets high in fruit and vegetables. Am J Clin Nutr. 1998 Nov; 68(5):1081-7.
4. Bomser J et al., In vitro anti-cancer activity of fruit extracts from Vaccinium species. Planta Med. 1996 Jun; 62(3):212-6.
5. Edenharder R et al., In vitro effect of vegetable and fruit juices on themutagenicity of 2-amino-3-methyllimidazol[4,5-f]quinoline,2-amino-3,4-dimethylimidazol[4,5-f]quinoline and 2-amino-3,8-dimethylimidazol[4,5-f]quinoxaline. Food Chem Toxicol. 1994 May; 32(5):443-59.
6. Edenharder R, Frangart J et al., Protective effects of fruits and vegetables ageinst in vivoclastogenicity of cyclophosphamide or benzo[a]pyrene in mice. Food Chem Toxicol. 1998 Aug; 36(8):637-45.
7. Bickfort PC et al., Antioxidant-rich diets improve cerebellar physiology and motor learning in aged rats. Brain Res. 2000 Jun 2; 866(1-2):211-7.
8. Joseph JA et al., Reversals of age-related declines in neuronal signal transduction, cognitive, and motor behavioural deficits with blueberry, spinach, or strawberry dietary supplementation. J Neurosci. 1999 Sep 15; 19(18):8114-21.
9. Joseph JA et al., Membrane and receptor modifications of oxidative stress vulnerability in aging. Nutritional considerations. Ann N Y Acad Sci. 1998 Nov 20; 854-268-76.
10. Cao G et al., Increases in human plasma antioxidant capacity after consumption of controlled diets high in fruit and vegetables. Am J Clin Nutr. 1998 Nov, 68(5):1081-7.
11. Avorn J et al. Reduction of bacteriuria and pyuria after ingestion of cranberry juice. JAMA. 1994 Mar 9; 271(10):751-4.
12. Ofek I et al., Anti-Escherichia coli adhesin activity of cranberry and blueberry juices. N Engl J Med. 1991 May 30; 324(22):1599.
13. Ofek I, Goldhar J and Sharon N. Anti-Escherichia coli adhesion activity of cranberry and blueberry juices. Adv Exp Med Biol. 1996; 408:179-83.
14. Foo LY et al., A-Type proanthocyanidin trimers from cranberry that inhibit adherence of uropathogenic P-fimbriated Escherichia coli. J Nat Prod. 2000 Sep; 63(9):1225-8.
15. Foo Ly et al., The structure of cranberry proanthocyanidins which inhibit adherence of uropathogenic P-fimbriated Escherichia coli in vitro. Phytochemistry. 2000 May; 54(2):173-81.
16. Lietti A, Cristoni A, and Picci M. Studies on Vaccinium myrtillus anthocyanosides. I. Vasoprotective and anti-inflammatory activity. Arzneimittelforschung. 1976; 26(5):829-32.
17. van Acker SA et al., Flavonoids as scavengers of nitric oxide radical. Biochem Biophys Res Commun. 1995 Sep 25; 214(3):755-9.
18. Nagao A, Seki M, and Kobayashi H. Inhibition of xanthine oxidase fy flavonoids. Biosci Biotechnol Biochem. 1999 Oct; 63(10):1787-90.
19. Wang SY and Jiao H. Scavenging capacity of berry crops on superoxide radicals, hydrogen peroxide, hydroxyl radicals, and singlet oxygen. J Agric Food Chem. 2000 Nov; 48(11):5677-84.
20. Sawa T, Nakao M, et al., Alkylperoxyl radical-scavenging activity of various flavonoids and other phenolic compounds: implications for the anti-tumor-promoter effect of vegetables. J Agric Food Chem. 1999 Feb; 47(2):397-402.
21. Garcia-Closas R et al., Intake of specific carotenoids and flavonoids and the risk of gastric cancer in Spain. Cancer Causes Control. 1999 Feb; 10(1):71-5.
22. Hertog MG et al., Dietary antioxidant flavonoids and risk of coronary heart disease: the Zutphen Elderly Study. Lancet. 1993 Oct 23; 342(8878):1007-11.
23. Deschner EE et al., The effect of dietary quercetin and rutin on AOM-induced acute colonic epithelial abnormalities in mice fed a high-fat diet. Nutr Cancer. 1993; 20(3):199-204.
24. Deschner EE et al., Quercetin and rutin as inhibitors of azoxymethanol-induced colonic neoplasia. Carcinogenesis. 1991 Jul; 12(7):1193-6.

25. Hakkinen SH, et al., Content of the flavonols quercetin, myricetin, and kaempferol in 25 edible berries. J Agric Food Chem. 1999 Jun; 47(6):2274-9.

Kapitel 19

Zitrusfrüchte für die Zellreparatur

Es ist allgemein bekannt, dass Zitrusfrüchte eine gute Quelle für Vitamin C sind. Aber diese Früchte enthalten noch viele andere Inhaltsstoffe, die Krankheiten und beschleunigtem Altern entgegenwirken.

Bei der Betrachtung der gesamten Zitrusfrucht- Fruchtfleisch, Schale und Saft - ist der Teil mit der geringsten gesundheitsfördernden, bioaktiven Wirkung der Saft (trotz seines Vitamin C- Gehalt). Der wertvollste Teil ist die Schale, besonders Albedo und Flavedo, die äußeren zwei Schichten von Orangen, Zitronen, Grapefruits und Mandarinen. Die Schale enthält nicht nur etliche Flavonoiden (in der Albedoschicht), sondern auch Monoterpene und limonenreiche Öle (in der Flavedoschicht).

Limonengehalt selektierter Essentieller Öle	
Essentielle Öl	**% Limonen**
Grapefruit	95.12
Tangerine	94.62
Orange	91.40
Mandarine	72.36
Zitrone	65.44
Elemi	50.50
Limone	49.01

Limonene sind aromatische Monoterpenalkohole, die intensiv nach Zitrone riecht und den Großteil des köstlichen Aromas von Orangen und Zitronen ausmachen, das die Zitrusfrucht so schmackhaft macht. Sind auch in einem essentiellen Öl vorhanden, das in über 50 klinischen Studien gezeigt hat, dass es eine Varietät von Krebsarten und Zellmutationen bekämpft.

Limonen- Nicht nur in Limetten vorhanden

Limonene sind nicht nur in der Zitrusschale zu finden. Sie kommen auch in essentiellen Ölen vieler Kräuter, Gewürzen und einiger Koniferen vor. Allerdings ist die reichste Quelle für das Limonen mit mehr als 90 Prozent das kaltgepresste essentielle Öl von Grapefruit, Tangerinen und Orangen.

Dieser Nährstoff wurde sowohl beim Tier als auch beim Menschen auf seine krebspräventive Wirkung und auf die Inhibition der Krebsprogression hin studiert. Es hat sich als aktiv gegen verschiedene Tumorarten gezeigt, einschließlich Brust-, Haut-, Lungen-, Leber- und Magenkrebs bei Nagetieren und Darm- und Brustkrebs bei Menschen.

Normale Zellen außer Kontrolle: Krebsstoffwechsel

Alle Zellen erleiden Mutationen. Bruce Ames von der Berkely Universität in Kalifornien schätzt, dass die DNA-Kopie jeder Zelle im menschlichen Körper 10000 Mal pro Tag von freien Radikalen attackiert wird. Unter Umständen verursachen Angriffe durch freie Radikale so viele DNA-Mutationen, dass sich eine normale in eine kanzerogene Zelle verwandelt.

Mutationen können durch Umwelteinflüsse, toxische Stoffwechselprodukte oder auch spontan entstehen. So wie schon vorher besprochen gibt es bestimmte Risikofaktoren aus der Umwelt, die bekannt dafür sind, Mutationen zu fördern oder zu verursachen. Der Körper hat sich eine Methode angeeignet, diese mutierten Zellen zu zerstören. Diese Methode wird programmierter Zelltod oder Apoptose genannt. Apoptose geschieht bei allen unseren Zellen, mutierten und normalen. Dadurch kann die Zellteilung begrenzt werden, noch bevor die Selbstzerstörung eintritt. Über Rezeptoren an der Oberfläche jeder Zelle, die für die Kommunikation zwischen den Zellen verantwortlich sind, und über die Sekrete um die Zellen herum, weiß jede Zelle über ihren Lebenszyklus´ bescheid.

Mutierte Zellen werden zu einer Bedrohung, wenn der programmierte Zelltod nicht durchgeführt wird. Das erlaubt mutierten Zellen weiterzuwachsen und sich endlos und ohne Pause zu teilen bis sie den ganzen Körper vorgedrungen sind.

Dieses Krebswachstum, das sehr komplex ist, wird von Experten grundsätzlich in drei Phasen eingeteilt: Initiation, Progression/Fortschreiten und schließlich Metastasierung.

Während der Initiation ist die DNA in der Zelle verletzt oder in einer Weise mutiert, die sie unsterblich macht und somit auch nach ihrem programmierten Zelltod am Leben bleibt.

Als nächstes, in der Progressionsphase, formt sie sich um und verhält sich nicht mehr wie eine normale Zelle. Die transformierte Zelle hat unbeschränkte Lebensdauer und kann sich an unterschiedliche Örtlichkeiten anpassen. Bestimmte in die Zellmembran eingelagerte Proteine, Farnesylgruppe genannt, verursachen Probleme mit der Zell-zu-Zell-Kommunikation. Mutierte Zelle vermehren sich unkontrolliert und lagern sich buchstäblich an ihre Nachbarn an.

Im dritten und letzten Schritt erfolgt die Metastasierung. Hier sind die Krebszellen nicht länger an einen ständig wachsenden Tumor gebunden. Stattdessen treten sie in die Blutgefäße und Lymphknoten ein und erzeugen im Körper neue Krebswucherungen. Diese neuen Krebswucherungen zehren an der im Körper verfügbaren Energie. Im fortgeschrittenen Krebsstadium wird der Körper buchstäblich am lebendigen Leibe von kontrolllosen Krebszellen aufgebraucht.

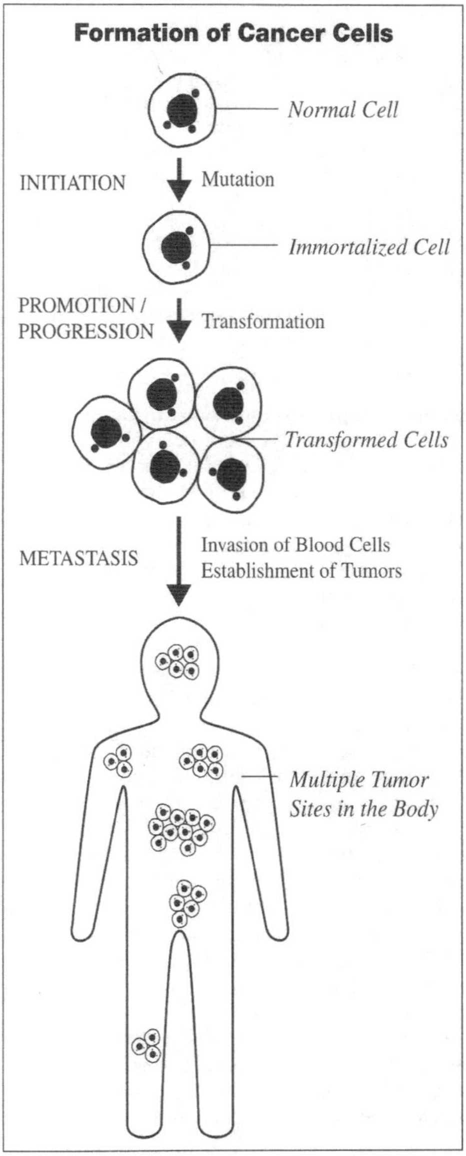

Über 50 klinische Studien dokumentierten Qualität der Limonen gegen Krebs

Universitätsklinik von St. Radboud, Niederlande
Universität von Arizona, Tucson USA (Hautkrebs)
Institut für Lebenswissenschaft, Indien (Leberkrebs)
Ohio State University, Columbus USA (Lungenkrebs)
Universität von Texas, Houston USA
Purdue Universität, Indiana USA (Brustkrebs)
Nagoya City Universitätsklinik, Japan
Dept. of Oncology, Karolinska Hospital, Schweden
Universität von Iowa, Iowa City, USA
Institut Henri Beaufour, Frankreich (Lungenkrebs)
American Health Foundation, New York USA (Brustkrebs)
Medizinkollege von Ohio, Toledo USA
Universität von N. Carolina, Chapel Hill USA

Limonen: Stoppt Krebs in seinem Anfangsstadium

Der Krebsprozess geht rasch vor sich und passiert oft solange unbemerkt, bis drastische Maßnahmen genommen werden müssen. Deshalb ist die Vorbeugung mit chemopräventiven Stoffen wie Limonenen sehr wichtig. Der Phytonährstoff Limonen hat sich in Dutzenden Menschen- und Tierstudien in allen drei Stadien (Initiation, Umwandlung/Fortschreiten und Metastasierung) als krebshemmend gezeigt.

Die Anzahl klinischer Tierversuche- über 50 Studien- unterstützen die Tatsache, dass Limonen die Initiation von Krebs stark hemmt. Mit anderen Worten, es hilft dem Beginn von Krebs vorzubeugen.

Verschiedene Biochemiker hypothetisieren, dass Limonen im Anfangsstadium am aktivsten ist. In einer randomisierten, placebokontrollierten Studie an der Universität von Minnesota, testeten Wattenberg und Coccia im Jahr 1991 die Verabreichung von 0.2 ml Limonen zweimal wöchentlich für acht Wochen bei Mäusen jeweils eine Stunde vor der Verabreichung des Karzinogens NNK. Am Ende der 28 Wochen wurden die Mäuse auf Krebswachstum geprüft. Die Gruppe der Mäuse, die Limonen bekommen hatte, hatten weniger als ein Drittel (‹33 Prozent) kanzerogenen Tumore als die Kontrollgruppe. Wattenbergs und Coccias Entdeckung stimmten mit elf anderen klinischen Studien, die von anderen Forschern durchgeführt wurden, überein.[1]

Aus früheren Studien von Homburger im Jahr 1971 und Van Duuren im Jahr 1976 fing hervor, dass Limonen die Initiation von Krebs hemmt. In seinem Bericht im *Journal of the National Cancer Institut* berichtete Van Duuren, dass Limonen partiell das Krebswachstum hemmte, das durch verschiedene toxische Chemikalien, vorrangig aus Tabakrauch, induziert war.[2-3]

Spätere Studien von Wattenberg im Jahr 1983, Elegbede in 1984, Elson in 1988, Russin in 1989 und Moore und Maltzman in 1991 bestätigten diese frühen Entdeckungen.[4-9]

Im Jahr 1991 fand Wang heraus, dass Limonen Brustkrebs bei Nagern vorbeugt. Wat-

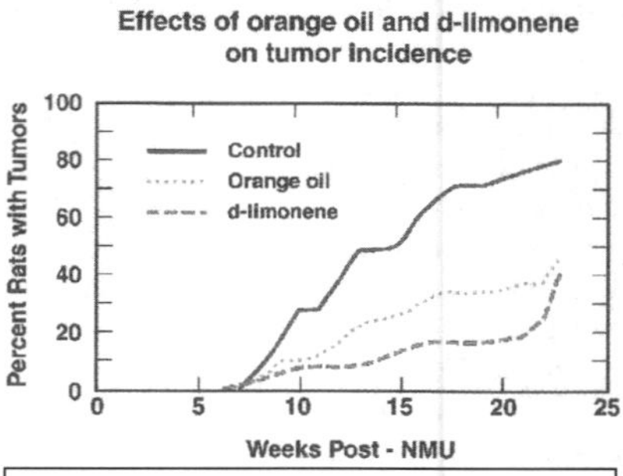

52 Wochen lang fütterten Noriyo Uedo und Kollegen am *Osaka Medical Center* in Japan Ratten mit der Chemikalie NMU, die sehr rasch ein Magenkarzinom verursacht. Zu Studienhalbzeit bekam die Interventionsgruppe eine kleine Menge essentielles Orangenöl (2%) oder Limonen gefüttert. Während der 25-wöchigen Behandlung mit Orangenöl wurde das Krebswachstum um über 60% gestoppt.

tenberg zeigte in zwei separaten Studien im Jahr 1985 und 1989, dass Limonen die Initiation von Lungen- und Magentumoren abhält. Weitere Forschung von Van Lieshout im Jahr 1998, Giri im Jahr 1999 und Uedo im Jahr 1999 haben gezeigt, dass Limonen die Krebsformation durch die Erhöhung der Phase II Leberenzymen verhindern. Phase II Enzyme binden den Großteil von Karzinogen und bilden daraus weniger giftigere Verbindungen, die über das Verdauungs- und Atmungssystem eliminiert werden können.[10-15]

Limonen stoppt Promotion und Progression von Krebs

Eine Diät mit nur 2% Limonen unterdrückt das Krebswachstum von über 60% in einem klinischen Versuch am Medizinischen Zentrum in Osaka/Japan.

Die Fähigkeit von Limonen das Promotions/Progressionsstadium von Krebs zu hemmen ist schon gut dokumentiert. Im Jahr 1989 verfütterten die Forscher PhD Therese Maltzman und ihre Kollegen an der *Universität Wisconsin* das Karzinogen NMU eine Woche lang an Ratten, bevor sie den Tieren Limonen verabreichten. Nach 23 Wochen entdeckten die Forscher, dass die Ratten, welche im frühen Krebsstadium (dem so genannten Promotions/Progressionsstadium) Limonen erhalten hatten, verglichen mit der Kontrollgruppe ungefähr 50 Prozent weniger Brusttumore hatten. Diese Funde wurden durch PhD Pamel Crowell an der *Indiana Universität* im Jahr 1991 und durch andere Wissenschaftler bestätigt.[16-18]

Wissenschaftler an der *La Jolla Cancer Research Foundation* und der *Universität von Kalifornien*, Berkely, entdeckten später, dass Limonen die Promotion/Progression von Krebszellen abhält, indem es die Farnesylgruppe daran hindert, an der Oberfläche von mutierten Zellen anzudocken. Dadurch wird die gefährliche Eskalation der Zell-zu-Zellmisskommunikation reduziert. Durch die Limonen können die mutierten Molekülen auch die Zelle verlassen und diese zerstört werden, bevor sie kanzerös wird.[19-21]

Limonen reduziert Tumorgröße und Metastasen

Limonen stoppt Krebswachstum nicht nur die Initiation und beugt die Metastasierung der Krebswucherung vor, sondern hat auch in Tierstudien gezeigt, dass es schon manifeste Tumore zum Schrumpfen bringt. Dr. J.A. Elgebede an der Universität von Wisconsin führte 1986 einen klinischen Versuch durch, um die krebshemmende Wirkung von Limonen gegen karzinogen-induzierte Tumore zu beurteilen. Ratten bekamen regelmäßig das Karzinogen DMBA solange verabreicht, bis eine große Tumormasse vorhanden war. Die Nahrung der Ratten wurde dann 21 Wochen lang mit 10 Prozent Limonen bereichert. Die Forscher stellten fest, dass Limonen einen Rückgang der Brusttumore um 80 Prozent verursachte. Spätere Studien bestätigten Elgebedes Ergebnisse.[22-25]

Dabei verwendeten Wissenschaftler eine karzinogene Chemikalie, das Diethylnitrosamin, und induzierten so bei männlichen Fischer-Ratten Leberkrebs. Nach zwei Wochen wurde die Verabreichung gestoppt und die Tiere in ein Kontroll- und eine Behandlungsgruppe unterteilt. Das durchschnittliche Tumorgewicht für die mit Perillylalkohol behandelte Gruppe betrug ein Zehntel dessen der der Kontrollgruppe. Mills schloss daraus, dass Perillylalkohol den Krebs inhibiert, indem er den Tod der Krebszellen oder die Apoptosis stimuliert.[26]

Was unser Körper mit Limonen macht

Ein Forschungsteam an der *Universität von Wisconsin* begann im Jahr 1994, nachzuprüfen, ob die anitkanzerösen Vorteile von D-Limonen von Ratten auch für Menschen galten. PhD Pamela Crowell gab freiwilligen Testpersonen 100 mg Limonen pro Kilo Körpergewicht zur Einnahme. Diese Dosierung entspricht bei einem 65 Kilo schweren Mann ungefähr 6.5 Gramm oder 1 Teelöffel.

Zu drei verschieden Zeiten wurden Blutproben entnommen und mit der Gaschromatographie/ Massenspektrometers auf den Limonenstoffwechsel analysiert. Die menschlichen Metabolite wurden dann mit denen der Ratten verglichen, die in vorangehenden Studien erforscht wurden. Crowell schloss daraus, dass der Limonenmetabolismus bei Ratten fast parallel zu dem von Menschen lief; und zwar was die Bildung spezifischer Metabolite betrifft und auch die Zeitdauer, mit der diese gebildet werden. Diese Ergebnisse lassen annehmen, dass Limonen ähnliche Vorteile für die Krebsbehandlung bei Menschen hat wie bei Tieren. Außerdem unterstreicht die Tatsache, dass Limonen in den beim Menschen verwendeten Dosierungen nicht giftig ist, sein enormes Potential für die Krebsremissionstherapie.[27]

Limonen und Patienten mit fortgeschrittenem Krebsleiden

Vigushin und seine Forschungsgruppe vom *Department of MEdical Oncology* am Charing Cross Hospitals in London waren die ersten, die im Jahr 1998 d-Limonen an fortgeschrittenen Krebspatienten untersuchten. Der erste Teil dieser Studie (Phase 1) konzentrierte sich auf die Untersuchung der Toxizität und maximale Toleranzgrenze bei Patienten mit fortgeschrittenen soliden Tumoren. Die Maximaldosis wurde bei 16 Gramm pro Tag festgelegt, das entspricht einem Teelöffel d-Limonen oder 1 1/4 Teelöffel essentiellen Orangenöls.[28]

Der zweite Teil der Studie (Phase II) konzentrierte sich auf die genaue Wirkung des d-Limonens bei fortgeschrittenen Brust- und Darmkrebs bei Patienten, deren Lebenserwartung nur mehr einige Wochen oder Monate betrug.

Die Ergebnisse waren viel versprechend: Nach 11 Monaten mit 16 Gramm Limonen täglich stellte sich eine Teilremission bei einer Brustkrebspatientin ein. Bei drei Patienten mit Darmkrebs stabilisierte sich die Krankheit nach mehr als 6 Monaten d-Limonenbehandlung. Bei einem der drei kam es mit einer Dosis von 1 Gramm/Tag nach neun Monate zu keiner messbaren Krebsrückbildung. Der zweite Patient mit Darmkrebs zeigte nach nur zwei Zyklen d-Limonenbehandlung mit 1 Gramm pro Tag eine Reduktion der Tumorgröße von mehr als 50 Prozent. Dieser Patient verharrte für 12 Monate auf dieser Stufe. Der dritte Patient mit Darmkrebs zeigte bei 2 Gramm am Tag für 7.5 Monaten eine Stabilisation des Krebses.

Vigushin und seine Kollegen waren davon fasziniert, dass der Brustkrebspatient so gut auf eine Dosis angesprochen hatte, die fünfmal geringer war, als die Minimaldosis, die in den Tierstudien Erfolg brachte.

Lebensstil Überlebenshilfsmittel

Limonen ist ein natürlicher Pflanzennährstoff, der bei Menschen und bei Tieren Krebspräventiven Nutzen gezeigt hat. Eine Nahrungsergänzung mit mindestens 1/4 Teelöffel eines essentiellen therapeutisch-effektiven Orangen- oder Zitronenöls ist bewiesenermaßen von großem Nutzen, wenn sie über längere Zeit täglich mit einer Ernährungsform, die aus viel Obst und Gemüse besteht, eingenommen wird. (Anmerkung: Viele essentielle Öle, die in Geschäften erhältlich sind, werden zu Geruchszwecken hergestellt und mit Lösungsmitteln und synthetischen Stoffen gestreckt/verfälscht. Diese essentiellen Öle dürfen niemals oral konsumiert werden.)

Referenzen:

1. Wattenberg LW, Coccia JB. Inhibition of 4-(methylnitrosamino)-1-(3-pyridyl)-1-butanone carcinogenesis in mice by D-limonene and citrus fruit oils. Carcinogenesis. 1991 Jan; 12(1):115-7.
2. Homburger F, Treger A, Boger E. Inhibition of murine subcutaneous and intravenous benzo(rst)pentaphene. Carcinogenesis by sweet orange oils. Carcinogenesis. 1991 Jan; 12(1):115-7.
3. Van Duuren BL, Goldschmidt BM. Cocarcinogenic and tumor-promoting agents in tobacco carcinogenesis. J Natl Cancer Inst. 1976 Jun; 56(6):1237-42.

4. Wattenberg WL. Inhibition of neoplasia by minor dietary constituents. Cancer Res. 43 (5 Suppl):2448s-2453s, 1983.
5. Elegbede JA, et al., Inhibition of DMBA-induced mammary cancer by the Monoterpene d-limonene. Carcinogenesis. 1984 May; 5(5):661-4.
6. Elson CE, et al., Anti-carcinogenic activity of d-limonene during the initiation and promotion/progression stages of DMBA-induced rat mammary carcinogenesis. Carcinogenesis. 1988 Feb; 9(2):331-2.
7. Russin WA, et al., Inhibition of rat mammary carcinogenesis by monoterpenoids. Carcinogenesis. 1989 Nov; 10(11):2161-4.
8. Moore CJ, et al., Inhibition of Ras-Induced mammary carcinogenesis by limonene. Proc Am Assoc Cancer Res, 32:131, 1991.
9. Maltzman, T.H., Gould, MN., Mechanism of action of dietary limonene during the initiation stage of DMBA-induced rat mammary carcinogenesis. Proc Am Assoc Cancer Res, 31:124, 1991.
10. Wang BC, et al., Carcinoma induction following direct in situ transfer of v-Ha-ras- into rat mammary epithelial cells using replication-defective retrovirus vectors. Cancer Res. 51(10):2642-2648, 1991.
11. Wattenberg LW, et al., Inhibition of carcinogenesis by some minor dietary constituents. Princess Takamatsu Symp. 16:193-203, 1985.
12. Wattenberg LW, Sparnins VL, Barany G. Inhibition of N-nitrosodiethylamine carcinogenesis in mice ba naturally occurring organosulfur compounds and monoterpenes. Cancer Res. 1989 May 15; 49(10):2689-92.
13. van Lieshout EM, Ekkel MP, et al., Effects of dietary anticarcinogens on rat gastrointestinal glutathione peroxidase activity. Oncol. Rep. 5(4):959-963, 1998.
14. Giri RK, Parija T, Das BR. D-limonene chemoprevention of hepatocarcinogenesis in AKR mice: inhibition of c-jun and c-myc. Oncol. Rep 6(5):1123-1127, 1999.
15. Uedo N, et al., Inhibition by D-limonene of gastric carcinogenesis induced by N-methyl-N′-nitro-N-nitrosoguanidine in Wistar rats. Cancer Lett. 1999 Apr 1; 137(2):131-6.
16. Maltzman TH, et al., The prevention of nitrosomethylurea-induced mammary tumors by d-limonene and orange oil. Carcinogenesis 10(4):781-783, 1989.
17. Crowell PL, et al., Selective inhibition of isoprenylation of 21-26-kDa proteins by the anticarcinogen d-limonene and its metabolites. J Biol Chem. 1991 Sep 15; 266(26):17679-85.
18. Crowell PL, Gould MN. Chemoprevention and therapy of cancer by d-limonene. Crit Rev Oncog. 1994; 5(1):1-22.
19. Schafer WR, Rine J. Protein prenylation: genes, enzymes, targets, and functions. Annu.Rev.Genet. 26:209-237, 1992.
20. Kato K, et al., Isoprenoid addition to Ras protein in the critical modification for its membrane association and transforming activity. Proc.Natl.Acad.Sci.U.S.A. 89(14):6403-6407, 1992.
21. Crowell PL, et al., Identification of metabolites of the antitumor agent d-limonene capable of inhibiting protein isoprenylation and cell growth. Cancer Chemother.Pharmacol. 31(3):205-212, 1992.
22. Elegbede JA et al. Regression of rat primary mammary tumors following dietary d-limonene. J.Natl.Cancer Inst. 76(2):323-325, 1986.
23. J. D. Haag, M. J. Lindstrom, and M. N. Gould. Limonene-induced regression of mammary carcinomas. Cancer Res. 52(14):4021-4026, 1992.
24. Jirtle RL, Haag JD, Ariazi EA, Gould MN. Increased mannose 6-phosphate/insulin-like growth factor II receptor and transforming growth factor beta 1 levels during Monoterpene-induced regression of mammary tumors. Cancer Res. 1993 Sep 1; 53(17):3849-52.
25. Chander SK, et al., Effectiveness of combined limonene and 4-hydroxyandrostenedione in the treatment of NMU-induced rat mammary tumours. Br J Cancer. 1994 May; 69(5):879-82.
26. Mills JJ, et al., Induction of apoptosis in liver tumors by the Monoterpene perillyl alcohol. Cancer Res. 1995 Mar 1; 55(5):979-83.
27. Crowell PL, et al. Human metabolism of the experimental cancer therapeutic agent d-limonene. Cancer Chemother. Pharmacol., 35, 31-37 (1994).
28. Vigushin D. M., et al., Phase I and pharmacokinetic study of D-limonene in patients with advanced cancer. Cancer Research Campaign Phase I/II Clinical Trials Committee. Cancer Chemother. Pharmacol. 42(2): 111-7 (1998).

Kapitel 20

Zehn Geheimnisse für ein langes Leben

Eine gesunde Ernährung allein ist kein Garant für Langelebigkeit, auch wenn sie deutlich kraftvolle, langzeitige, gesundheitliche Vorteile mit sich bringt. Der Benefit einer gesunden Ernährung wird durch regelmäßige körperliche Bewegung maximiert. Es sollten auch die schädlichen Ernährungsgewohnheiten der Industriestaaten vermieden werden, die sehr stark zu einem frühen Ausbruch von Degenerationskrankheiten beitragen.

In einer idealen Nahrungszusammensetzung sollten die Kalorien zu 55-60 Prozent aus niedrig-glykämischen Kohlehydraten gezogen werden, 15-20 Prozent aus Fetten und 15-25 Prozent aus Proteinen. Sie sollte auch zumindest 25 Gramm unlösliche und halblösliche Fasern beinhalten.

Eine zu fettarme Ernährung ist genauso schädlich wie eine mit zu viel Fett. Einige Ärzte empfehlen bei Herzkrankheiten und Cholesterinüberschuss Diäten mit einem extrem niedrigen Fettgehalt. Das mag für eine kurze Zeit ganz gut funktionieren, aber auf Dauer wird dadurch die Absorption von fettlöslichen Vitaminen und Antioxidantien (wie Vitamin Aflatoxin, E, D und K) beeinträchtigt und die Integrität unserer Zellmembranen gefährdet, die aus Fetten (auch Phospholipide genannt) bestehen. Diese Phospholipidstruktur ist grundlegend wichtig für die Gesundheit jeder einzelnen Zelle in unserem Körper (außer der roten Blutkörperchen). Wenn sie beeinträchtigt ist, kann das zum Zelltod oder zu einer abnormalen Zellfunktion führen.

Die Aufbewahrung und Zubereitung der Nahrung kann sogar noch wichtiger sein, als die Qualität des Nahrungsmittels an sich. Das herzfreundlichste Leinsamenöl oder der beste Brokkoli kann sich zu eine nährstofflichen Todeszone umwandeln, wenn es zu stark gebacken oder frittiert wird. Ähnlich verhält es sich mit dem reinsten Quellwasser, wenn wir es in Plastikflaschen füllen, die mit Petrochemikalien und Karzinogenen überladen sind. Was ist dann das Nettoergebnis für unsere Gesundheit und Langelebigkeit?

Die Todesgründe in der USA im Jahr 2000[1]	
	Jährliche Todesfälle
Tabak	435 000
Schlechte Ernährung und körperliche Untätigkeit	400 000
Alkoholkonsum	85 000
Mikroben	75 000
Toxische Stoffe	55 000
Abgase von Fahrzeugen	43 000
Blitzopfer	29 000
Sexualopfer	20 000
Unerlaubter Drogenkonsum	17 000

Die Amerikanische Ernährungsweise braucht Hilfe

Die amerikanische Ernährung ist eine der Kostformen, die am meisten Zucker, Fett und tierische Produkte beinhaltet. Die amerikanische Lebenserwartung nimmt unter allen Nationen weltweit nur den 18. Platz ein. England, Singapur und Kanada übertreffen die USA in der Lebensdauer- trotz der Tatsache, dass die USA im Jahr 1998 über 1.2 Billionen Dollar für medizinische Betreuung und Interventionen, mitunter für die ausgeklügeltsten Technologien der Welt, verbrauchten.

Nach einer Umfrage, die im *EATING PATTERNS IN AMERIKA* (Essmuster in Amerika) veröffentlicht wurde, hat sich die Standardernährung in den Vereinigten Staaten in den letzten 10 Jahren nicht sonderlich gebessert. Im Jahr 1997 waren Pizza, Schinkensandwiches,

Erdnussbutter und Tintenfischsandwiches, Hot Dogs, Makkaroni und Käse, Steak, Grillhuhn und Hamburger unter den Top 10 Nahrungsmitteln zu finden. Nur zwei Dinge haben sich seit 1987 geändert: Bolognese und Käsesandwiches wurden von Truthahnsandwiches und Tiefkühlgerichten verdrängt.

Sechs Nahrungsfallen

1. Vermeiden Sie Zucker

Keine Nahrung bringt den Körper mehr in Stress als raffinierter Zucker. PhD Edward Howell nennt ihn „skeletierte Nahrung" und „kastriertes Kohlenhydrat", Dr.med Ralph Golan bezeichnet ihn als „metabolischen Schmarotzer". Zucker raubt dem Körper während des Verbrennungsprozesses tatsächlich Vitamine, Mineralien und Nährstoffe. Zucker strapaziert auch das Pankreas und zwingt es unnötigerweise, eine Woge an Verdauungsenzymen und Hormonen auszuschütten.

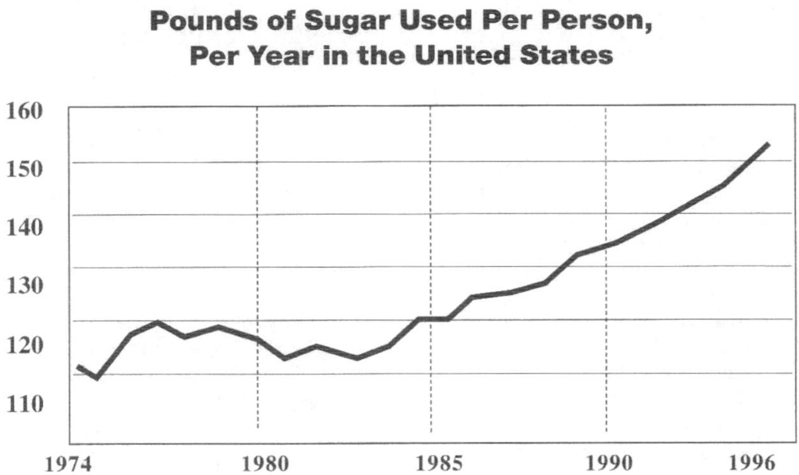

Economic Research Service, U.S. Department of Agriculture

Zucker ist die Hauptnahrung von pathogenen Bakterienpilzen, die unseren Magen-Darmtrakt bevölkern. Er beschleunigt die Umwandlung der ruhenden, unschädlichen Hefen in invasive Pilze (wie *Candida albicans).* Diese Pilze sondern als Teil ihres Stoffwechselprozesses stark toxische Abfallprodukte aus, die „Mykotoxine" oder „Endotoxine". Diese schädlichen fungalen Nebenprodukte

Zucker und stark verarbeitete, raffinierte Kohlehydrate machen 60% der Amerikanische Ernährung aus. Diese extrem niedrige Nährstoffdichte enthält dem Körper nicht nur essentielle Nährstoffe vor, sondern raubt ihm auch andere wichtige Nährstoffe und schafft dadurch eine marginale Unterernährung.

Dr. med. James Privitera

beeinträchtigen das Immunsystem, schädigen Gewebe und Organe und zwingen den Körper, wertvolle Reserven aufzubrauchen, wenn er die Pilze deaktivieren will.

Zucker untergräbt auch die Immunantwort. Eine Studie maß die Wirkung von 100 Gramm Zucker (Saccharose) auf Neutrophile, einer Art weißer Blutzellen, die einen zentralen Teil des Immunsystems einnehmen. Innerhalb von einer Stunde Verdauungszeit fiel die Aktivität der Neutrophile um 50 Prozent und blieb für weitere vier Stunden so niedrig.[2]

Bevölkerungsstudien haben Zuckerkonsum auch mit Diabetes und Herzkrankheiten in Zusammenhang gebracht. Eine solcher Studien, von Dr. T. L. Cleave beaufsichtigt, verglich in *The Lancet* die Fälle von Herzkrankheiten und Diabetes in zwei verschieden indianische Bevölkerungen, die in verschiedenen Ländern wohnten. Die Indianer, die in Natal, einer Provinz in Südafrika, lebten, aßen 55 Kilo Zucker pro Person im Jahr. Sie hatten eine viel höhere Anfälligkeit für koronare Herzkrankheiten als die Indiana, die in Inden residierten und nur 6 Kilo Zucker im Jahr konsumierten.[3]

> Es ist einfach die Wahrheit, dass Dehydration Krankheit erzeugt. Jeder weiß, dass Wasser für den Körper gut ist. Nur dürfte nicht klar sein, *wie* wichtig es ist.
>
> -F. Batmanghelidi, Dr.med

Dem Forscher John Yudkin zufolge ist der Grund, warum Zucker das Risiko für Herzkrankheiten erhöht, einer automatischen, eingebauten Sicherheitsschaltung im Körper zuzuschreiben. Um sich selbst vor einer Zuckervergiftung zu schützen wandelt der Körper den Zucker in Fett um, zum Beispiel in Triglyzeride. Anstatt sich schnell umzubringen, tötet der Körper sich langsam auf Raten. Dazu gehören der Verschleiß des kardiovaskulären Systems, verbrauchte Nieren und verstopfte Arterien .[4]

2. Vermeiden Sie Dehydration

Adäquate Wasserzufuhr ist nicht nur für den Körperstoffwechsel und Verdauungsapparat wichtig. Jede Zelle im menschlichen Körper benötigt Wasser, um Nährstoffe in die Zelle und Abfallprodukte aus ihr heraus zu bringen. Außerdem hat ein Wassermangel negativen Einfluss auf die Alkanität des Blutes, auf den pH-Wert und den Blutdruck. Im Gegenzug kann dadurch eine langsame, systematische Zerstörung des Körpergewebes ausgelöst werden, und zwar ohne großartige Symptomen oder Anzeichen...bis es zu spät ist.

> Die Blutviskosität, Plasmaviskosität, der Hämatokrit und das Fibrinogen sind allesamt unabhängige Risikofaktoren für koronare Herzkrankheiten und jeder einzelne davon wird durch Wassermangel verstärkt.
>
> -PhD Jacqueline Chan

Eine Studie, die 2002 an der *School of Public Health,* Loma Linda Universität in Kalifornien durchgeführt wurde, zeigt, dass ein zu geringer Wasserkonsum viele Risikofaktoren für Herzerkrankungen drastisch erhöht. Sie überprüften die Ausgangsblutwerte von 8.280 männlichen und 12.017 weiblichen Teilnehmern im Alter von 38-100 Jahren und beobachteten sie 6 Jahre lang. Die Teilnehmer, die fünf Gläser am Tag tranken, hatten nur ein halb so großes Risiko für fatale Herzinfarkte wie jene, die weniger als 3 Gläser Wasser am Tag tranken. Außerdem hatten jene, die die meisten Getränke (nicht Wasser, sondern z.B. Sprudelgetränke) zu sich nahmen, ein mehr als doppelt so großes Risiko für Herzinfarkte.[5]

Im Alter kommt es leichter zu einer chronischen Dehydration, auch wenn wir unseren Durst löschen, denn die Durstempfindung entsteht nur noch dann, *nach*dem eine

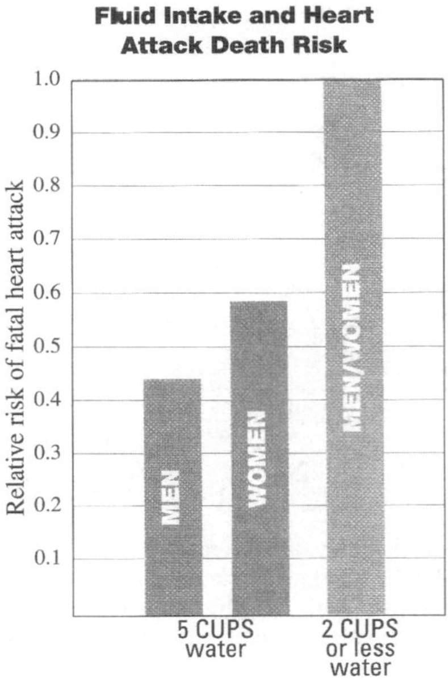

Dehydration schon längst eingetreten ist. Menschen, die erst trinken, wenn der Durst schon da ist, sind schon dehydriert.

Stadtwasser sollte auf jeden Fall vermieden werden. Das meiste Stadtwasser hat eine hohe ppm (Teile pro Million) Konzentration an Aluminium, da Aluminiumhydroxid zur Wasseraufbereitung akzeptiert wird. Außerdem erzeugt der Chlorzusatz karzinogene Chemikalien, da lösliche organische Feststoffe durch Chloridierung chemisch umgewandelt werden. Bis sich der jetzige Trend, die Chloridierung durch Peroxidbehandlung des Wassers zu ersetzen, als Standardverfahren durchgesetzt hat, werden noch Jahrzehnte vergehen.

3. Vermeiden Sie Kaffee, Cola und Alkohol

Kaffee ist ein Getränk, das die körperliche Alterung eher unterstützt als ihr zuvorkommt, da er relativ hohe Mengen Kadmium enthält, eines der giftigsten bekannten Schwermetalle. Kadmium stört die Immunfunktion, Nervenleitung und hunderte andere physiologische Systeme. Hohe Kadmiummengen in der Nahrung hängen auch direkt mit einer Verkürzung der Lebensdauer zusammen.

Einmal aufgenommen, bleibt Kadmium für Jahrzehnte im Körper gelagert. Forscher schätzen, dass es zwischen 10 und 15 Jahren braucht, bis die Hälfte des konsumierten Kadmiums wieder aus dem Körper verschwindet. Noch schlimmer ist, dass Kaffee die Absorption von Zink stoppt, eines der wenigen Mineralstoffe, die dem Kadmium entgegenarbeiten und neutralisieren können.

Cola enthält Phosphorsäure. Sie löst Kalzium und Magnesium aus dem Körper. Falls Sie vergessen haben sollten, wie wichtig Magnesium für die menschliche Gesundheit ist, lesen Sie noch einmal in Kapitel 8 und Kapitel 12 die Probleme des Magnesiummangels.

Mäßiger Alkoholkonsum wird von der Presse oft für seine kardiovaskuläre Schutzwirkung gelobt. Leider ist übersehen worden, dass Alkohol den Blutdruck steigert und auch mit einem erhöhten Schlaganfallrisiko zusammenhängt. Eine neue Studie, veröffentlicht im *Journal of Clinical Epidemiology,* analysierte den systolischen und diastolischen Blutdruck von 810 Japanern und 946 Amerikanern. Nachdem die Daten dem Alter, Rauchen, Natrium/Kaliumrationen, Verwendung von Medikamenten und Body Mass Indey angepasst worden sind, schlossen die Forscher daraus, dass eine starke Beziehung zwischen Alkoholkonsum und Hypertonie besteht.[6]

Außerdem ist Alkohol, egal in welcher Menge, für Leber, Nerven und kognitive Funktion schädlich. Alkohol dehydriert das Gewebe und raubt dem Körper B-Vitamine, Zink und Magnesium.

4. Vermeiden Sie Milchprodukte

Milchprodukte wie Butter, Milch und Käse enthalten nicht nur viel gesättigte Fettsäuren, die für die Arterien schädlich sind, sondern auch konzentrierte Pestizidrückstände, vor allem wenn die Kühe nicht im Freiland gehalten werden.

Was passiert mit Getreide während der Zubereitung? [6]	
Nährstoff	**% Verlust**
Kalzium	60
Chrom	40
Kupfer	89
Kobalt	68
Magnesium	85
Molybdän	48
Kalium	77
Strontium	95
Zink	78
Vitamine B1,B2,B3	72-81
Pantothensäure	50
Vitamin E	86
Linolensäure	95
Alpha-Linolensäure	95

Kommerziell erhältliche Milch ist sogar noch problematischer. Um Struktur und Haltbarkeit zu verbessern, wird sie pasteurisiert und homogenisiert. Mit der Pasteurisierung (hohen Hitzebehandlung der Milch) werden die Bakterien abgetötet, die den Verderb der Milch verursachen, aber es werden auch natürliche Enzyme in der Milch zerstört. Gesundheitseinrichtungen messen den Grad der Pasteurisierung anhand des Mangels von Enzymen, z.B. Phosphatase. Der Enzymmangel macht die Verdauung der Milch sehr schwer und trägt auch zu einer Laktoseintoleranz bei, die in Entwicklungsländern allgegenwärtig ist. Pasteurisation zerstört auch die Lipase, ein fettspaltendes Enzym. Dadurch wird für das Verdauungssystem noch schwerer, das gesättigte Fett in der Milch zu verarbeiten.

Bei der Homogenisierung soll die Milchstruktur verbessert werden. Die Fettkügelchen werden in einzelne Cluster aufgespaltet. Durch die Homogenisierung muss das Verdauungssystem noch härter arbeiten, um das Fett auseinander zu brechen. Schlussendlich kann das zu hohem Blutcholesterin- und Triglyzeridspiegel führen und mit der Zeit das Risiko für Herzkrankheiten erhöhen.

Der Zucker in der Milch, die Galaktose, dürfte mit Eierstockkrebs zusammenhängen. Laut dem Bostoner Gynäkologen Daniel Cramer haben Frauen mit diesem Krebs oft Probleme mit der Verdauung dieses Zuckers.

Milch enthält auch das Kuhproteine Beta-Casein, auf das einige Menschen allergisch reagieren. Diese Proteine haben ein großes Molekulargewicht und verursachen bei dafür anfälligen Personen eine Autoimmunreaktion.

5. Vermeiden Sie Fleisch

Analysen verschiedener umfangreicher Studien haben gezeigt, dass das Risiko für Herzkrankheiten und Krebs mit dem erhöhten Fleischkonsum steigt. Eine der größten epidemiologischen Studien, die *Nurses' Health Studie*, untersucht die Ernährungsgewohnheiten von mehr als 87,000 Krankenschwestern. Die Datenanalysen deuten auf einen direkten Zusammenhang zwischen dem Konsum von rotem Fleisch (Rind, Schwein und Lamm) und dem Risiko für Darmkrebs hin.

Die Oxford Wissenschaftler Bruce Armstrong und Richard Doll überprüften die Inzidenz von 27 verschiedenen Karzinomen in 23 Ländern. In vielen Fällen fanden sie eine strenge Assoziation zwischen Darmkrebs und starken Fleischkonsum.[8]
Eine weitere Bevölkerungsstudie verglich das Risiko für koronare Herzkrankheiten von 25,000 streng vegetarisch lebenden Siebten-Tag-Adventisten mit den fleisch-essenden Amerikanern. Die Wissenschaflter an der *Loma Linda Universität* schlossen daraus, dass sogar nur eine Fleischmahlzeit am Tag die Wahrscheinlichkeit für fatale Herzerkrankungen ab dem 64ten Lebensjahr fast verdreifachte.[9]

Gemäß einer Studie der Universität Pennsylvania im Jahr 2005 dürfte allerdings nicht jedes Fleisch die gleichen nachteiligen Wirkungen auf die Gesundheit haben. Nachdem die Wissenschaftler die Daten einer großen Europäischen Studie (EPIC) analysiert hatten, konnten sie zeigen, dass der Konsum von verarbeiteten und roten Fleisch das Risiko für Krebs erhöhte, Fisch jedoch das Krebsrisiko minderte. Huhn zeigte hier keinen Effekt. Menschen mit dem größten Verzehr an rotem Fleisch hatten ein 35% höhere Risiko für kolorektale Karzinome. Bei denjenigen mit dem größten Fischverzehr hingegen reduzierte sich das Risiko um 31%.[10]

FEMALE COLON CANCER INCIDENCE AND DAILY MEAT CONSUMPTION

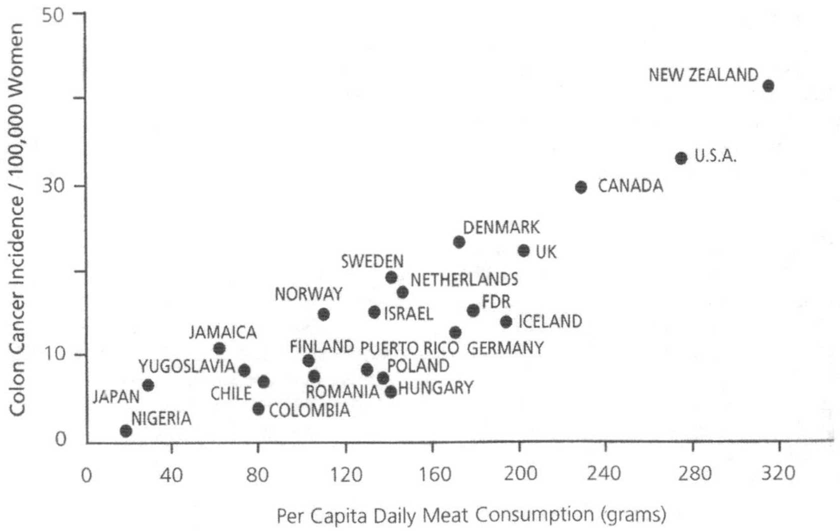

Eine Ernährungsweise, die keine tierischen Produkte enthält, kann auch zu einer Verminderung des Taillen- und Hüftumfangs führen. Eine Studie, die im Jahr 2005 an der *George Washington University School of Medicine in Washington, DC,* durchgeführt wurde, verglich die Auswirkung einer veganen Nahrung, die jegliches tierische Produkt vermied, mit einer fettreduzierten Ernährung (10% der Kalorien), die den Leitlinien des *National Cholesterol Education Program* entsprechen. Dr. Neal Barnard war regelrecht schockiert, dass die vegane Ernährung weit bessere Ergebnisse erzielte als die fettreduzierte. Nach 14 Wochen haben die veganen Versuchsteilnehmer 5.8 Pfund an Gewicht verloren, während die Kontrollgruppe nur 3.8 Pfund verzeichnen konnte. Außerdem hatten die Veganer eine viel besser Insulinsensitivität. „Der Verzehr einer fettreduzierten, veganen Ernährung geht mit einer signifikanten Gewichtsreduktion und verbesserten Werten für Glukosetoleranz und Insulinsensitivät einher.[11]

Im Fleisch können sich auch Schwermetalle (Quecksilber im Fisch) und viele Pestizidrückstände ansammeln (DDT, DDe, PCBs, etc.). Wenn wir Fleisch essen, neigt unser Körper dazu, diese Gifte in unserem eigenen Gewebe, den Organen und der Muttermilch zu speichern. Eine Studie, die von der *Environmental Defense Fund* gesponsert wurde, verglich die Pestizidrückstände in der Muttermilch von 1,400 veganen Müttern mit Frauen, die Fleisch und Milch verzehrten. Die Daten zeigten, dass die Milch der Fleischesserinnen einen zweimal höheren Pestizidgehalt besaß als die der veganen Frauen.

Aus einer skandinavischen Studie geht hervor, dass Frauen, die fetten Fisch aus dem Ostseeraum aßen, viel höhere Spiegel an toxischen, chlorinierten Chemikalien in der Brustmilch hatten, als Frauen, die vorrangig Vegetarier waren oder Kuhmilch zu sich nahmen. Die Mengen von p,p′-DDT+p,p′-DDE und PCB in Fischessern erreichten schädliche Grenzen. In ähnlicher Weise dokumentierte die Studie der *American University in Beirut* im Jahr 1999 eine starke Korrelation zwischen Fleischessern und Toxinansammlung in der Muttermilch.[12-13]

Beim Kochen von Fleisch kann es zu chemischen Veränderungen kommen, die als Karzinogene im Körper Schaden anrichten können. Wird tierisches Muskelfleisch hoher Hitze (z.B. Kochen, Grillen, Braten) ausgesetzt, werden krebserregende Verbindungen, die polyzyklische oder heterozyklische Amine, erzeugt. Je heißer und länger das Fleisch gekocht wird, umso mehr dieser krebserregenden Stoffe werden gebildet. Interessanterweise entstehen bei der Erhitzung von pflanzlichen Proteinen keine solchen Karzinogene.

Das Erhitzen von Fleisch beeinträchtigt auch die Qualität der Proteine. Einige Aminosäuren wie Zystein werden beim Kochen völlig zerstört. Andere Aminosäuren wie L-Lysin und L-Glutamin werden während des Kochenvorgangs aneinandergebunden und sind somit sehr schwer verdaulich. Wenn Fleisch mit zuckerhältigen Nahrungsmitteln gekocht werden, reagieren einige der Zuckermoleküle mit den Proteinen chemisch und es entstehen dabei karzinogene Acrylamide.

6. Vermeiden Sie gehärtete und erhitzte Fette

Gehärtete Fette sind in fast allen verarbeiteten Nahrungsmitteln aus dem Supermarkt zu finden, begonnen vom Cracker bis hin zur Chilischote aus der Dose. Diese unnatürlichen Fette haben direkte oder indirekte Verbindung zu fast allen schwereren Krankheiten (von Krebs bis Herzerkrankungen), die ihr Unwesen in den Industrienationen treiben. In vielen Hinsichten sind sie sogar noch schädlicher als normale gesättigte Fette, da sie die Absorption von gesundheitsfördernden essentiellen Fettsäuren (Omega 3 und 6) blockieren.

Fabrikanten verwenden gehärtete Fette aus einem wichtigen Grund: Reine mehrfach ungesättigte oder einfach ungesättigte Öle verderben schnell und werden ranzig. Somit eignen sie sich nicht für Lebensmittel, die sich Monate oder Jahre in den Schränken halten sollen.

Deshalb verwenden Ölhersteller ein gesundes Öl, z.B. Sojabohnenöl, entnehmen ihm das gesamte Vitamin E und setzen es zwei oder mehr Stunden einer 250-Grad-C° hohen Hitze aus. Je länger es gekocht wird, umso stärker wird es oxidiert. Während des Kochvorgangs werden die übrigen Vitamine und Enzyme zerstört. Außerdem werden die Moleküle chemisch verändert und Proteinen und Zuckern miteinander verbunden. Dabei entstehen viele unbekannte und synthetische Verbindungen. Das Endprodukt hat einen höheren Schmelzpunkt (ist normalerweise bei Zimmertemperatur fest) und einen längere Haltbarkeit (was die Lebensmittelhersteller lieben).

Jedes gesunde einfach ungesättigte Fett wie Olivenöl kann in der Küche teilweise zu einem gehärteten oder karzinogenen Öl umgewandelt werden. Man muss es einfach hoher Hitze aussetzen, ganz egal, ob es nun gebraten, gekocht oder gebacken wird (obwohl das Braten noch am schlimmsten ist). Zum dem Zeitpunkt, zu dem ein Öl angebräunt wird oder zu rauchen beginnt, sind schon einige hunderte chemische Veränderungen eingetreten. Das Öl ist dann ein halbgehärteter chemischer Mischmasch, beladen mit unbekannten Verbindungen und Karzinogenen. Manchmal können diese Öle sogar noch schädlicher sein als gehärtete Fette, die in verarbeiteten Nahrungsmitteln zu finden sind.

Erhitzte Kochöle können die gleichen karzinogenen Verbindungen enthalten wie angebratenes Fleisch. Forscher vom *Graduate Institut of Medicine* in Taiwan analysierten das Krebsrisiko bei Frauen, die den Dämpfen von kochenden Ölen ausgesetzt waren und fanden heraus, dass sie ein deutlich höheres Krebsrisiko besaßen als Frauen, die keinen Kontakt mit diesen Ölen hatten.

Die Forscher führen diese erhöhte Anfälligkeit für Krebs auf die vielen karzinogenen, polyzyklischen Hydrogenkarbonate zurück, die in erhitzten Fetten von Erdnüssen, Sojabohnen und Schmalz vorkommen.

Viele so genannte „kaltgepressten“ Öle werden beim Extraktionsprozess´ fast genauso großer Hitze ausgesetzt wie ihre gehärteten Verwandten. Je mehr Verarbeitungsprozesse ein Öl über sich gehen lassen muss, desto mehr Hitze wird während des Ölsamenpressens erzeugt. Und viele sogenannten „reinen“ Gemüseöle sind eigentlich deodorisiert worden- ein

Vorgang, bei dem das Öl eine Stunde lang bei 245 Grad C° gekocht wird. Auch wenn es danach nicht als „teilweise gehärtet“ etikettiert wurde, hat schon ein ausreichender Härtungsprozess stattgefunden, um sich Sorgen darüber zu machen.

Vier Tipps für den Lifestyle

7. Reduzieren Sie Stress

Stress kann für den Körper eine enorme Belastung darstellen. In erster Linie geschieht dies durch eine schädlich hohe Cortisolmenge, die durch Stress ausgeschüttet wird. Cortisol erhöht den Blutdruck, leert die Zuckerspeicher in der Leber und erzeugt eine Entzündungskaskade und eine Suppression der Immunantwort. Dadurch wird das Risiko für Herzerkrankungen, Diabetes und Krebs erhöht.

Eine Studie vom *Burdwan Medical College* entdeckte im Juni 2005 einen direkten Zusammenhang zwischen stressreichen Ereignissen und anschließenden Herzinfarkten. Jene Menschen, die einen Herzinfarkt erlitten, hatten im Durchschnitt einen doppelten Stressscore (35.5) als die gesunden Kontrollen (17.35)[14]

Zu den stressreichsten Situationen im Leben gehören gewiss Krankenhausaufenthalte und Operationen, also wenn das Leben in Gefahr ist. Eine Studie, die 1999 in der Tel Aviv Universität in Israel durchgeführt wurde, fand man heraus, dass Stress die krebsbekämpfenden Natürlichen Killerzellen (NK) im Blut drastisch reduzierte. Ohne eine ausreichende Menge dieser krebsbekämpfenden Wachposten im Blut können Krebszellen besser Fuß fassen und sich vermehren.[15]

Eine faszinierende Studie am *Ujitakeda Hospitals* in Japan maß die Auswirkung von Stress auf Entzündung und Immunsystem bei Menschen, die brutale Videospiele spielten oder mit regelmäßigen, intrusiven Telefonaten bombardiert wurden. Die Wissenschaftler entdeckten, dass die Versuchspersonen viel höhere Entzündungswerte hatten (nämlich IL-4, IL-10 und IL-13) und niedrigere Marker des nicht-inflammatorischen Immunsystems (INF-gamma und IL12). Außerdem erlitten Patienten mit einer Autoimmunerkrankung unter Stressbedingungen eine Verschlechterung ihrer Krankheit. Diese Ergebnisse stimmen mit anderen Studien überein, die dokumentierten, dass unter Stresseinfluss das Zytokinmuster in Richtung pro-inflammatorischen Th2 und weg von den anti-inflammatorischen Th1-Zellen gelenkt wird.[16]

8. Schränken Sie die Kalorienzufuhr ein

Ein anderer Faktor, der zur Langlebigkeit beiträgt, ist die limitierte Kalorienzufuhr. Verringerte Kalorieneinnahme mit einem adäquaten Nährwert kann sich auf die Langlebigkeit großartig auswirken, da dadurch der Leber übermäßige Belastung erspart wird, die freien Radikale der zellulären Mitochondrien verringert werden und der Wachstumshormonspiegel im Blut ansteigt.

Das Wachstumshormon wird von der Hypophyse sezerniert. Die Produktion dieses Hormons nimmt mit dem Alter ständig ab. Im Alter von 70 Jahren produziert der Körper weniger als ein Zehntel der Menge des Wachstumshormons, die er mit 20 Jahren erzeugen konnte. Klinische Studien haben gezeigt, dass die Wachstumshormonproduktion durch einen niedrigen Glukosespiegel stimuliert wird. Da beim Fasten der Glukosespiegel herabsetzt wird, führt Nahrungsrestriktion zu einer natürlichen, höheren Wachstumshormonproduktion.[17]

Studien haben gezeigt, dass das Einschränken von Kalorien (eine ausreichende Versorgung mit allen anderen Nährstoffen muss gleichzeitig gegeben sein) in einer längeren Lebensdauer und einem Hinauszögerung von Krankheit resultiert. Clive Mccay von der Cornell Universität zeigte, dass Ratten, die mit eine niedrig kalorischen Nahrung gefüttert wurden, die allerdings viele Vitamine, Mineralien und Nährstoffe enthielt, bis zu zwei Mal länger lebten, als normal gefütterte Ratten. Ray Walford von der Universität von Kalifornien in Los Angeles entdeckte im Studium an Mäusen, dass sich mit der Kalorienreduktion die Lebensdauer der Tiere verlängerte- sofern der Vitamin- und Mineralstoffgehalt konstant blieb und der Kalorienverzehr nicht unter 40% des Normalwerts viel.[18-19]

9. Aerobic und Gewichtheben

Die beste Nahrung alleine kann Ihnen keinen Platz auf Ihrer 100ste Geburtstagsparty garantieren.

Körperliche Inaktivität schädigt den Körper in gleicher Weise wie ein Päckchen Zigaretten pro Tag. Ein übergewichtiger, sitzender Mensch mit einer großen Waist-to-Hip-ratio hat gemäß neuester Statistiken die gleiche Lebenserwartung wie ein aktiver Kettenraucher. Eine neue Studie, die das Bewegungsverhalten von 30,000 Menschen über 8 ½ Jahre analysierte, fand heraus, dass sitzende Individuen eine fast zweimal höhere Wahrscheinlichkeit haben, früher zu sterben als jene, die moderate Bewegung betreiben.

> Wenn Sie fast nur sitzen, besteht das gleiche Mortalitätsrisiko wie für Menschen die eine Packung am Tag rauchen.
>
> -Kenneth Cooper, Dr. med

Die Resultate einer Studie des *Diabetes Prevention Program* zeigten, dass der Verlust von 5% bis 7% des Körpergewichts durch Ernährungsumstellung und Bewegung den Diabetes Typ 2 bei Ratten um 58% reduzierte. Erstaunlicherweise reduzierte die Behandlung mit dem starken Diabetesmedikament Glucophag den Diabetes Typ 2 bei Ratten nur um 31%. In diesem Fall übertraf die körperliche Betätigung das Medikament um fast 2:1.[20]

> Wenig Bewegung ührt unumgänglich früher zum Tod.
>
> -Blair et al., Journal of The American Medical Association

Die langlebige Bevölkerung der Ningxia Hui Provinz in China müssen von Haus aus körperliche bis ins hohe Alter schwer arbeiten. In Ningxia haben die Menschen praktisch keine Ahnung von einem „Pensionssystem". Pension existiert einfach nicht und 90- und 100-Jährige arbeiten aktiv neben ihren Enkeln und Urenkeln in den Feldern. Weil es dort nur wenige motorisierte Fahrzeuge gibt, müssen die Ningxialeute enorme Strecken zu Fuß oder mit dem Rad zurücklegen und sind somit einige Meilen pro Tag unterwegs.

Wie wichtig regelmäßige körperliche Betätigung (aerob und anaerob) für die Gesundheit und Langlebigkeit ist, wird schon seit Jahren in medizinischen Journalen und der Laienpresse extensiv propagiert.

Wie genau regelmäßige körperliche Aktivität das Leben verlängert und verbessert, ist noch nicht ganz aufgeschlüsselt. Einige Wissenschaftler weisen auf den niedrigeren Blutzuckerspiegel und die verbesserte Glukosetoleranz bei sportlicher Betätigung hin, die sich lebensverlängernd auswirken. Andere behaupten, dass die verbesserte kardiovaskuläre Funktion und ein besseres Lipidprofil (weniger Triglyzeride und LDL (schlechtes) Cholesterin und mehr HDL (gutes) Cholesterin) die wichtigsten Gründe für die Anti-Aging-Wirkung von körperlicher Bewegung sind.

Was das Gewichtheben oder Krafttraining betrifft, kann der Vitalitätsschub mit einem Anstieg der Wachstumshormone zusammenhängen, der wiederum mit Reduktion des Körperfetts und Erhöhung der mageren Muskelmasse einhergeht.[21-26]

Gewichtheben und Wachstumshormon

Hoch-intensive körperliche Betätigung gehört zu den effektivsten natürlichen Stimulantien für die Wachstumshormonausschüttung. Durch Aktivitäten wie Laufen und Widerstandtraining (z.B. Gewichtheben) wird die Menge des Wachstumshormons im Körper erhöht, indem die Sensitivität des Hypothalamus gesteigert wird.

Bewegung ist auch ein Schlüsselfaktor für konstant niedrige Insulin- und Blutzuckerspiegel. Beides wirkt auf die Ausschüttung des GHRH aus dem Hypothalamus stimulierend und aktiviert auch Wachstumshormone im Körper. „Wachstumshormon und Bewegung sind wie Kaviar und Champagner; miteinander bringen sie die besten Ergebnisse."

Auch moderate Bewegung ist meist ausreichend, um eine verbesserte Ausschüttung von GH zu bewirken. In einer Studie, die an der Universität in Florida von PhD Stephen Borst durchgeführt wurde, verglich der Forscher die Auswirkung verschiedener Bewegungsarten auf die Erhöhung des Wachstumshormonspiegels. Vor allem mäßiges Gewichtstraining konnte einen drastischen Anstieg des Wachstumshormonspiegels hervorrufen.[15]

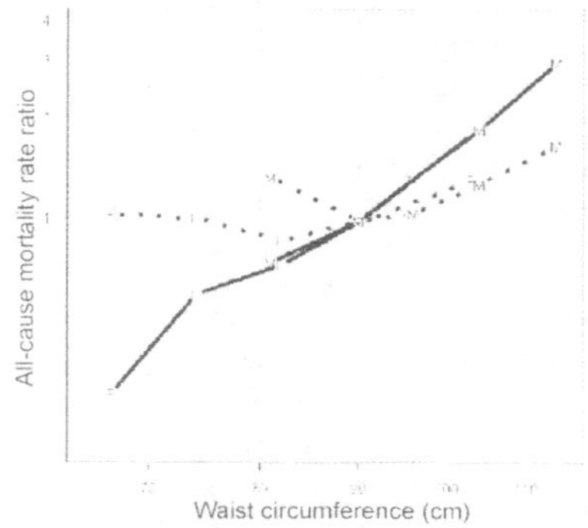

The fatter your midsection and your more the belly protrudes, the higher your risk of death from all causes.[27]

Je größer der Bauchumfang und je stärker der Bauch hervorragt, desto größer wird das Risiko für alle Krankheiten.[27]

Auswirkung unterschiedlicher körperlicher Betätigung auf den Wachstumshormonspiegel		
Hometrainer	moderat	145% Anstieg
	stark	166% Anstieg
Laufen (Männer)	moderat	kein Unterschied zur starken
Laufen (Frauen)	stark	266% Anstieg
Gewichttraining	85%*	400%Anstieg
	70%*	300%Anstieg
* Prozentsatz der maximalen Hebkapazität		*Journal of American Geriatrics Society, 1994*

Laut PhD Bengt-Åke Bengtsson von der Universität von Göteborg ist „Bewegung und reduzierte Nahrungsaufnahme das perfekte Konzept für die U.S.-Bevölkerung zur Erhöhung des GH."

Fitnesslegende Dr. Bob Delmonteque hat dieses Konzept über 60 Jahre lang ausgeübt. Er kombinierte richtig korrekt zusammengestellte Nährstoffe, Widerstandstraining und aerobe Bewegung, um so auf natürliche Weise die Wachstumshormone in die Höhe zu treiben. Das verlieh ihm auch im fortgeschrittenen Alter noch eine erstaunliche Kondition. Mit fast 86 Jahren sah er fast besser aus als die meisten 20- jährigen Männer. Und seine mentalen Fähigkeiten waren beeindruckend. „Ich hab ein Gedächtnis wie ein Elefant", erzählte er mir vor kurzem.

Noch verblüffender ist die Tatsache, dass Dr. Delmonteque auch im Alter noch ständig Muskeln und Kraft dazu gewann. „Viele Ärzte behaupteten, dass du nach dem 60sten Geburtstag keine Muskeln mehr aufbauen kannst", sagt er. „Aber ich habe bewiesen, dass das nicht richtig ist."

10. Vermeiden Sie Nahrung aus der Plastikverpackung

Es war damals zu Weihnachten im Jahr 1987 in Boston. Krebsspezialisten der *Tufts* Universität versuchten herauszufinden, warum manche Brustkrebszellen außer Kontrolle gerieten und sich zu wahre Kannibalen verwandelten, die ihre Feinde auffraßen.

Sie entdeckten, dass ein Inhaltsstoff von handelsüblichem Plastik dem Brustkrebs als Treibstoff diente. Irgendetwas im Plastik, das in zahlreichen Verpackungsmaterialien vorkam, förderte das Krebswachstum. Wissenschaftler der *Tufts* Universität vereinbarten ein Treffen mit dem Plastikproduzenten Corning und stellten fest, dass den Kunststoffhüllen eine neue Substanz zugefügt wurde, um die Widerstandsfähigkeit und die Stärke des Materials zu verbessern: Diese Alkylphenole wurden ursprünglich für harmlos und inert gehalten. Aber in der Realität sind sie schon in kleinen Mengen biologisch sehr aktive und potente Karzinogene.

> Karzinogene wurden zu 50% der getesteten Dosennahrungsmittel gefunden, die von der Plastikbeschichtung herausgelaugt wurden.
>
> -Brotons et al.,
> Universität von Granada

Die *Tufts* Universität veröffentlichte 1991 ihre Entdeckungen.[27]

Im gleichen Jahr enthüllte die *Stanford* Universität eine andere krebsstimulierende Chemikalie im Plastikmaterial, welches sehr oft als Verpackung für abgefüllte Getränke und andere Lebensmittel verwendet wurde. Dieses Karzinogen, das Bispenol-A, ist schon bei extrem kleinen Mengen krebserregend, nämlich schon zwischen 2 bis 5 ppm.[28]

Nahrungstoxologen und Spezialisten für endokrine Karzinome, von Stanford´s Entdeckungen beunruhigt, analysierten an der Universität von Grenada 20 verschiedene Marken von Dosennahrung aus den USA und aus Spanien. Sie stellten eine Bisphenol-A-Kontamination in 50% der analysierten Dosennahrungen fest. Einige Dosen enthielten 80 ppm Bisphenol-A; das ist 27-mal mehr als für das Wachstum von Brustkrebszellen nötig wäre.[28]

Da in den USA 85% der Dosen mit Plastik ausgekleidet sind, ist die Gefahr für ein hormonelles Chaos und ein erhöhtes Brustkrebsrisiko Besorgnis erregend. Die nahe liegende Lösung dieses Problem besteht in der Verwendung von Glas oder anderen inerten Materialen zur Lagerung von Nahrungsmitteln und in jeglicher Vermeidung aller Plastikprodukte.

Referenzen:

1. Mokdad AH, et al., Actual causes of death in the United States, 2000. JAMA. 2004 Mar 10;291(10):1238-45.
2. Castleman, Michael, Natures Cures. Bantam, May 5, 1997.
3. Cleave TL. Sucrose intake and coronary heart-disease. Lancet. 1968 Nov 30;2(7579):1187.
4. Yudkin J. Metabolic changes induced by sugar in relation to coronary heart disease and diabetes. Nutr Health. 1987; 5(1-2):5-8.
5. Chan J, Knutsen SF, Blix GG, Lee JW, Fraser GE. Water, other fluids, and fatal coronary heart disease: the Adventist Health Study. Am J Epidemiol. 2002 May 1; 155(9):827-33.
6. Klag MJ, et al., Alcohol consumption and blood pressure: a comparison of native Japanese to American men. J Clin Epidemiol. 1990; 43(12):1407-14.
7. Schroeder HA: Losses of vitamins and trace minerals resulting from processing and preservation of foods. Am J Clin Nutr. 1971 May; 24(5):562-73.
8. Armstrong B, Doll R. Environmental factors and cancer incidence and mortality in different countries, with special reference to dietary practices. Int J Cancer. 1975 Apr 15; 15(4):617-31.
9. Snowdon DA. Animal product consumption and mortality because of all causes combined, coronary heart disease, stroke, diabetes, and cancer in Seventh-day Adventists. Am J Clin Nutr. 1988 Sep; 48(3 Suppl):739-48.
10. Norat T, et al., Meat, fish, and colorectal cancer risk: the European Prospective Investigation into cancer and nutrition. J Natl Cancer Inst. 2005 Jun 15; 97(12):906-16.

11. Barnard ND, Scialli AR, Turner-McGrievy G, Lanou AJ, Glass J. The effects of a low-fat, plant-based dietary intervention on body weight, metabolism, and insulin sensitivity. Am J Med. 2005 Sep; 118(9):991-7.
12. Noren K. Levels of organochlorine contaminants in human milk in relation to the dietary habits of the mothers. Acta Paediatr Scand. 1983 Nov; 72(6):811-6.
13. Dagher SM, Talhouk RS, Nasrallah SS, Tannous RI, Mrouch SM. Relationship of dietary intake to DDE residues in breast milk of nursing mothers in Beirut. Food Addit Contam. 1999 Jul; 16(7):307-12.
14. Haldar A, Saha S, Mandal S, Haldar S, Mundle M, Mitra SP. Life events as risk factors for myocardial infarction: a pilot case-control study in Kolkata, India. J Health Popul Nutr. 2005 Jun; 23(2):131-6.
15. Ben-Eliyahu S, Page GG, Yirmiya R, Shakhar G. Int J Cancer. 1999 Mar 15;80(6):880-8. Evidence that stress and surgical interventions promote tumor development by suppressing natural killer cell activity.
16. Kimata H. Enhancement of allergic skin wheal responses in patients with atopic eczema/dermatitis syndrome by playing videa games or by a frequently ringing mobile phone. Eur J Clin Invest. 2003 Jun; 33(6):513-7.
17. Khansari DN, Gustad T. Effects of long-term, low-dose growth hormone therapy on immune function and life expectancy of mice. Mech Aging Dev. 1991 Jan; 57(1):87-100.
18. Walford RL, Harris SB, Weindruch R. Dietary restriction and aging: historical phases, mechanisms and current directions. J Nutr. 1987 Oct; 117(10):1650-4.
19. McCay, C., L. A. Maynard, et al. "Retarded Growth, Life Span, Ultimate Body Size and Age Changes in the Albino Rat after Feeding Diets Restricted in Calories." Journal of Nutrition 18:1 (1939).
20. Knowler WC et al. Diabetes Prevention Program Research Group. Reduction in the incidence of type 2 diabeteswith lifestyle intervention or metformin. N Engl J Med. 2002 Feb 7; 346(6):393-403.
21. Khansari DN, Gustad T. Effects of long-term, low-dose growth hormone therapy on immune function and life expectancy of mice. Mech Aging Dev. 1991 Jan; 57(1):87-100.
22. Blair SN et al., Influences of cardiorespiratory fitness and other precursors on cardiovascular disease and all-cause mortality in men and women. JAMA. 1996 Jul 17; 276(3):205-10.
23. Rudman D et al., Effects of human growth hormone in men over 60 years old. N Engl J Med. 1990 Jul 5; 323(1):1-6.
24. Fazio S et al. A preliminary study of growth hormone in the treatment of dilated cardiomyopathy. N Engl J Med. 1996 Mar 28; 334(13):809-14.
25. Fazio S, Biondi B, et al. Long-term growth hormone deficiency as a cause of cardiomyopathy and its reversibility with specific replacement therapy. J Clin Endocrinol Metab. 1996 Mar; 81(3):887-90.
26. Borst SE, Millard WJ, Lowenthal DT. Growth hormone, exercise, and aging: the future of therapy for the frail elderly. J Am Geriatr Soc. 1994 May; 42(5):528-35.
27. Soto AM, Justicia H, Wray JW, Sonnenschein C. p-Nonyl-phenol: an estrogenic xenobiotic released from „modified" polystyrene. Environ Health Perspect. 1991 May; 92:167-73.
28. Krishan AV, Stathis P, Permuth SF, Tokes L, Feldman D. Bisphenol-A: an estrogenic substance is released from polycarbonate flasks during autoclaving. Endocrinology. 1993 Jun; 132(6):2279-86.

Kapitel 21

Der Entwurf für die ultimative Superfrucht

Vor über zweitausend Jahren erklärte Hippokrates: „Lass Deine Nahrung deine Medizin sein." Wir aber sind überzeugt, dass Nahrung mehr ist als nur unsere Medizin: Sie ist auch der Schlüssel zur Langlebigkeit.

Großteils auf die Forschung, die wir in diesem Buch ausgelegt haben, aufbauend, haben wird begonnen, unterschiedliche Kombinationen ganzer Früchte herzustellen. Diese Zusammenstellungen sind dem nährstofflichen Wert jener Nahrungsmittel, welche von Menschen, die für ihre Langlebigkeit bekannt sind, konsumiert werden, gleich gestellt und übertreffen ihn sogar.

Die Schlüsselkriterien für die ultimative Superfrucht. Sie muss…

1. eine besonders hohe antioxidative Aktivität haben. Der geläufigste Standard für die antioxidative Aktivität ist die ORAC- Skala. Leider misst diese Skala nur das zweithäufigste freie Radikal im Körper: das Peroxylradikal. Ein anderes Verfahren, der S-ORAC-Test, ist nun auch schon verfügbar. Er misst das häufigste freie Radikal, das Superoxid. Leider gibt es diesbezüglich zurzeit erst eine begrenzte Datensammlung.
2. besonders viele Mineralstoffe und Vitamine enthalten.
3. aus ganzheitlichen Nahrungsmitteln bestehen, nicht aus fragmentierten, isolierten Nährstoffen.
4. Candida und Gärung im gastrointestinalen System bekämpfen.
5. einen niedrigen glykämischen Index haben. Das heißt, sie soll den Blutzucker nicht stark erhöhen und somit auch für Diabetiker geeignet sein.
6. sowohl das Immunsystem unterstützen als auch entzündungshemmend sein. Das ist sehr schwer zu bewerkstelligen, da die meisten Immunstimulatien zur Gänze proinflammatorisch sind.
7. eine Synergie aus Phytochemikalien beinhalten. Beispiel dafür sind eine adäquate Mineralstoffzusammensetzung oder das richtige Verhältnis zwischen Quercetin zu Ellagsäuren.
8. so hergestellt sein, sodass die Bioaktivität maximiert wird. Das heißt, dass nur minimale Hitze und chemische Verarbeitungsvorgänge angewendet werden sollten.
9. wohlschmeckend sein. Der Geschmack ist sehr wichtig, um die Compliance zu erhöhen. Ist die Rezeptur nicht appetitlich, wird sie nicht regelmäßig eingenommen.

Unser erster Rezeptversuch kombinierte den Ningxia Wolfsbeerensaft mit verschiedenen anderen Saftkomponenten. Wir nannten diese erste Zusammenstellung Berry Young Juice. Nach weiteren Versuchen und Experimenten mit dieser anfänglichen Saftmischung kreierten wir eine zweite Mischung, die die Synergien des ersten Saftes noch verbesserte. So entstand nach ORAC-Skala und S-ORAC-Skala ein noch stärker antioxidatives Getränk: **NingXia Red**

Hohe antioxidative Aktivität

Eine der besten Messwerte für die Bioaktivität einer Flüssigkeit ist ihr Antioxidantiengehalt. Ein hoher Gehalt Radikale-fangender Nährstoffe korreliert stark mit einer großen Menge an Phytonährstoffen.

In den letzten 10 Jahre wurden der ORAC (oxygen radical absorbance capacity)-Test (Test zur Messung der Aufnahmekapazität für Sauerstoffradikalen) von USDA-Forschern an der Tufts Universität de facto zum weltweiten Standard. Seit seiner Einführung Mitte der

1990ern wurde der ORAC-Test zur Messung der antioxidativen Aktivität zahlreicher, alltäglicher Nahrungsmittel herangezogen.

Im Jahr 2001 wurde der ORAC-Test verändert und von den Forschern der *Brunswick Laboratorien* in Wareham, Massachusetts, aufgebessert, indem sowohl eine lipophile als auch hydrophile Komponente mit einbezogen wurde. Der lipophile ORAC-Wert misst die Aktivität der öllöslichen Antioxidantien; der hydrophile ORAC-Wert misst die Aktivität wasserlöslicher Antioxidantien.

2004 wurde von den *Brunswick Laboratorien* ein noch besserer Indikator für die antioxidative Kraft entwickelt. Bekannt als S-ORAC (Superoxid radical absorbance capacity) (Test zur Messung der Aufnahmekapazität für Superoxidradikalen) ist dieser Wert noch besser als der momentane ORAC-Test, da er die Aufnahmekapazität für das häufigste freie Radikal im Körper misst, nämlich Superoxid. Der ORAC-Test misst das Peroxylradikal, das zweithäufigste freie Radikal.

Weil der S-ORAC-Wert so neu ist, konnten erst einige wenige Daten über den S-ORAC-Wert alltäglicher Nahrungsmittel gesammelt werden. Da die Industrie sich immer mehr dieser besseren Messung des antioxidativen Potentials nähert, gibt es keinen Zweifel, dass sich der S-ORAC bald besser etablieren wird.

Unser Experiment mit der ersten Wolfsbeerensaftmischung (Berry Young Juice) lehrte uns, dass Pasteurisation mit niedriger Temperatur und eine synergetische Nährstoffkombination einen außergewöhnlichen S-ORAC-Wert zustande bringt. Bemerkenswerterweise zeigte der Wolfsbeerensaftcocktail einer anderen Firma trotz allem keine antioxidative Aktivität. Das liegt wohl an der starken Verarbeitung und der extremen Hitze, die während des Herstellungsprozesses angewandt wurden.

Vergleich der Antioxidantien in ausgewählten Antioxidantien-Saftmischungen

	ORAC[1]	HORAC[2]	NORAC[3]
BERRY YOUNG	52.0	549	489
XANGO	18.4	300	100
NINZI	18.0	*	*
TAHITIAN NONO	17.1	128	99
HIMALAYAN GOJI	13.5	121	70

1. ORAC misst die Aufnahmekapazität für Peroxylradikale pro Gramm
2. HORAC misst die Aufnahmekapazität für Hydroxylradikale pro Liter
3. NORAC misst die Aufnahmekapazität für Peroxydnitrit pro Liter

* NICHT GETESTET

Niedriger glykämischer Index

Zu den wichtigsten Vorteilen einer therapeutischen Nahrungskombination ist der glykämische Index. Er gibt an, wie schnell und hoch der Blutzuckerspiegel durch das Nahrungsmittel ansteigt. Für Diabetiker geht es beim glykämischen Index um Leben oder Tod: ein langzeitiger Konsum hoch-glykämischer Nahrungsmittel kann in Augenschaden, Nierenversagen, Arteriosklerose und sogar Amputation von Gliedmaßen resultieren. Für Nichtdiabetiker kann eine hoch-glykämische Ernährung beschleunigtes Altern und dreifaches Risiko für Herzerkrankungen bedeuten.

Als wir die Fruchtkombinationen für unsere Saftmischung auswählten, verwendeten wir ausschließlich niedrig-glykämische Früchte wie Wolfsbeere, Granatäpfel, Blaubeeren und Himbeeren. Wir vermieden gänzlich die Verwendung von nicht-nährenden Fruchtkonzentraten (Birne, Apfel, Traubensaft etc), hoch fruktösen Maissirup und andere Süßungsmittel, die auf Fruktose oder Saccharose basieren. Stattdessen entschieden wir uns zur Geschmacksverbesserung für einen Extrakt des sehr niedrig-glykämischen Wüstenkaktus, der *Agave tequilana*. Mit einem glykämischen Index von nur 11 ist der Agavennektar eines der niedrigst-glykämischen Nahrungsmittel.

Im März 2005 begannen wir eine glykämische Forschung über die NingXia Red Mischung, in der wir das gleiche Protokoll wie das von Jenkins und seinen Kollegen verwendeten, um eine Internationale Tabelle des glykämischen Index anzufertigen. Erste Ergebnisse zeigten, dass unsere Mischung den extrem niedrigen glykämischen Index von 29 aufwies.

Ganzheitliche Nahrungsmittel vs Fragmentierte Nährstoffe

Die ultimative Supernahrung sollte so viele ganzheitliche Nahrungsmittel wie möglich enthalten, um die meisten bioaktiven Nährstoffe zu gewinnen. Je mehr ein Nahrungsmittel durch Hitze, Enzyme oder Filtration verarbeitet wird, umso mehr bioaktive Elemente gehen verloren.

Die Hürde bestand darin, irgendwo einen Zugang zu einem vollständigen Wolfsbeerenpüree zu finden. Nur ein Fabrikant in NingXia, China, kann dieses Produkt momentan herstellen. Andere Hersteller erzeugen zwar gefilterte Säfte, denen allerdings die Faserstoffe, Mineralstoffe, Polysaccharide und die Bioaktivität fehlen. Und ohne diese Stoffe kann kein ganzheitliches Nahrungsmittel hergestellt werden.

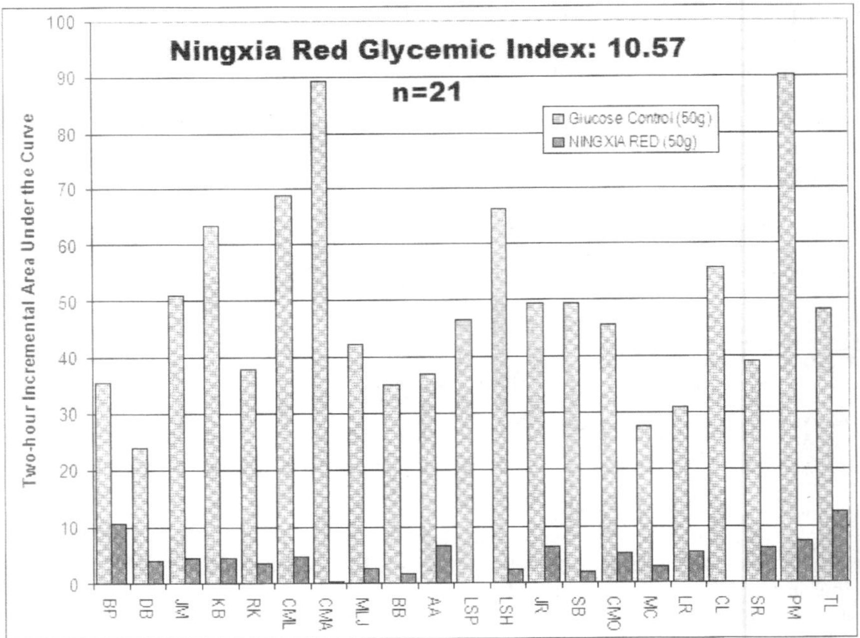

Zucker vs Candida

Die schwierigste Aufgabe bestand darin, eine Saftmischung zu kreieren, die die Gärung und das Pilzwachstum im Magen-Darmtrakt nicht stimuliert. Es ist allgemein bekannt, dass hoch-zuckerhaltige Fruchtsäfte in puncto Candida besonders problematisch sind, da sie Pilzwucherungen verursachen können und auch Gärungsgase erzeugen können, die sehr schwer in den Griff zu bekommen lassen. Dieser Pilzbefall hängt mit chronischer Erschöpfung und einer Menge anderer Krankheiten zusammen. Außerdem gehen von diesen Pilzkulturen Mykotoxine aus, die sich als krebserregend herausgestellt haben.

Teil des Geheimnisses einer Nahrungszusammenstellung, die Candida entgegenwirkt, sind ein niedrig-glykämischer Index und so geringe Mengen einfachen Zuckers wie Dextrose oder Glukose wie möglich. Dafür sind exakte Verhältnisse zwischen komplexen Polysacchariden und Zuckern wie Xylose, Arabinose, Galaktose, Rhamnose und Fruktose nötig, die ein Terrain produzieren, welches Candida und *Clostridium perfringens* nicht mögen.

Damit wir den der Zuckergehalt zusätzlich limitieren, den glykämischen Index senken und die Saccharide maximieren konnten, besserten wir die Mischung auch noch mir Granatapfelsaft auf. Eine Studie an der *Federal Universität* von Paraiba in Brasilien testete 2003 ein Granatapfelgel rezidivierende Mundinfektionen, die durch Candidapilze verursacht wurden. 21 von 30 Patienten erzielten durch die Anwendung von Granatäpfeln eine Heilung. Ähnliche Ergebnisse werden mit Mikonazol (Daktarin) erreicht.[1]

Durch die Kombination aus nachweislich antifungalen Schutzmitteln (Granatäpfel), niedrig-glykämischen Früchten, die wenig Dextrose und viel Polysaccharide enthalten, und der Ningxia Wolfsbeere, Himbeeren und Blaubeeren, entstand eine Saftmischung, die dem übermäßigen Hefewachstum entgegenwirkt.

Die Kraft des pH-Werts

Viele Früchte haben von Natur aus einen niedrigen pH-Wert (unter 5). Bei einigen davon ist der Ascorbinsäuregehalt (Vitamin C) die Ursache dafür; andere Faktoren, die zu diesem niedrigen pH-Wert beitragen, sind natürlich vorkommende Mengen an Phenol-, Benzoe-, Apfel-, Wein-, Zitronensäure etc.

Viele dunkel-pigmentierte Anthocyane sind in wässriger Lösung mit niedrigeren pH-Werten (typischerweise unter 4) stabiler. Das bedeutet, dass ein niedriger pH-Wert (3.5) diese gesundheitsfördernden Stoffe vor Degradation und Farbverlust schützt. Bei einem pH-Wert über 4 werden rotgefärbte Anthocyane blau oder violett und verlieren ihre antioxidative Aktivität.

Viele Beerensäfte mit niedrigen pH-Wert werden, genauso wie Zitronensaft, als basisch eingestuft. Das wird deshalb so gemacht, da die organischen Säuren (wie Vitamin C) die Alkalität der Eingeweide und des Blutes fördern und eine systemische Azidose bekämpfen.

Verlust der Ascorbinsäure in aseptisch abgepackten Orangensäften nach sechs monatiger Lagerung:		
	Prozentueller Vitamin-C-Verlust bei verschiedenen Temperaturen	
Temperatur (Celsius)	A[1]	B[2]
4	13	40
15	20	40
22	40	75
30	72	75
1. Initialgehalt von 0,8 ppm gelösten Sauerstoffs		
2. Initialgehalt von 2,0 ppm gelösten Sauerstoffs		

Probleme mit der Pasteurisation

Das Geheimnis für die Herstellung einer Supernahrung liegt darin, diese nicht zu stark zu erhitzen. Wird ein Nahrungsmittel, das viele Phytonährstoffe enthält, erhitzt, kann das die Bioaktivität bis zu über 90% herabsetzen und sogar die therapeutischsten Komponenten träge und nutzlos machen.

Studien haben gezeigt, dass der Vitamin-C-Gehalt in abgepackten Säften, abhängig von der Hitzeeinwirkung auf die aseptische Verpackung, um bis zu 75% reduziert ist.

Bei einer unendlich komplexeren natürlichen Substanz wie Granatapfel- oder Wolfsbeerensaft, wäre der Verlust der Bioaktivität durch Pasteurisation katastrophal. Viele bioaktive Bestandteile sind sehr hitzeempfindlich; exzessive Hitzeeinwirkung würde sie vernichten.

Robert Neurath, ein Wissenschaftler am *Lindsley F. Kimball Research Insitut* in New York, fand heraus, dass die nur 30 Sekunden lange Pasteurisation von Granatapfelsaft bei 85°C einen kompletten Verlust seiner Fähigkeit, die Ausbreitung des HIV-Virus zu verhindern, mit sich bringt.[2]

Die Erhaltung der Bioaktivität

Die Produktion einer flüssigen Nahrungsergänzung, die bei Zimmertemperatur stabil bleibt, würde hohe Hitze verlangen. Diese Art der Verarbeitung wäre für alle Phytonährstoffe, angefangen von Polyphenolen bis hin zur Ascorbinsäure, schädlich. Die Temperaturen müssen so gering wie möglich gehalten werden, um möglichst viele bioaktive Nährstoffe zu maximieren. Für eine flüssige Nahrungsergänzung ist eine Blitzpasteurisation mit Temperaturen unter 80°C und eine Verweildauer von weniger als zwei Minuten nötig. Höhere Temperaturen würden Polyphenole zerbrechen und unerwünschte Reaktion zwischen Zuckern und Proteinen verursachen.

Aber auch hier gilt es, wie in so vielen Dingen, das richtige Gleichgewicht zu finden. Sind die Temperaturen während der Kesselfüllung zu niedrig oder zu hoch, erhöht sich das Risiko exponentiell, dass sich Bakterien ohne Kontrolle vervielfachen. Unabhängig davon, ob diese Bakterien nun schädlich oder harmlos sind: Es sind lebende Organismen, die Nährstoffe benötigen und viele Vitamine, Antioxidantien und bioaktive Verbindungen in der Nahrung verbrauchen. Nach der 12-monatigen Haltbarkeitsdauer verliert der Saft die starken gesundheitsprotektiven Wirkungen und verdirbt zu Wolfsbeerenmuskateller oder Blaubeerenchardonnay.

SAFT	S-ORAC pro Liter
NingXia Red	12,300
Via Viente	292
Xango	60
Tahitian Noni	41
Himalayan Goji	0

Soll nun das Bakterienwachstum gestoppt und gleichzeitig die Bioaktivität gewahrt werden, müssen geringe Hitze mit natürlichen Konservierungsstoffen wie Benzoesäure oder seinem Salz, Sodiumbenzoat, kombiniert werden. Benzoesäure wird zwar gerne für eine „Nahrungschemikalie" gehalten, doch eigentlich ist es eine Phenolverbindung, die in vielen Nahrungsmitteln natürlich vorkommt, so auch in Cranberries, Rhabarber, Sauerkirschen, Zimt, reifen Nelken, Pflaumen und Äpfeln. Aus diesem Grund ist die Benzoesäure eine der wenigen natürlichen Konservierungsmitteln, die zur Produktherstellung in Japan von den japanischen behördlichen Richtlinien erlaubt sind.

Die üblicherweise verwendete Menge in Nahrungsprodukten liegt bei 0.1%, also 1/10 von 1%. Die japanischen Richtlinien limitieren den Anteil von Benzoesäure und ihren Derivaten auf weniger als 0.06%. Das ist halb so viel als gewöhnlich in der Nahrungsmittel- und Getränkeindustrie verwendet wird, aber völlig ausreichend, um unerbetene Mikrobenwucherung zu kontrollieren.

Die richtige Synergie der Nährstoffe

Eine der interessantesten Nährstoffkombinationen, die wir für unsere Wolfsbeerensaftmischung studiert haben, war eine Kombination aus Nahrungsmitteln, die viele Ellagsäuren enthielten, und Quercetin-reichen Nahrungsmitteln.

Gemäß Wissenschaftler an der Universität von Florida entsteht ein viel stärkerer antikarzinogener Effekt, wenn Quercetin mit Ellagsäure kombiniert wird, als wenn jedes für sich alleine agiert. Das heißt mit anderen Worten, dass Quercetin die Fähigkeit der Ellagsäure, das Krebswachstum zu hemmen, potenziert und genau in diesem Fall eine bessere Aktivität gegen MOLT-4 Leukämiezellen zeigte. Es ist nicht klar, warum diese zwei Nährstoffe zusammen effektiver sind, aber die Ergebnisse sprechen für sich.

Die Wissenschaftler schlossen daraus, dass „Die Interaktion von Ellagsäure und Quercetin ein erweitertes antikarzinogenes Potential von Polyphenolkombinationen demonstriert.

Das basiert nicht allein auf den additiven Effekt jeder einzelnen Verbindung, sondern eher auf die synergetische biochemische Interaktion."[3]

Zusätzlich zu diesen nährstofflichen Synergien entdeckten wir, dass diese Säfte auch synergetische antioxidative Eigenschaften besitzen. Wir fanden heraus, dass die antioxidative Aktivität (gemessen nach ORAC) von bestimmten Saftkombinationen über die Summe beider hinausging. Das heißt, dass die ORAC-Werte bei der Kombination von Wolfsbeerensaft und Granatapfelsaft eher synergetisch als nur additiv wirken. Anstatt 2+2=4 ergab die Saftmischung 2+2=7. Diese Ergebnisse sind so ungewöhnlich, dass ein Patent auf diese Entdeckung beantragt wurde. Wir entdeckten auch, dass die NingXia Red Mischung außergewöhnlich aktiv freie Radikale aufzunehmen im Stande war. Das wurde mit dem S-ORAC gemessen (siehe Tabelle und Anhang 6).

Weiters konnten wir feststellen, dass die stärksten antioxitativen Synergien durch die Kombination aus Wolfsbeerensaft, Granatapfelsaft, Himbeerensaft oder Blaubeerensaft zustande kommt. Am stärksten waren diese Synergien, als alle vier Säfte zu unterschiedlichen Anteilen kombiniert wurden.

Wolfsbeeren Saftmischung
Die Hauptbestandteile, die wir schlussendlich in unseren Berry Young Juice und die NingXia Red Saftmischungen einschlossen:

Ningxia Wolfsbeerenpüree
- stärkste antioxidative Nahrung
- enthält reichlich immunstimulierende Polysaccharide
- viel Ellagsäure, die DNA-Mutation vorbeugt

Blaubeerensaft
- eines der Früchte mit den meisten Proanthocyanen
- Studien der Tufts Universität zufolge wirkt er der Gehirnalterung entgegen
- Studien der Universität von Mainz zeigten die DNA-schützenden Eigenschaften

Granatapfelsaft
- enthält dreimal so viel antioxidative Aktivität wie grüner Tee
- schon ca. 60 ml reduzieren oxidiertes Cholesterin um 40%
- kraftvoller Kreislauf- und Herzgefäßschutz

Himbeersaft
- enthält viel Quercetin und anderen Antioxidantien
- besitzt einen der höchsten Ellagsäurespiegel

Essentielles Öl von Zitrone und Orange
- Reich an Limonen, welches Zellmutation bekämpft

Agavennektar
- natürlicher Kaktussaft von der Agave Tequila
- hat als Süßstoff den niedrigsten glykämischen Index von 11

Erste Klinische Studien

In einer Studie, die im *Journal of the American Nutriceutical Association* veröffentlicht wurde, testeten Sue Chao, Marc Schreuder und Gary Young die Wirkung unserer Wolfsbeerenmischung bei Schweizer Mäusen auf das Immunsystem. Acht Wochen lang wurde eine

Gruppe von Tieren mit einer Kontrolllösung gefüttert. Die andere Gruppe hingegen erhielt eine Mischung aus Wolfsbeerensaft, Blaubeerensaft, Himbeerensaft und Granatapfelsaft.

Nach acht Wochen wurde den Tieren die Milz entfernt, gewogen und die lienalen Phagozyten gezählt. Phagozyten sind wichtige Bestandteile des Immunsystems, die in der Milz zu finden sind und (durch Phagozytose) andere körperfremde Substanzen und Eindringlinge, einschließlich Bakterien und andere Krankheitserreger, verdauen. Durch die große Speicherkapazität der Milz für Phagozyten kann unser Körper Fremdsubstanzen sehr schnell eliminieren und somit der Entwicklung von möglichen Krankheiten vorbeugen.

Die Ergebnisse zeigten, dass unsere Wolfsbeerensaftmischung die Phagozytenzahl in der Milz um 81% erhöhte. Die Mischung erhöhte auch den ORAC-Wert des gesamten Bluts der Versuchstiere, was die messbare biologische Wirkung dieses Saftes beweißt.

Referenzen:

1. Vasconelos LC, et al., Use of Punica granatum as an antifungal agent against candidosis associated with denture stomatitis. Mycoses. 2003 Jun; 46(5-6):192-6.
2. Neurath AR, Strick N, Li YY, Debnath AK. Punica granatum (Pomegranate) juice provides an HIV-1 entry inhibitor and candidate topical microbicide. BMC Infect Dis. 2004 Oct 14; 4(1):41.
3. Mertens-Talcott et al, University of Florida, Gainesville, Florida, J Nutr. 2003 Aug

Über die Autoren

D. Gary Young, ND

D. Gary Young, ND, leistete einen gewaltigen Beitrag zur Wiederentdeckung von essentiellen Ölen in Nordamerika. Er ist einer der Pioniere im Bereich der Forschung, Kultivierung und Destillation von essentiellen Ölen und verbrachte Jahrzehnte mit klinischer Forschung über die Fähigkeit von therapeutischen, essentiellen Ölen im Kampf gegen Krankheiten und zur Unterstützung der Gesundheit. Er ist Präsident und Gründer der erfolgreichen, internationalen Firma, Young Living Essential Oils, die therapeutisch, essentielle Öle und Nahrungsergänzungen von höchster Qualität erforscht und entwickelt, um Gesundheit und Langlebigkeit aufzubauen und aufrecht zu erhalten.

Dr. Young leitete mit Professor Songquiao in China die ersten Verhandlungen zum Import der Ningxia Wolfsbeere ein. Young Living Essenital Oils ist die erste Amerikanische Firma, die jemals Schiffsladungen von Ningxia Wolfsbeeren in die Vereinigten Staaten importierte, und ist heute der größte Abnehmer für Ningxia Wolfsbeeren in Nordamerika. Dr. Young und sein Forschungsteam entwickelten erfolgreich Dutzende von gesundheitsfördernden Produkten mit Ningxia Wolfsbeeren und ihren Extrakten als Hauptinhaltsstoffe.

Dr.med, PhD, Ronald M. Lawrence

Dr. med, PhD Roland M. Lawrence, ist klinischer Assistenzprofessor der *UCLA School of Medicine*. Er ist ein Gründungsmitglieder der *American Association for the Study of Pain*, Exekutivdirektor des *Western Geriatrics Research Institute* und ehemaliger Präsident der *American Running and Fitness Association*.

Mit fast 50-jähriger medizinischer Erfahrung hat Dr. Lawrence große Beiträge zur Studie und dem Verständnis für Schmerzbefreiung, die nicht auf Medikamenten beruht, geleistet. Sein unerschöpfliches Engagement hat ihm einen guten Ruf im Bereich des Profisports eingebracht. Seine Vorliebe für natürliche, biologische Präparate zur Krankheitsbehandlung hat ihn auch zu einem Liebling der gesundheitsbewussten Hollywood Stars gemacht.

Er ist Autor von über 35 wissenschaftlichen Papers und Bücher auf dem Gebiet Schmerz, Neurophysiologie, zerebraler Blutfluss, Sportpsychologie, Neurologie und Toxikologie des Nervensystems. Er hatte im Radio und Fernsehen mehrmals Auftritte und wurde auch von zahlreichen professionellen Journalen und Zeitschriften zum Thema Bewegung, Sportmedizin und Schmerzkontrolle interviewt.

Marc Schreuder

Marc Schreuder, Direktor der Produktforschung und Entwicklung bei Young Living Essential Oils, ist erfahrener Schriftsteller und Forscher auf dem Gebiet der Ernährung und Biochemie. Er assistierte Gary Young in den letzten acht Jahren bei Forschung und Formulierung. Er begleitete Gary auch auf vielen seiner Reisen durch die ganze Welt und sammelte mit ihm bahnbrechende Geheimnisse der Superalten. So wie Gary ist auch Marc die Produktqualität enorm wichtig. Auch er ist an der Entwicklung innovativer, lebensverlängernder Produkte, basierend auf klinischer und labortechnischer Forschung, beteiligt.

ANHANG

Anhang 1

Exhibit 1

ORIGIN

BRUNSWICK
LABORATORIES

Report for Young Living Essential Oils

Sample ID	**Brunswick Lab ID**	**$ORAC_{FL}$*** (μmoleTE/g)	**Phenolics** (mg/g)	**Anthocyanin** (mg/g)	**Ellagic Acid** (mg/g)
Wolfberry	01-0803	303	13.09	Not Detectable	0.868

*The $ORAC_{FL}$ analysis, which utilizes Fluorescein as the fluorescent probe, provides a measure of the scavenging capacity of antioxidants against the peroxyl radical, which is one of the most common reactive oxygen species (ROS) found in the body.

Trolox, a water-soluble Vitamin E analog, is used as the calibration standard and the ORAC result is expressed as micromole Trolox equivalent (TE) per gram.

Testing performed by M. Hampsch-Woodill.

B- 650 / 7-18-01

www.brunswicklabs.com

Anhang 2

industrial
LABORATORIES

The Industrial Laboratories Company, Inc.
- **Complete Analytical Testing, Microbiological & Consulting Services**
- **FDA Inspected**

1450 East 62nd Avenue
Denver, Colorado 80216
(303) 287-9691 FAX (303) 287-0964

To: Young Living Essential Oils
250 So. Main Street

Payson UT 84651
Attn: Marc Schreuder

Date Reported: 12/31/98
Date Received: 12/15/98
Client ID: YO2584
Client PO:

Work Order: 981215003 SampleID: 981215003-02A
Project:
Client Sample ID: Wolfberry

Analyses	Result	Units	MDL	Date Analyzed
SERVING SIZE				JL
Serving Size	4	oz		12/30/98
TOTAL DIETARY FIBER (AOAC)				TD
Total Dietary Fiber (AOAC)	21.0	%		12/30/98
TOTAL PROTEIN				TD
Total Protein	15.6	%		12/17/98
TOTAL SUGAR				LJ
Total Sugar	42	%		12/22/98
VITAMIN C				LJ
Vitamin C	148	mg/100 g		12/18/98
BIOTIN				JL
Biotin	0.028	mg/100 g		1/15/99
B VITAMINS				DW
Niacin (B3)	88	mg/100 g		1/12/99
Thiamine (B1)	27	mg/100 g		1/12/99
CHROMIUM				MR
Chromium	79	mcg/100 g		12/31/98
COPPER				MR
Copper	1100	mcg/100 g		1/6/99
POTASSIUM				MR
Potassium	1600	mg/100 g		1/6/99
MAGNESIUM				MR
Magnesium	130	mg/100 g		1/5/99

Tracy Guldan, Client Service Manager

MDL = Method Detection Limit
ND - Not Detected at the Method Detection Limit

1 of 2

Anhang 3

EUROFINS SCIENTIFIC

Food, Beverages, and Dietary Supplements
Contract Laboratory Services

Committed to Uncompromising Science and Customer Support

March 20, 2002
Young Living Essential Oils
250 South Main
Payson UT 84651

Sample Identification:
Alpha Sample #: 02-1551 Wolfberry Pellets
Date Received: 03-01-02, Time Received: 11:10 AM

ALPHA Method:
AL190: Carotenoids (after saponification) by High Performance Liquid Chromatography (HPLC)

Results:

ALPHA Sample #02-1551	
Carotenoid Profile	(per gram)
Alpha-Carotene, µg	101
Beta-Carotene, µg	23.1
Vitamin A Activity, IU	126
Lutein, µg	2.09
Lycopene, µg	ND
Zeaxanthin, µg	278
Beta-Cryptoxanthin, µg	32.8

ND = None detected.

Jules Skamarack
Director, Client Services

Alpha Laboratories Division
1365 Redwood Way • Petaluma, CA 94954
707.792.7300 • 800.92.ALPHA • Fax 707.792.7309
www.alphalabs.com

ALPHA

Anhang 4

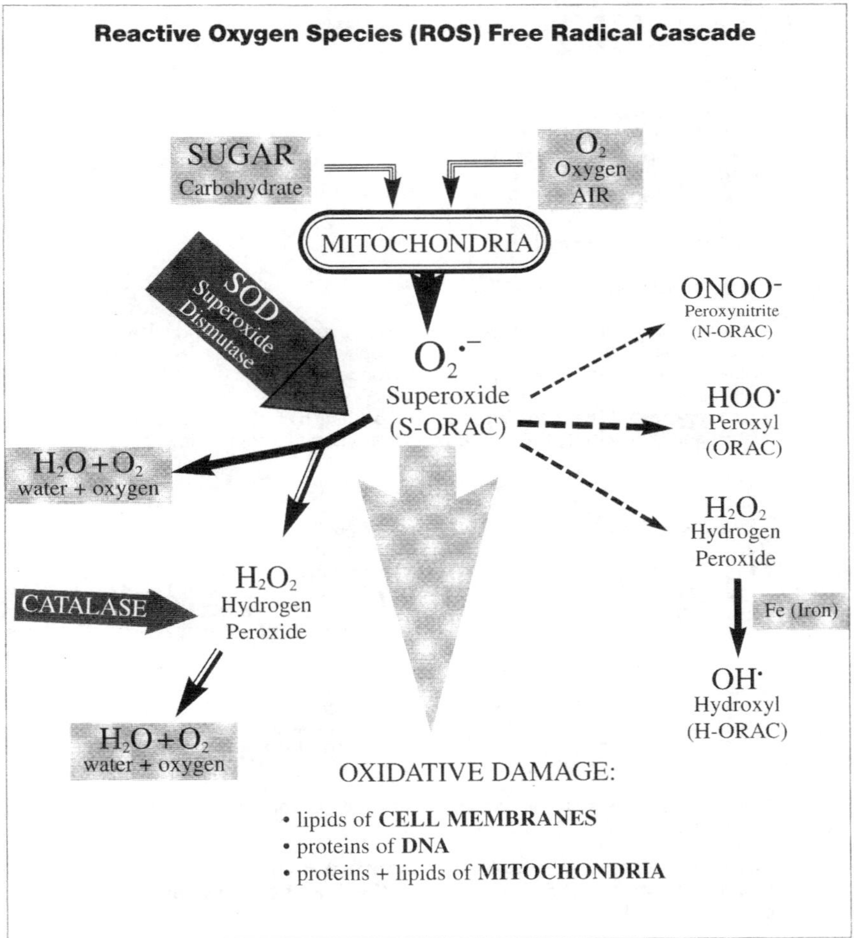
Reactive Oxygen Species (ROS) Free Radical Cascade
SUGAR
Carbohydrate
O2
Oxygen
AIR
MITOCHONDRIA
SOD
Superoxide
Dismutase
O2•−
Superoxide
(S-ORAC)
ONOO-
Peroxynitrite
(N-ORAC)
HOO•
Peroxyl
(ORAC)
H2O2
Hydrogen
Peroxide
Fe (Iron)
OH•
Hydroxyl
(H-ORAC)
H2O+O2
water + oxygen
CATALASE
H2O2
Hydrogen
Peroxide
H2O+O2
water + oxygen
OXIDATIVE DAMAGE:
• lipids of CELL MEMBRANES
• proteins of DNA
• proteins + lipids of MITOCHONDRIA

Anhang 5A

BRUNSWICK
LABORATORIES

Mr. Marc Schreuder
Young Living Essential Oils
Thanksgiving Point Business Park
3125 Executive Parkway
Lehi, UT 84043

RE: Comparative hydrophilic ORAC analysis

Dear Mr. Schreuder:

Brunswick Laboratories (Wareham, MA) was engaged by Young Living Essential Oils to analyze the antioxidant capacity of its Berry Young Juice and a variety of other liquid nutritional products.

Brunswick tested the following products for their hydrophilic oxygen radical absorbance capacity (ORAC). The results are summarized, below:

	ORAC[1, 4]
Berry Young Juice[2]	1,500 (~52 / gram)[5]
Xango[3]	600 (~20 / gram)[5]
Tahitian Noni[3]	400 (~13 / gram)[5]
Himalayan Goji[3]	400 (~13 / gram)[5]

Notes:

[1] micromoles Trolox equivalent per fluid ounce
[2] Value represents average of 11 samples tested
[3] Test conducted on a single sample of unopened retail product
[4] Values rounded to nearest hundred to reflect standard deviation
[5] Exact conversion from fluid ounces to grams requires calculation of specific gravity

These values represent the antioxidant capacity of the products tested per one fluid ounce (1 fl. oz.) serving.

Based on this test, our analysis demonstrates that Berry Young Juice has approximately 2.5 times the ORAC value of the next highest product tested.

6 Thacher Lane
Wareham, MA 02571 USA

Phone: 508.291.1830
Fax: 508.295.6615

info@brunswicklabs.com
www.brunswicklabs.com

IMPROVING HEALTH THROUGH SCIENCE

Anhang 5B

Comparative ORAC Report Page Two

The ORAC test is a reliable and recognized standard for the antioxidant capacity of natural products. It shows that Berry Young Juice delivers a high level of antioxidant power per fluid ounce of product.

ORAC (Oxygen Radical Absorbance Capacity) measures the ability of a substance to absorb, or quench, the **peroxyl radical**, one of the most important reactive oxygen species in the human body. ORAC has become a popular unit of measure for the antioxidant capacity of nutritional products. There are hundreds of products – from fruits and vegetables to juices and nutritional supplements – that use ORAC as a measure of comparative antioxidant power.

The test performed by Brunswick Laboratories indicates that Berry Young Juice, as tested, is a valuable source of antioxidants.

Brunswick Laboratories is the leader in antioxidant testing of nutritional products. In cooperation with Dr. Ronald Prior at the U.S. Department of Agriculture, we are responsible for the development of the ORAC assays. Nutrition industry leaders rely upon Brunswick for antioxidant analysis.

Sincerely,

David Bell
Director of Business Development

Anhang 6

BRUNSWICK
LABORATORIES

6 Thatch
Wareham, MA 025
Phone: 508.
Fax: 508.

Report for Young Living Essential Oils

Sample ID	Brunswick Lab ID	SOD* / S-ORAC (kunitSODeq/L)
NingXia Red	04-1303	12,300
Himalayan Goji	04-1304	Not Detected
Tahitian Noni	04-1305	41
Via Vienté	04-1306	292
Xango	04-1307	60

*Superoxide Dismutase (SOD) is used as the calibration standard and the SOD result is expressed as kilo unit SOD equivalent (kunitSODeq) per liter.

Testing performed by K. Pappalardo.

Approved by: ____
Boxin Ou, PhD.